本书由大连市人民政府资助出版
The published book is sponsored by
the Dalian Municipal Government

U0295001

# 中医 脾胃病临证思辨录

主审　李佃贵

主编　李吉彦　沈会

副主编　李薇　朱炜楷　刘小发

编者　（以姓氏笔画为序）

马兆楠　王冬阳　尹冰　许秀东

李铁　李朝辉　杨洋　邹文君

周禹辰　赵妍妍　赵慧燕　莫睿

徐广鑫　徐保利

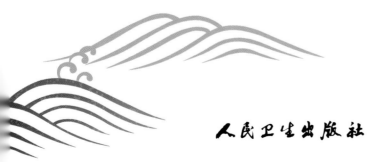

人民卫生出版社

**图书在版编目（CIP）数据**

中医脾胃病临证思辨录/李吉彦，沈会主编. —北京：人民卫生出版社，2019

ISBN 978-7-117-28603-9

Ⅰ. ①中… Ⅱ. ①李…②沈… Ⅲ. ①脾胃病－中医临床－经验－中国－现代 Ⅳ. ①R256.3

中国版本图书馆 CIP 数据核字（2019）第 120324 号

| 人卫智网 | www.ipmph.com | 医学教育、学术、考试、健康，购书智慧智能综合服务平台 |
| 人卫官网 | www.pmph.com | 人卫官方资讯发布平台 |

中医脾胃病临证思辨录

主　　编：李吉彦　沈　会
出版发行：人民卫生出版社（中继线 010-59780011）
地　　址：北京市朝阳区潘家园南里 19 号
邮　　编：100021
E - mail：pmph @ pmph.com
购书热线：010-59787592　010-59787584　010-65264830
印　　刷：保定市中画美凯印刷有限公司
经　　销：新华书店
开　　本：710×1000　1/16　印张：15　插页：4
字　　数：286 千字
版　　次：2019 年 7 月第 1 版　2022 年 8 月第 1 版第 3 次印刷
标准书号：ISBN 978-7-117-28603-9
定　　价：48.00 元

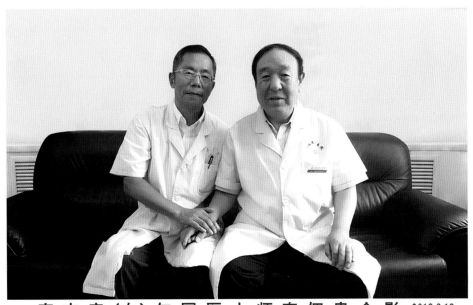

李吉彦（左）与国医大师李佃贵合影 2018.9.18

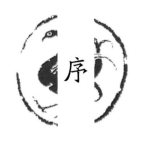

序

　　脾胃学说起始于《黄帝内经》，发展于仲景，形成于金元时期，成熟于东垣，又经历代医家的不断发展、完善。中华人民共和国成立以后，广大中医药工作者开展了对脾胃学说的理论、临床及科学研究，取得了丰硕的成果。脾胃学说是中医整个学术体系的精华部分之一。补土派代表医家李东垣有言："内伤脾胃，百病由生"。脾胃学说不仅在消化系统疾病防治方面具有重要指导意义，在临床各科疾病中也得到广泛应用。

　　余之学生李吉彦，为人谦和，至正至诚。从医三十余载，平素以成就"上工伟业"为己任。勤学经典，见病知源；广求医道，集思广益；勤于临床，学以致用。跟名师、读经典、做临床，终著成《中医脾胃病临证思辨录》一书，可喜可贺。书成五章，一曰脾胃病的学术思想渊源，二曰脾胃病临证特色，三曰临床常见脾胃相关病辨证思路，四曰临床用药经验，五曰脾胃病医案精选。

　　是书立足于脾胃学说，因循仲景与东垣，师古而不泥古，结合现代人生活生存环境改变，根据脾胃病"现代三因"病因观，阐述"滞伤脾胃，百病丛生"病机新论，辨病、辨证、辨症结合，颇具参考价值。

　　吉彦临床经方时方并用，临床效果卓著，是为临床实践家。辨证思路，条分缕析。临床用药，仔细斟酌。药味加减，随症变化。正如吴瑭在《温病条辨》中云："圣人不忽于细，必谨于微，医者于此等处，尤当加意也。"

　　李东垣《内外伤辨惑论》有言："内伤饮食，付药者、受药者皆以为琐末细事，是以所当重者为轻，利害非细"。吉彦临床于细微处下功夫，患者服药时间，药量多少，悉心备至。临床多"效如桴鼓"，"覆杯而愈"。

　　传承岐黄之术，是我们每一个中医人的神圣职责和光荣使命。本书是作者临床实践经验总结，于脾胃学术思想后面皆附有医案，且医案按语详细，充分体现作者临床处方用药思路，对于自己的临床经验和体悟毫无保留。

　　获悉此书即将出版，谨表祝贺，欣然为序。

李佃贵

2018 年 12 月

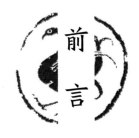

前　言

　　脾胃同居中焦，是人体消化系统的主要脏器，在五行属土，在五藏阴阳中属阴中之至阴。脾胃共为后天之本，气血生化之源，《素问·灵兰秘典论》云"脾胃者，仓廪之官，五味出焉"。脾的主要生理功能是主运化，主升，主统血。脾在志为思，在体合肌肉，主四肢，开窍于口，其华在唇，在液为涎。胃的主要生理功能是主受纳、腐熟水谷，主通降，以降为和。脾胃病发病部位在脾胃，此处胃包括大小肠，正如《灵枢·本输》所言："大肠、小肠皆属于胃"。

　　脾胃功能失常因素包括了中医病因学说的外因、内因、不内外因。即陈无言《三因极一病证方论》所言"医事之要，无出三因"，将复杂的疾病分为"内因"，即内伤于七情：喜、怒、忧、思、悲、恐、惊；"外因"，即外感于六淫风、寒、暑、湿、燥、火；"不内外因"，包括饮食饥饱、叫呼伤气及虎、狼、毒虫、金疮等之类。随着时代发展，导致脾胃病发病"现代三因"内涵进一步扩大，"现代外因"还应包括冬季取暖设备过热导致的火邪，夏季空调过冷导致的寒邪，空气污染、水污染所致脾胃受损因素，食物如肉类、菜类、水果等生产过程中重金属污染、放射污染及抗生素、激素、添加剂滥用等皆可使脾胃受损；饮食相关的"现代不内外因"除饮食饥饱外，还应包括服用药物致病（如中药寒凉或辛热药服用太过，西药副作用伤脾胃之气血阴阳）及现代饮食谱（如过食生冷寒凉、辛辣炙煿等）和生活方式变化（运动量减少带来的"久坐伤肉，久卧伤气"）所带来的脾虚湿滞因素；而现代各类术中术后或者是肿瘤放化疗导致胃肠功能障碍发病的相关因素皆可归于"不内外因"，如术中失血伤气，术后久卧伤气，术后情绪抑郁，术后静脉滴注过量导致寒痰湿浊滞于体内等。因此，在"现代三因"作用下的脾胃病，病机及临床症状表现更加复杂。现代脾胃病是以脾胃的受纳、运化、升降、统摄等功能失常为病理表现的一类病证，临床常见于胃脘痛、痞满、呕吐、噎膈、呃逆、嘈杂、反胃、腹痛、泄泻、痢疾、便秘等病症，包括西医学的口腔、食管、胃、脾、胰、十二指肠、小肠、结肠、直肠等消化道类疾病。同时，消渴病、抑郁症、肥胖、过敏性疾病、不孕、痤疮、酒渣鼻、慢性肝病等现代常见疑难杂病亦跟脾胃密切相关。

本书计五章。第一章主要讲脾胃病的学术思想渊源。《黄帝内经》《难经》奠定了脾胃学说的理论基础；张仲景《伤寒杂病论》奠定了脾胃学说的临床证治基础；李杲《脾胃论》系统严谨地论述了脾胃学说；叶天士《临证指南医案》讲述了脾胃分治、润养胃阴、胃分阴阳、亦重胃阳、久病胃痛、瘀积胃络等脾胃病学术思想；薛雪《湿热论》从湿热的角度论治脾胃病，讲述了湿热之邪最易伤脾胃、脾胃病热化湿化、夏季脾胃病湿困寒化、四肢肌肉病从脾胃病湿热论治；吴鞠通《温病条辨》对脾胃论的贡献主要是强调了脾胃之气顾护及脾胃病治法。跟名师，读经典，做临床，我们在每节后面都有相应的临床实践医案。第二章主要讲述脾胃病临证特色，包括重视脾胃气机升降理论，重视调理脾胃以增强气血生化之源，重视脾胃与湿邪致病之间关系，重视顾护脾胃、补养脾胃勿峻勿壅，健脾不忘疏肝、肝脾同调，强调辨病与辨证相结合，脾胃病辨证施治及与胃肠镜的联系，脾胃病治未病思想，整体观论治脾胃病，脾胃病异病同治，脾胃病勿忘预防调护等学术思想。第三章主要讲述临床常见脾胃相关病辨证思路，包括胃食管反流病的辨治经验、慢性胃炎辨治经验、慢性萎缩性胃炎伴肠上皮化生辨治经验、消化性溃疡辨治经验、溃疡性结肠炎辨治经验、术后胃肠功能障碍辨治经验、"从滞论治"功能性胃肠病、脾胃相关杂病论治经验。第四章主要是临床用药经验，包括因病用药、经方验方并举，脾胃病药对经验，脾胃病的三因制宜用药、灵活应用服药方法、提高临床疗效，脾胃病用药禁忌。第五章主要是脾胃病医案精选，包括口腔食管疾病、胃十二直肠病变、肠病、术后胃肠功能障碍、功能性胃肠病、脾胃相关杂病等医案。

仲景言"勤求古训、博采众方"，吾辈更应熟读经典，勤于临床，在实践中融会贯通伤寒温病治疗脾胃病思想，服务于广大人民群众。本书是临床实践经验总结，于每个脾胃学术思想后面皆附有医案，且医案后按语详尽，使读者如临现场跟师学习，理论结合临床，学之能用。本书对于功能性胃肠病的诊断参考《罗马Ⅳ：功能性胃肠病 肠-脑互动异常》，融汇新知，与时俱进。总之，我们已将脾胃病临床经验较为全面地介绍于本书，希望能对读者有所裨益，但水平有限，难免有不妥之处，敬望海内外同道指正。

本书的问世，得益于辽宁省名老中医药专家李吉彦传承工作室全体工作人员的辛勤劳动，对此深表感谢。此外，还要感谢胡凤林、高奎亮在医案整理方面所做的工作。

本书由大连市人民政府资助出版，在此表示感谢！

李吉彦　沈　会

2018年11月

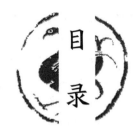

目录

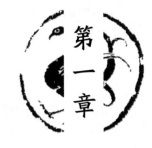

第一章

脾胃病的学术思想渊源

脾胃学说理论源于《黄帝内经》《难经》，发展于仲景，形成于李东垣，充实于叶桂、薛生白、吴鞠通，完善创新于现代。中医经典对中医临床实践有着巨大的指导作用。

## 第一节 《黄帝内经》《难经》奠定了脾胃学说的理论基础

脾胃病的学术思想理论基础源于《黄帝内经》。《黄帝内经》奠定了脾胃学说的理论基础，记录了脾胃的原始解剖，阐述了脾胃的生理功能、病因病机，并提出了脾胃病的治疗大法，具体用药思路。

### 一、脾胃解剖

《黄帝内经》对胃形态进行了初步描述，与西医学比较相近。《灵枢·平人绝谷》曰："胃大一尺五寸，径五寸，长二尺六寸，横屈受水谷三斗五升，其中之谷，常留二斗，水一斗五升而满。"《灵枢·肠胃》言："胃纡曲屈，伸之，长二尺六寸，大一尺五寸，径五寸，大容三斗五升。"形象地描述了胃是一个中空脏器、胃的形状大小和结构，这是胃受纳水谷的生理基础。对脾的描述见于《难经》，《难经·四十二难》云："脾重二斤三两，扁广三寸，长五寸，有散膏半斤，主裹血，温五脏，主藏意。"

### 二、脾胃生理

《黄帝内经》对脾胃的生理功能论述得很详细，主要体现在如下几个方面：

1. 脾主运化水谷精微，为气血生化之源，脾主统血。胃主受纳、腐熟水谷。脾主升清，胃主通降。《素问·太阴阳明论》云："脾者，土也，治中央……脾藏者，常著胃土之精也；土者，生万物而法天地，故上下至头足，不得主时也。"《素问·平人气象论》言："人以水谷为本，故人绝水谷则死。"《素问·灵兰秘典论》云："脾胃者，仓廪之官，五味出焉。"《灵枢·五味》："胃者，五脏六腑之海也，水谷皆入于胃，五脏六腑，皆禀气于胃。"这些充分说明了脾胃的重要地位。脾储藏胃的精气，为胃行其津液。如《素问·经脉别论》云："饮入于胃，游溢精气，上输于脾，脾气散精，上归于肺，通调水道，下输膀胱，水精四布，五经并行……"《素问·五藏别论》亦云："胃者水谷之海，六腑之大源也。"这是对胃受纳水谷功能的生动比喻。这些论述充分提出了脾具有运化水谷精微的作用，说明了人体不能离开水谷精微的滋养作用，即离不开脾主运化的生理功能。《灵枢·营卫生会》提到"中焦如沤"。"如沤"形象地表现了饮食入胃后，被初步消化的一种状态，即指食物进入胃后转化成食糜的过程。脾胃同居中焦，脾主运化升清，胃主通降，两者互相协调，共同完成水谷的消化和吸收。这与西医学对消化系统生理功能的认识基本一致。脾胃为后天之本，气血生化之源，脾统摄血液运行。如《灵枢·决气》说："中焦受气取汁，变化而赤，是谓血。"《灵枢·营卫生会》曰："中焦亦并胃中，出上焦之后。此所受气者，泌糟粕，蒸津液，化其精微，上注于肺脉，乃化而为血。"

2．脾胃主四肢肌肉。《素问·阴阳应象大论》："脾生肉"；《素问·痿论》："脾主身之肌肉"；《素问·玉机真藏论》："脾脉者土也，孤藏以灌四旁者也"；《素问·太阴阳明论》："四肢皆禀气于胃"，"必因于脾，乃得禀也"；《素问·平人气象论》："脾藏肌肉之气也"；《素问·热论》："阳明主肉，其脉侠鼻络于目"。

3．脾在志为思，开窍于口，其华在唇四白。《灵枢·本神》说："脾藏营，营舍意，脾气虚则四肢不用，五藏不安；实则腹胀经溲不利"；《素问·阴阳应象大论》：脾"在志为思，思伤脾"，"脾主口"；《灵枢·脉度》："脾气通于口，脾和则口能知五味矣"；《素问·六节藏象论》亦云："脾胃者……其华在唇四白"。《黄帝内经素问集注》云："四白，唇之四际白肉也。口为脾窍而主肌，故华在唇四白，其充在肌。"

### 三、脾胃病病因病机

《黄帝内经》对脾胃病病因病机阐述，成为后世医家治疗脾胃病的依据，主要有如下几个方面：

1．外感、情志、饮食因素皆可致脾胃病。外感太阴湿气行令，每多伤脾。《素问·本病》："太阴不退位，而取寒暑不时，埃昏布作，湿令不去，民病四肢少力，食饮不下，泄注淋漓，足胫寒……"《灵枢·邪气藏府病形》："有所击仆，若醉入房，汗出当风，则伤脾"。思虑抑郁，皆可致脾胃病。《灵枢·本神》："脾愁忧而不解则伤意，意伤则悗乱，四支不举，毛悴色夭，死于春。"饥饱不适、五味过极皆可致脾胃病。《素问·生气通天论》："因而饱食，筋脉横解，肠澼为痔；因而大饮，则气逆"。《素问·痹论》：饮食自倍，肠胃乃伤"。过食过饮，脾胃受损。《灵枢·小针解》："寒温不适，饮食不节，而病生于肠胃"；《素问·生气通天论》："阴之所生，本在五味，阴之五宫，伤在五味"，"味过于酸，肝气以津，脾气乃绝，味过于咸，大骨气劳，短肌，心气抑，味过于甘，心气喘满，色黑，肾气不衡，味过于苦，脾气不濡，胃气乃厚，味过于辛，筋脉沮弛，精神乃央"。五味过极，亦可致胃肠病。

2．脾胃运化无权，气机逆乱，气血生化泛源，四肢肌肉不用。湿证浮肿胀满，多与脾有关，《素问·至真要大论》："诸湿肿满，皆属于脾"。脾虚导致运化无权，聚水成湿而为病。《素问·阴阳应象大论》中"湿胜则濡泻"。脾胃为气机升降之枢纽，脾气不升，胃气不降，运化转输无力，导致水液代谢失调，生成痰、饮、水湿等病理产物，而这些病理产物又进一步加重脾胃升降功能失司，出现多种虚实夹杂的病证。《素问·阴阳应象大论》："清气在下，则生飧泄；浊气在上，则生䐜胀。此阴阳反作，病之逆从也。"这是《黄帝内经》对脾胃气机逆乱产生病证的描写。脾胃气虚，气血生化乏源，肌肉四肢失养而不用。《素问·太阴阳明论》云："脾病而四肢不用，何也……今脾病不能为胃行其津液，四肢不得禀水谷气，气日以衰，脉道不利，筋骨肌肉，皆无气以生，故不用焉。"

## 四、脾胃病治疗

《黄帝内经》对于脾胃病的治疗散见于各篇，对后世脾胃病的治疗提供了指导，为后世方药体系的建立奠定了基础。脾胃病的治疗，《黄帝内经》中强调以顾护胃气为本。《黄帝内经》虽未明确提出治病以顾护胃气为要，但其在论述具体的治则治法中体现了这一原则。《素问·标本病传论》曰："先热而后生中满者治其标……先病而后生中满者治其标，先中满而后烦心者治其本……大小不利治其标。"《素问·阴阳应象大论》："中满者，泻之于内……其实者，散而泻之"。中满，指气阻滞于内而胸腹胀满；泻，是指调利其气，使胀闷消失。如气与痰湿阻滞中脘，胸腹胀满，可用"和胃理气"法。饮食积滞而引起脘腹胀痛，可采用"消导"之剂。《素问·藏气法时论》："脾苦湿，急食苦以燥之"，"脾欲缓，急食甘以缓之，用苦泻之，甘补之"。甘味具有缓和、柔缓的功效，顺应脾性之缓，用于补脾；苦味与甘味相反，苦味主降，祛除湿邪，适于湿邪上泛。《灵枢·终始》："阴阳俱不足……可将以甘药。"甘药大都入脾胃，有补虚缓中作用，治疗阴阳两虚之证，其原理亦因为脾气虚则五脏不安。《黄帝内经》中脾胃病用方，具体有半夏秫米汤、兰草汤。《灵枢·邪客》："今厥气客于五脏六腑，则卫气独卫其外，行于阳不得入于阴。行于阳则阳气盛，阳气盛则阳跷陷，不得入于阴，阴虚，故目不瞑。黄帝曰：善。治之奈何？伯高曰：补其不足，泻其有余，调其虚实，以通其道，而去其邪。饮以半夏汤一剂，阴阳已通，其卧立至。黄帝曰：善。此所谓决渎壅塞，经络大通，阴阳和得者也。愿闻其方。伯高曰：其汤方，以流水千里以外者八升，扬之万遍，取其清五升，煮之，炊以苇薪火，沸置秫米一升，治半夏五合，徐炊，令竭为一升半，去其滓，饮汁一小杯，日三稍益，以知为度，故其病新发者，复杯则卧，汗出则已矣。久者，三饮而已也。"后世医家认为半夏秫米汤是治疗胃逆不和、不得眠的主方。《素问·逆调论》有言："胃不和则卧不安"。《素问·奇病论》："有病口甘者，病名为何？何以得之？歧伯曰：此五气之溢也，名曰脾瘅……治之以兰，除陈气也"。脾瘅乃脾胃湿浊内蕴，郁积化热所致，治之以兰草汤清化湿热。

**【医案举例一】**

田某，女，55岁。初诊日期：2018年11月13日。

主诉：上腹胀、嗳气，伴左侧嘴角歪斜2个月。

病史：2个月前因亲人过世，情绪悲伤出现上腹部胀，无饥饿感，食后嗳气明显，口干、口苦，喜食凉，食凉则便溏。迎风后出现左侧嘴角歪斜，左眼闭合不全，左侧耳鸣、耳闷，未见疱疹。于当地医院住院治疗，予营养神经、改善循环等治疗（具体用药不详），症状无缓解。为进一步诊治，就诊于我院门诊。刻下：上腹胀、嗳气，伴左侧嘴角歪斜，寐欠安，眠浅易醒，头痛、头晕，心中懊侬，善太息。舌红，苔腻，舌下络脉正常，脉沉。平素长期便秘，便质干燥，3~4日一行。既往血压正常，2个月前住院期间高血压增高，最高180/100mmHg，发生一过性晕厥，头颅CT未见异常。胃肠镜检查未见明显异常。

中医诊断：痞满（肝脾不和）。

西医诊断：①功能性消化不良；②周围性面瘫；③高血压3级，很高危。

治法：疏肝健脾，化痰除痞。

方宗：厚朴生姜半夏甘草人参汤合加味逍遥丸合天麻钩藤饮化裁。

处方：厚朴15g，姜半夏10g，紫苏梗15g（后下），连翘15g，柴胡10g，怀牛膝10g，当归20g，天麻10g，钩藤15g（后下），焦栀子10g，干姜5g，蝉蜕10g，生地黄15g，泽泻10g，草决明20g，炒白芍20g，炙甘草10g，枳实10g，柏子仁20g，珍珠母30g（先煎），百合25g，木香5g，郁金15g。7剂，水煎服。

二诊：2018年11月20日。腹胀、嗳气明显好转，睡眠明显改善。舌红，苔略腻，舌下络脉正常，脉沉。效不更方，上方10剂，水煎服。患者口眼歪斜，建议针灸治疗。

【按语】　患者因情志不遂而致病，以上腹胀、嗳气，伴左侧嘴角歪斜2个月为主症，中医诊断为"痞满"。症见上腹胀、嗳气，伴左侧嘴角歪斜，伴寐欠安，眠浅易醒，头痛、头晕，心中懊侬，善太息。舌红，苔腻，舌下络脉正常，脉沉。中医辨证为"肝胃不和"。脾为后天之本，主运化；脾生血又统血，主肌肉四肢，主升。"忧思伤脾，思则气结"，肝郁化火，肝旺侮脾，脾失健运，聚湿为痰，痰湿夹肝火上蒙清窍而发为眩晕、头痛；痰湿阻络发为面瘫；热郁胸膈，心中懊侬，虚烦寐浅，反复颠倒；中焦气滞，肝气不舒，脾胃虚弱，则为腹胀，口干口苦，善太息；大便虽秘结不通，但食凉则便溏，故非"胃家实"也。综上，方选厚朴生姜半夏甘草人参汤、加味逍遥丸、天麻钩藤饮化裁，以疏肝健脾，化痰除痞。方中厚朴、半夏为君药，取其行气降逆除痞之效，臣以半夏、天麻燥湿化痰，平肝息风，两药合用，为治眩晕头痛要药。钩藤之清能减天麻之燥，增强清热平肝之效。焦栀子苦寒清降，入心、肺、三焦经，功擅清三焦火，散胸膈郁热而除烦，稍佐干姜辛热燥烈，入脾胃，散脾胃之寒又温脾胃之阳，二药相伍，清上热，温下寒，寒温同化，调和脾胃，寓有辛开苦降之义。柴胡有小剂量（10g以下）轻扬上行，入少阳经，升阳举陷；中剂量（10~20g）条畅气机以疏肝解郁，常佐以当归养血和营，不致疏解郁结之余耗伤阴血，配枳实下行除结，以令升降相因；大剂量（20g 以上）引邪透表，疏散泄热。此处选其配伍当归"血行风自灭"，为共达疏肝解郁、养血柔肝之功。芍药酸寒，养血敛阴，柔肝止痛。甘草甘温，健脾益气，缓急止痛，二药合为芍药甘草汤，酸甘化阴，具有调和肝脾，柔肝止痛之效。蝉蜕疏风止痉，兼可清热。生地黄、泽泻清虚烦，泄相火。紫苏梗、连翘为常用对药，疏肝下气清热。草决明、枳实、柏子仁，润肠行气通便，兼可降压。枳实、芍药、厚朴、草决明寓有小承气汤之意以通腑降逆。珍珠母安神定志。怀牛膝较川牛膝补益之力更强，重在调补肝肾，强筋骨，且柴胡与牛膝一升一降，调达周身之气机。百合、郁金清心解郁，相伍具有很好的抗焦虑、抑郁作用，专擅虚烦不眠，神志恍惚。木香调达三焦之气机，木香与郁金为颠倒木金散，助宽胸理气之功。该患者现虽罹患周围性面瘫，不急于选用白附子、僵蚕之类辛温祛风之品，以为诸证繁多，脾胃尚弱，当先梳理三焦，待肝顺脾调再行通络。

《黄帝内经》作为脾胃学说理论基础，记录了脾胃的原始解剖，阐述了脾胃病的病因病机，并提出了脾胃病的治疗大法和养生之道。首先脾胃病的原因是综合性多种因素所造成的：有饮食失节，时而饥不择食，时而暴饮暴食，造成脾胃运化失常，亦或是食用变质霉变的食品；有情志失调，精神抑郁，以致肝气不舒，影响脾胃气机升降，或者思虑过度，思则气结，造成脾胃功能失调；有素体虚弱，外邪中之，如饮食生冷，伤及脾阳，如久居湿地，寒湿中于脾胃，亦如高温作业，伤及胃阴；有房事过频虚衰，或酒后入房。脾胃病患者平素应注意调整饮食习惯，调畅情志，注意休息。切忌郁郁寡欢、心情压抑。《黄帝内经》云："食饮有节，起居有常"；"虚邪贼风，避之有时"；"乐其俗"；"不妄作劳"。恬淡虚无，不慕名利，无忧无惧；养生有道，不致阳明脉衰。

**【医案举例二】**

于某，女，70岁。初诊日期：2018 年 10 月 28 日。

主诉：发现肝功能异常，伴胃脘胀痛、口干 5 年。

病史：5 年前因胃脘不适就诊时发现肝功能异常，于当地医院系统检查后确诊为"自身免疫性肝炎"，伴出现胃脘胀痛，口干欲饮。经系统西医治疗，病情仍缓慢进展，肝功检查谷丙转氨酶、谷草转氨酶升高（未带化验单，具体不详）。平素口服"多烯磷脂酰胆碱胶囊"改善保护肝脏。刻下：胃脘胀痛，口干欲饮，食欲欠佳，食物反流，两胁肋隐痛，善太息，疲乏，心悸不安，眠浅易醒，手足易冷，皮肤瘙痒，情绪尚可，夜尿频，大便 2 日一行，面色黧黄。舌红紫，少苔，中有裂纹，舌下络脉青紫，脉弦。高血压病史 10 年；否认病毒性肝炎病史；否认饮酒史，冠心病；否认糖尿病病史。2018 年 9 月 10 日彩超示：轻度肝硬化，轻度脂肪肝；胃镜示：糜烂性胃炎，胃多发溃疡。

中医诊断：胃痛（肝气犯胃）。

西医诊断：①自身免疫性肝炎；②消化性溃疡（胃溃疡）。

治法：滋阴柔肝，健脾益胃，理气止痛。

方宗：一贯煎合二至丸化裁。

处方：沙参15g，枸杞子10g，生地黄15g，山萸肉5g，女贞子10g，旱莲草15g，当归15g，炒酸枣仁15g，枳壳15g，郁金20g，生麦芽15g，炒麦芽15g，神曲10g，丹参15g，香橼10g，佛手15g，麦冬10g，五味子5g，厚朴15g，生白术30g，夜交藤15g，陈皮15g，炙鸡内金15g，桑寄生10g。7剂，水煎服。

二诊：2018年11月6日。食欲好转，口干明显缓解，胃脘疼痛、两胁肋隐痛较前减轻，大便1日一行，排便无力，两颞侧头痛，乏力稍改善，未反酸，手凉，皮肤瘙痒，眠浅，面色黯。舌红紫，苔薄黄，中有裂纹，舌下络脉青紫，脉弦。原方加怀牛膝10g，木香5g，炒酸枣仁增量为20g，麦冬增量为15g，桑寄生增量为15g，厚朴减量为10g。7剂，水煎服。

【按语】　患者以发现肝功异常，伴胃脘胀痛、口干5年为主症，中医诊断"胃痛"。胃脘胀痛，口干欲饮，食欲欠佳，食物反流，两胁肋隐痛，善太息，疲乏，心悸不安，眠浅易醒，手足易冷，皮肤瘙痒，情绪尚可，夜尿频，大便2日一行。面色黯黄，舌红紫，少苔，中有裂纹，舌下络脉青紫，脉弦。中医辨证"肝气犯胃"。患者脘胁不舒，郁郁不乐，善太息，饮食不香，此为肝气郁结，由肝实而发生，其法重在抑木，而佐以扶土。同时，由于该患久病伤正，耗伤肝阴，阴精被灼，亦因脾运被遏，而阴血化生无源，导致肝之阴血亏虚，肝肾同源，累及肾阴，故同时须加滋水涵木之法。"实"为肝气实，"虚"为肝血虚、脾虚、肾阴虚。对于该患者的治疗，以一贯煎滋阴柔肝为主方：沙参、枸杞子、生地黄、麦冬、山萸肉滋补肝肾；当归滋阴养血、柔肝缓急；久病正虚，弃川楝子苦寒之品，而用枳壳、郁金、厚朴、陈皮、佛手、香橼理气止痛，取其平和之意；女贞子、旱莲草、桑寄生补益肝肾；炒酸枣仁、五味子生津宁心；夜交藤养心安神；生麦芽、炒麦芽、神曲、炙鸡内金促进食欲；生白术一味30g重在运脾。"一味丹参，功同四物"，该患面色黯，舌下络脉青紫，久病必瘀，以丹参祛瘀活血止痛。二诊中加用怀牛膝旨在滋补肝肾、引血下行，而木香疏理三焦之气滞，且对心脏有兴奋作用。

《难经》有云："见肝之病，则知肝当传之于脾，故先实其脾气，无令得受肝之邪也。"肝脾在五行为相克关系，即木克土，脾胃相表里，胃亦属土，且为多气多血之腑，喜濡润而主受纳。肝木条达疏泄，脾胃才能正常升降，从而饮食才能正常运化。如果肝胆之气失调，横逆犯胃，土虚木乘，气机痞阻，则发为肝郁胃痛，久病多瘀，胃络瘀阻，则最终导致血瘀胃痛。在治疗这类疾病时一般采用扶土抑木之法，但在具体应用时要有所偏重。

**【医案举例三】**

刘某，男，76 岁。初诊日期：2018 年 10 月 16 日。

主诉：喘促、气短、胸闷反复发作 30 年，再发伴胃中胀满、嘈杂 3 个月。

病史：30 年前受凉后出现喘促，气短，胸闷，就诊于当地医院，诊断为"支气管哮喘"，予抗感染治疗后好转。后每逢春秋必发，且逐年加重，常持续两三个月不见缓解，发作时喉中痰鸣，喘咳气急，长期使用"舒利迭"喷雾剂。3 个月前受凉后哮喘再次发作，伴胃中嘈杂不舒。刻下：呼吸喘促，气短，胸闷不舒，胃中胀满、嘈杂、烧心、反酸，口苦、口干，口中异味，食欲尚可，不喜进食凉物，矢气频，尿频，后背恶寒，神疲乏力，排便无力，大便成形。舌红，舌体胖大，边有齿痕，花剥苔，舌下络脉青紫，脉沉，寸脉弱。既往冠心病病史 20 年，心脏支架术后 10 年。2018 年 9 月胃镜提示慢性萎缩性胃炎。

中医诊断：①哮证（寒痰伏肺，肺肾两虚）；②痞满（寒热错杂）。

西医诊断：①支气管哮喘；②慢性萎缩性胃炎；③冠心病支架术后。

治法：宣肺平喘，辛开苦降，补肾运脾。

方宗：麻黄附子细辛汤合半夏泻心汤。

处方：炙麻黄 5g，细辛 5g，黄芩 15g，黄连 5g，姜半夏 10g，干姜 10g，海螵蛸 20g，五味子 5g，沙参 15g，生地黄 15g，山萸肉 5g，桑寄生 10g，益智仁 15g，乌药 10g，防风 15g，菟丝子 10g，木香 10g，丹参 15g，郁金 15g，石斛 15g。10 剂，水煎服。

二诊：2018 年 10 月 26 日。喘促明显减轻，饭后嘈杂感，烧心，食欲可，仍口中异味，排便无力，大便成形，矢气频，后背怕凉。舌红，舌体胖大，边有齿痕，花剥苔，舌下络脉青紫，脉沉，寸脉弱。原方加炒杏仁 15g，淫羊藿 15g，紫苏梗 15g（后下），连翘 15g，浙贝母 15g。10 剂，水煎服。

三诊：2018 年 11 月 6 日。复感寒喘重，无咳痰，嘈杂、烧心改善，口干，嗳气频，食欲可，饮凉水则便溏，尿频。舌红，舌体胖大，边有齿痕，舌根苔白腻，舌下络脉青紫，脉沉，寸脉弱。原方加仙茅 10g，煅瓦楞子 25g（先煎），蒲公英 25g，菟丝子增量为 15g，淫羊藿增量为 15g，去杏仁。10 剂，水煎服。

四诊：2018 年 11 月 15 日。喘促好转，嘈杂、烧心改善，口干减轻，食欲可，嗳气频改善，食凉大便不成形，尿频。舌红，舌体胖大，边略有齿痕，苔白腻，舌下络脉青紫，脉沉。原方加炙甘草 5g，薏苡仁 30g，蝉蜕 10g，仙茅增量为 15g。14 剂，水煎服。

五诊：2018 年 11 月 30 日。喘促缓解，嘈杂、烧心改善，无口干，食欲可，无嗳气、矢气频，略感疲乏，大便日一次，成形，夜尿频，下肢困重，后背沉。舌红，舌体胖大，边略有齿痕，薄白苔，舌下络脉青紫，脉沉。原方加女贞子 10g，旱莲草 15g。14 剂，水煎服。

**【按语】** 患者以喘促、气短、胸闷反复发作 30 年，再发伴胃中胀满、嘈杂 3 个月为主症，中医诊断为"哮证""痞满"。呼吸喘促，气短，胸闷不舒，胃中胀满、嘈杂，烧心，反酸，口苦、口干、口中异味，食欲尚可，不欲进食凉物，矢气频，后背恶寒尤重，尿频，神疲乏力，排便无力，大便成形。中医辨证"寒痰伏肺，肺肾两虚，寒热错杂"。该患者一方面阳气不足，寒痰内伏，无力卫外，寒邪袭里，故见哮喘反复发作，后背恶寒，神疲乏力，排便无力，尿频，恶凉食；另一方面，热结于中焦，故见胃中嘈杂，烧心，反酸，口苦、口干、口中异味，矢气频。方用麻黄附子细辛汤合半夏泻心汤化裁，以达宣肺平喘，辛开苦降，补肾运脾之效。炙麻黄为宣肺达表主药，开太阳之表，启玄府之闭，"肺之郁闭非麻黄无以抒发"，炙麻黄较生麻黄更具平喘之效（窦缓或者心动过缓用麻黄细辛附子汤则用生麻黄）。细辛温肺散寒，直入少阴，托邪外透，《黄帝内经》有云："辛生肺"，肺"用辛泻之"，以细辛驱散表邪，安正助肺。喘则气上，呼吸频数，耗散肺气，五味子敛肺止咳，"肺欲收，急食酸以收之"，"用酸补之"。五味子酸以敛其肺体，细辛辛以助其肺用，二药配合，一张一敛，利肺开合。姜半夏、干姜辛散畅中，燥湿和胃。黄连、黄芩苦寒以清热燥湿，与干姜配合以达辛开苦降之效。海螵蛸制酸消食。沙参补气清胃热。生地黄补肾利水化内湿。山萸肉、菟丝子二药配合阴阳同补，补益肝肾。桑寄生补肝肾强筋骨。益智仁、乌药合为缩泉丸，温下焦肾阳以助膀胱气化功能，补肾缩尿。风能胜湿，加防风辛散，既祛风利湿，又有东垣升脾阳之意。木香醒脾，理气化湿。久病必瘀入络，丹参活血化瘀，郁金行气破瘀。石斛益胃生津，滋阴清热，以解口干。二诊加杏仁一则止咳平喘，再则"肺与大肠相表里"，取三仁汤化裁继续宣畅气机，调脾运化湿浊（未用蔻仁、砂仁，以为燥湿太过有碍排便）。淫羊藿补命门、益精气。紫苏梗、连翘下气清胃热。浙贝母既宣肺化痰，又有抑酸之效。三诊加仙茅，以助淫羊藿温肾。加煅瓦楞子，以助海螵蛸制酸。加蒲公英，以助黄连、黄芩清泄胃火。因大便溏，去杏仁减润肠之效。四诊加炙甘草补气健脾，薏苡仁运脾化浊，蝉蜕疏风清热。五诊加二至丸以助补阴精，益肾健腰。

脾为肺之母脏，肺主气，脾乃气血生化之源，脾胃水谷所化之气充养了肺，当脾胃虚的时候，肺气也常不足，卫外虚弱，较易感冒；脾虚水泛、脾虚痰壅、脾虚血瘀等各种病理变化与心肺的病理变化相互交织在一起，相互影响，相互加重，形成一种恶性循环。对于诸如冠心病、肺心病、慢性支气管炎、慢性阻塞性肺疾病、心力衰竭、高血压心脏病等慢性疾病，在治疗上采取温脾利水、健脾化痰、健脾化湿、温运脾胃、健脾升阳、益气活血等治法，常能收到良好的治疗效果。脾胃为后天之本，气血化生之源，调理脾胃在治疗学和预防学上都具有重要意义。"饮入于胃，游溢精气，上输于脾，脾气散精，上归于肺，通调水道，下输膀胱，水精四布，五经并行"（《素问·经脉别论》）及"人受气于谷，谷入于胃以传于肺，五脏六腑皆以受气"（《灵枢·营卫生会》）等均渗透着调理脾胃而安五脏的精神。

## 第二节　《伤寒杂病论》奠定了脾胃学说的临床证治基础

汉代张仲景博览群书，广采众方，凝聚毕生心血，写就《伤寒杂病论》一书。后世根据该书佚文，分别整理成《伤寒论》《金匮要略》。张仲景继承了《黄帝内经》思想，对脾胃病的论述极为丰富，并创立大量治疗脾胃病的治法和方剂，仲景所著《伤寒杂病论》一书，贯穿了护胃气、存津液、重视脾胃之气的学术思想，为后世形成脾胃学说做出了重要贡献。

### 一、重视脾胃之气，为后世脾胃学说提供了重要理论依据

仲景在《金匮要略·脏腑经络先后病脉证》中提出"四季脾旺不受邪，即勿补之"的重要论点，是在《黄帝内经》《难经》基础上对脾胃学说思想的重大贡献，充实和发展了脾胃之气在预防和治疗疾病中的重要作用。《黄帝内经》仅提出了"肝传之脾"，未提出"实脾"的治疗原则，《素问·玉机真藏论》："……弗治，肝传之脾"；迨至《难经·七十七难》中则进一步提出"见肝之病，则知肝当传之于脾，故先实其脾气，无令得受肝之邪"；补充和发展了治疗疾病的同时应保护未受邪之脏。而仲景进一步提出了"四季脾旺不受邪，即勿补之"的重要论点，只要脾胃之气充沛，则邪不可犯，强调在防病治病中，处处应顾护脾胃之气，防病于未然，治病于未传，体现了脾胃之气在防病治病中的重要作用，为后世形成脾胃学说提供了重要理论依据。

### 二、脾胃病之脾升胃降

仲景学宗《黄帝内经》，"勤求古训，博采众方，撰用《素问》《九卷》《八十一难》《阴阳大论》《胎胪药录》，并平脉辨证，为《伤寒杂病论》合十六卷"。《黄帝内经》言："清阳出上窍，浊阴出下窍，清阳发腠理，浊阴走五脏，清阳实四肢，浊阴归六腑"。脾升胃降，协调平衡是维持人体脏腑相对平衡的重要因素。脾胃气虚或气滞，脾胃升降失常，升清降浊不能，胃的受纳和脾的运化功能障碍，而出现"清气在下，则生飧泄，浊气在上，则生䐜胀"。《伤寒论》："发汗后，腹胀满者，厚朴生姜半夏甘草人参汤主之。"仲景以厚朴生姜半夏甘草人参汤治疗脾虚气滞腹胀，从而脾气得升，胃气得降。其他体现脾胃病之脾升胃降治疗思想，如《伤寒论》言："太阳病，外证未除而数下之，遂协热而利，利下不止，心下痞硬，表里

不解者,桂枝人参汤主之"。"伤寒发汗,若吐若下,解后心下痞硬,噫气不除者,旋覆代赭汤主之"。《金匮要略》言:"病腹满,发热十日,脉浮而数,饮食如故,厚朴七物汤主之"。

### 三、脾胃病之阳明太阴

仲景所著《伤寒杂病论》一书,在阳明、太阴篇中对脾胃病进行了专篇的论述,创立了清泄胃经实热的白虎汤,泻下的承气汤类,温中止泻的理中汤,甘缓止痛的建中汤。《伤寒论·辨阳明病脉证并治》:"阳明之为病,胃家实是也。"阳明病的提纲,仲景概括为"胃家实"。胃家是胃肠的统称,实,是指"邪气盛则实"。以胃热津伤,燥热内结为主要病机,以白虎汤清热养津,三承气汤通腑承顺胃气为主要治法。不论白虎汤以清热,或承气汤类的急下,都是为了泻其偏盛之阳,而救其欲竭之阴,即救津液,保胃气。《伤寒论·辨太阴病脉证并治》论述邪犯太阴,脾阳受损,运化失职,寒湿停滞,脾胃升降功能失常而发里虚寒证,故曰"脾家虚"。是以脾阳不运,寒湿阻滞为主要病机,治疗当以温运中阳,健脾胜湿为主要治法,如理中汤、小建中汤。《伤寒论》言:"大病差后,喜唾,久不了了,胸上有寒,当以丸药温之,宜理中丸。"《金匮要略·胸痹心痛短气病脉证并治》言:"胸痹,心中痞气,气结在胸,胸满,胁下逆抢心,枳实薤白桂枝汤主之;人参汤亦主之。"《伤寒论》:"伤寒,阳脉涩,阴脉弦,法当腹中急痛者,先与小建中汤;不差者,与小柴胡汤主之。"《金匮要略·血痹虚劳病脉证并治》言:"虚劳里急,悸,衄,腹中痛,梦失精,四肢酸疼,手足烦热,咽干口燥,小建中汤主之。"

### 四、脾胃病寒热错杂之辛开苦降

辛开苦降之法,为仲景首次提出,对临床寒热错杂之胃肠病有着重要的指导作用,现仍有效地应用治疗胃肠疾病。辛开苦降之法适用于中焦枢机不利,斡旋失司,气机壅滞,导致升降紊乱,上热下寒出现心下痞满、呕逆、肠鸣、腹泻诸症。在临床应注意,其心下痞满为气机壅滞所致,并非痰饮、水湿、食积、瘀血有形之邪阻滞;其代表方为三泻心汤。如在《伤寒论》中见"伤寒五六日,呕而发热者,柴胡汤证具。而以他药下之,柴胡证仍在者,复与柴胡汤。此虽已下之,不为逆,必蒸蒸而振,却发热汗出而解。若心下满而硬痛者,此为结胸也,大陷胸汤主之;但满而不痛者,此为痞,柴胡不中与之,宜半夏泻心汤。"可见为少阳病误下后,中气被伤,斡旋失司,气机壅滞所致;在《金匮要略·呕吐哕下利病》又云:"呕而肠鸣,心下痞者,半夏泻心汤主之",进一步补充了半夏泻心汤证有升降紊乱,上热下寒的临床表现。后条文"伤寒汗出,解之后,胃中不和,心下痞硬,干噫食臭,胁下有水气,腹中雷鸣,下利者,生姜泻心汤主之","伤寒中风,医反下之,其人下利日数十行,谷不化,腹中雷鸣,心下痞硬而满,干呕,心烦不得安。医见心下痞，谓病不尽，复下之，其痞益甚。此非结热，但以胃中虚，客气上逆，故使硬也。甘草泻心汤主之"，提出了生姜泻心汤、甘草泻心汤的治疗。综观三泻心汤的病机，均为寒热错杂，脾胃失和，升降紊乱，气机壅滞；半夏泻心汤证见呕、痞为主；生姜泻心汤证见干噫食臭、痞、下利为特点，因兼水气食滞之故；甘草泻心汤证见干呕心烦、痞硬、谷不化肠鸣下利尤甚，痞利俱甚证。三者证情相似，主治略同，当于同中求之。

而"伤寒，医以丸药大下之，身热不去，微烦者，栀子干姜汤主之"是寒温并用，清上温下治疗；"伤寒本自寒下，医复吐下之，寒格更逆吐下，若食入口即吐，干姜黄连黄芩人参汤主之"，其苦寒倍于辛热，重在降逆止吐；均为辛开苦降之法的应用。

### 五、脾胃病之表里虚实辨证论治

仲景认为，感受外邪，六经传变，与脾胃之气的强弱、邪气的盛衰、治疗的正确或误治等密切相关；若脾胃之气亏虚，则病邪可自表入里，由实转虚，由阳证转阴证；《伤寒论》："本太阳病，医反下之，因尔腹满时痛者，属太阴也"。反之，三阴证若经治疗后，脾胃之气渐复，邪可由里出表，由虚转实，阳胜阴退，转为阳明，借阳明引邪外出；《伤寒论》云："伤寒脉浮而缓，手足自温者，是为系在太阴……至七八日，大便硬者，为阳明病也"，"阳明居中，主土也，万物所归，无所复传"。《伤寒论·辨阴阳易差后劳复病脉证并治》："病人脉已解，而日暮微烦，以病新瘥，人强与谷，脾胃气尚弱，不能消谷，故令微烦，损谷则愈。"此文指出疾病初愈，脾胃之气药物治疗，更勿妄投攻克之剂，避免复伤脾胃。这正启示我们治疗疾病时，不仅要正确施治，还要加强病后调理意识，方能善始善终。

### 六、脾胃之气顾护

脾胃为后天之本，气血生化之源，张仲景在治病立方上，非常重视后天脾胃，在治疗疾病过程中，时时刻刻注意顾护后天脾胃之本，重视保护胃气。其具体表现在：①啜稀粥法。即服药后须啜热稀粥，既可以增强药力，又能保护胃气以扶正祛邪。桂枝汤，"服已须臾，啜热稀粥一升余，以助药力"。理中汤，"服汤后如食顷，饮热粥一升许"。三物白散，如药后仍不利，则"进热粥一杯"，以助巴豆温下寒实之药力。②使用姜草枣法。如小柴胡汤使用柴胡、黄芩、半夏和解少阳，人参、大枣、生姜、甘草等补中和胃。又如十枣汤中使用大戟、甘遂、芫花，首先使用大枣肥者十枚，既可减轻药物毒性，又可顾护脾胃。③使用粳米法。如白虎汤、白虎加人参汤、竹叶石膏汤与桃花汤中皆有粳米，粳米能够补益中气、和中养胃、滋补胃津。④使用蜜丸法。如乌梅丸以温热入脾胃之药尤多，且以蜜作丸，资助胃气，以防重伤脾胃。又如大黄䗪虫丸治疗虚劳干血，以祛瘀血为主，兼顾扶正，并以丸剂缓缓图功。⑤使用饴糖法。如小建中汤、黄芪建中汤、大建中汤、当归建中汤都用到了饴糖。饴糖在此方中补气养血，温中填虚。⑥白饮和服法。仲景将粳米汤用于临床，称作"白饮"，缓毒护胃。如三物白散、四逆散、五苓散、半夏散及汤、牡蛎泽泻散以白饮和服者。柯琴《伤寒论注》："白饮和服者，甘以缓之，取其留恋于胸，不使速下耳，散者散其结塞，比'汤以荡之'者更精"。⑦脾胃素虚之人，禁用寒凉药，顾护脾胃之气。如《伤寒论》有言"凡用栀子汤，病人旧微溏者，不可与服之。"

**【医案举例一】**

姜某，女，60岁。初诊：2017年12月26日。

主诉：胃脘部胀满10年余，加重伴反酸1年。

病史：10余年前无明显诱因出现胃脘部胀满不适，于外院行胃镜检查后诊断为"慢性萎缩性胃炎"，间断口服药物治疗（具体不详），近1年上症加重并伴反酸，平素偶有胃脘部隐隐作痛，未系统治疗，逐渐加重，就诊于我处。刻下：胃脘部隐痛，纳少则饱胀，饮食不慎则易呕吐，胃脘部怕凉，喜暖喜按，易烦躁，口苦，手足不温，食欲差，寐差，二便尚可。舌淡，苔白略腻，脉弱。胃镜示：慢性萎缩性胃炎；Barrett食管。病理示：（中度）肠上皮化生。

中医诊断：痞满（寒热错杂）。

西医诊断：慢性萎缩性胃炎。

治法：辛开苦降，和中除痞。

方宗：半夏泻心汤。

处方：姜半夏10g，黄芩15g，黄连5g，干姜5g，炙甘草10g，海螵蛸20g，煅瓦楞子25g（先煎），吴茱萸5g，珍珠母30g（先煎），夜交藤15g，厚朴10g，焦栀子10g，茯苓30g，炒白术10g，牡丹皮10g，青皮15g，陈皮15g，紫苏梗15g（后下），生姜、大枣为引。10剂，水煎服。

二诊：2018年1月8日。胃脘部胀满伴反酸好转，便不畅，余症同前。上方去炒白术，改加生白术25g，蒲公英25g，连翘15g，木香10g，郁金20g，生麦芽15g。10剂，水煎服。

三诊：2018年1月29日。胃脘部胀满明显改善，偶有反酸，略烦躁，偶有口干，食欲改善，余症同前。上方青皮减至10g，加炒柏子仁10g，生地黄15g，玉竹15g。10剂，水煎服。

继服半年余，诸证明显好转，偶有饱胀、口干。

**【按语】** 患者以胃脘部胀满10年余，加重伴反酸1年为主症，中医诊断为"痞满"。胃脘部隐痛，纳少则饱胀，饮食不慎则易呕吐，胃脘部怕凉，喜暖喜按，伴易烦躁，口苦，手足不温，食欲差，寐差，二便尚可。舌淡，苔白略腻，脉弱。中医辨证"寒热错杂"。患者年七旬余，年老久病，脏腑功能衰退，脾胃功能受损，出现运化受纳功能失常，寒热错杂于中，升降失司，气机壅滞，日久发为本病。治以辛开苦降，和中除痞，故用半夏泻心汤为主方以辛开苦降。另加海螵蛸、煅瓦楞子制酸止痛；珍珠母、夜交藤安神；茯苓、厚朴、半夏、生姜，取半夏厚朴汤行气散结之功；白术、大枣健脾益气；牡丹皮清热，更防肝郁化火而乘土；青皮、陈皮、紫苏梗疏肝行气调中，散结消滞；吴茱萸温中行气，与黄连相伍为左金丸之意，助抑酸作用；焦栀子除烦，与干姜配合为栀子干姜汤，加强清上温下之效。二诊胃脘部胀满伴反酸好转，便不畅，余症同前。效不更方，上方去炒白术，加生白术运脾通便，加连翘、蒲公英清热解毒散结，加木香、郁金行气解郁，生麦芽消食和中。三诊胃脘部胀满明显改善，偶有反酸，略烦躁，偶有口干，食欲改善，余症同前。患者有伤津的表现，青皮能破气伤津，故减量，加炒柏子仁安神通便，加生地黄、玉竹养阴生津。

《伤寒论》云："但满而不痛者，此为痞，柴胡不中与之，宜半夏泻心汤"。此案患者胃脘部胀满为痞证，反酸，口苦，纳少饱胀，胃脘部隐痛，易烦躁而又有胃脘部怕凉，喜暖喜按，手足不温，正是寒热错杂，脾胃升降失调，气机壅滞所致，以半夏泻心汤辛开苦降，寒热平调。《伤寒贯珠集》云："痞者，满而不实之谓，夫客邪内陷，即不可从汗泄，而满而不实，又不可从下夺，故唯半夏、干姜之辛，能散其结，黄连、黄芩之苦，能泄其满"。《伤寒来苏集》曰："用黄连、干姜之大寒大热者，为之两解，且取其苦先入心，辛以散邪耳"。刘渡舟也认为："心下位于胸腹之间，乃气之上下要道，故阴阳交通不利则作痞，痞者塞也，气滞而不行。气机升降不利，中焦痞塞，胃气不降而生热"，治疗当调和阴阳，故用本方清上温下，苦降辛开，寒热并用，以和脾胃。该患者用本方辛开苦降为基础治疗，畅通中焦气机，另根据病情予以行气解郁，散结消滞等药物加减，如此寒热得以调和，脾胃升降得以如常，痞满得以消散，疾病渐愈。

**【医案举例二】**

李某，男，49岁。初诊：2018年9月21日。

主诉：胃脘部胀满，纳呆1年，加重半个月。

病史：1年前胃脘部受凉后出现脘腹胀满，纳呆，餐后饱胀，反酸。休息后上述症状好转。平素胃脘部怕凉，压力大或吃甜食则加重，休息或自服吗丁啉（多潘立酮片）等药后好转。半个月前生气后上述症状加重，口服吗丁啉无效，就诊于我处。刻下：脘腹胀满，胸闷，易急躁，便溏，1～2次/d，夜尿频，寐欠安。舌红，苔薄白，脉弦。胃镜检查：慢性萎缩性胃炎伴肠化。

中医诊断：痞满（脾胃虚寒）。

西医诊断：慢性萎缩性胃炎。

治法：温中补虚。

方宗：小建中汤。

处方：桂枝 10g，炒白芍 15g，炙甘草 10g，党参 20g，炙鸡内金 15g，海螵蛸 20g，生麦芽 15g，炒麦芽 15g，神曲 10g，木香 10g，郁金 15g，酸枣仁 15g，丹参 15g，厚朴 15g，陈皮 20g，柏子仁 15g，蒲公英 25g，紫苏梗 15g（后下），连翘 15g，生姜 5g，大枣 5g。10 剂，水煎服。

二诊：2018 年 10 月 16 日。服上方未见明显效果。现餐后上腹胀满加重，胃脘部怕凉，纳多易反胃、反酸，便可，1～2 次 /d，寐可。舌淡红，苔薄白，脉弦。中医诊断：痞满（寒热错杂）。治法：辛开苦降，和中降逆消痞。方宗：半夏泻心汤加减。处方：姜半夏 10g，黄芩 15g，黄连 5g，干姜 10g，党参 20g，炙甘草 10g，海螵蛸 20g，炙鸡内金 15g，厚朴 15g，木香 10g，土茯苓 25g，神曲 10g，紫苏梗 15g（后下），生麦芽 15g，炒麦芽 15g，青皮 15g，陈皮 15g，连翘 15g，白术 10g，茯苓 15g，夜交藤 15g，生姜 5g，大枣 5g。7 剂，水煎服。

三诊：2018 年 10 月 25 日。服上方后餐后胀满、反酸烧心明显改善，胃脘部怕凉，小便频，近日偶有胸闷。舌淡红，苔薄白，脉弦。上方加吴茱萸 5g，桑寄生 10g，炒山药 15g，郁金 15g，生姜、大枣为引。7 剂，水煎服。

【按语】　患者初诊以脘腹胀满，纳呆 1 年，加重半个月为主症，中医诊断为"痞满"。患者餐后饱胀，反酸，胃脘部怕凉，压力大或吃甜食则加重，伴胸闷，易急躁，便溏，夜尿频，寐欠安。舌红，苔薄白，脉弦。中医辨证"脾胃虚寒"。本案患者中焦虚寒，脾胃运化无权，脾失健运，气血生化乏源，气机升降失常，餐后胀满，胃脘部怕凉，便溏，胸闷，易急躁，故以温中补虚为法，首诊以小建中汤为基础方，加生麦芽、炒麦芽、神曲、炙鸡内金消食和胃，加陈皮、紫苏梗、木香、郁金、厚朴理气药，重在行气解郁。加党参补中益气养血，考虑患者时有反酸，加海螵蛸制酸；连翘、蒲公英清热消痈散结；睡眠差，以酸枣仁、柏子仁、丹参宁心养血安神。二诊，服上方未见明显效果。现见餐后上腹胀满加重，胃脘部怕凉，纳多易反胃、反酸，便可，1～2 次 /d，寐可。舌淡红，苔薄白，脉弦。中医辨证"寒热错杂"。患者久病，中气虚弱，外邪乘虚而入，以致寒热错杂于中而致痞证，脾胃升降失常，气机壅滞而致脘腹胀满，纳呆，胃脘部怕凉，便溏，胸闷，易急躁。初诊以小建中汤温中补虚，而未调节脾胃气机升降，故未见明显效果，二诊以半夏泻心汤为主方，寒热平调，和中降逆消痞，去郁金、酸枣仁、丹参、柏子仁、蒲公英，另加青皮行气散结，加白术、茯苓成四君子汤益气健脾，加土茯苓健中除湿，夜交藤安神，神曲、姜半夏、陈皮、茯苓、麦芽、连翘更是取保和丸之意，共成消食化滞之功。三诊效不更方，小便频，故上方去茯苓。胃脘部怕凉，胸闷，另加吴茱萸、桑寄生、炒山药、郁金温中健脾，行气解郁。

分析该病例首诊时见患者有胃寒之症，结合舌脉，虑其脾胃虚寒之证，予以小建中汤治疗不效，反思辨证片面，忽略其胃脘胀满而隐痛，既有脾寒之象，但还有胃热之症，其病机应为寒热错杂，脾胃失司，气机壅滞所致。时刻遵循"谨守病机"之训。

**【医案举例三】**

吕某，女，65岁。初诊日期：2016年6月3日。

主诉：胃脘部胀痛反复发作1年，加重6天。

病史：1年前因情志不畅而发胃脘部胀痛，自服气滞胃痛冲剂后症状好转。此后上述症状每因情志不畅或饮食不慎而反复发作，均自服药物缓解症状。6天前因饮食不慎上述症状再次发作，调整饮食后症状无好转，故来诊。刻下：胃脘部时有胀痛，夜间为重，嗳气，口苦，舌两边灼热，咽部灼热，畏冷食，脐周胀痛，肠鸣，纳可，寐尚可，小便可，大便不成形，日2～3次。舌质淡黯，苔薄白，脉弦。

中医诊断：胃痛（虚实夹杂）。

西医诊断：慢性胃炎。

治法：和胃降逆，泄肝和胃。

方宗：黄连汤合左金丸加减。

处方：黄连5g，干姜10g，吴茱萸5g，炙鸡内金15g，海螵蛸20g，煅瓦楞子25g（先煎），儿茶5g，茯苓15g，牡丹皮10g，浮小麦35g，补骨脂15g，防风15g，生地黄15g，泽泻10g，厚朴10g，紫苏梗15g（后下），连翘15g，炒山药10g，炒扁豆10g。7剂，水煎服。

二诊：2016年6月10日。胃脘部胀痛、口苦、咽部灼热等好转，但入睡困难、易醒，加用黄连10g、肉桂5g。继续调整用药2个月诸症消失，随访半年未再发作。

**【按语】** 患者以胃脘部胀痛反复发作1年，加重6天为主症，中医诊断为"胃脘痛"。患者以胃脘部胀痛为主要临床表现，伴嗳气，口苦，舌两边灼热，咽部灼热，畏冷食，脐周胀痛，肠鸣，大便不成形，日2～3次。舌质淡黯，苔薄白，脉弦。中医辨证"虚实夹杂证"。本案患者以阴阳升降失其常度，阳在上不能下交于阴则下寒，阴在下不能上交于阳则上热。治以和胃降逆，泄肝和胃。首诊方以黄连汤合左金丸加减。黄连汤中黄连泄胸中之热，干姜散胃中之寒；左金丸清肝泻火；舌两边灼热，口苦，但无口干欲饮，虑其为肝胆相火所致；茯苓、炒山药、炒扁豆健脾止泻；紫苏梗能顺气宽胸，理气解郁，和血温中；连翘性苦微寒，清热而无伤阴之痹，用之取保和丸之意，其清热散结以清解食、湿郁滞之热，又能疏散风热，以透热外达，故连翘尤宜于清脾胃之热；紫苏梗与连翘相配，理气和血，清热散结，尤其适宜于肺胃气逆，痰气互结，湿郁生热者；生地黄、泽泻分消走泻；厚朴燥湿行气；牡丹皮清热凉血；浮小麦止汗；补骨脂温脾止泻；防风升清燥湿止泻；鸡内金消食健胃；煅瓦楞子、海螵蛸制酸止痛；儿茶苦燥性凉，能解毒收湿，敛疮生肌。二诊时患者诉夜寐差，加用交泰丸交通心肾。黄连清心泻火以制偏亢之心阳，肉桂温补下元以扶不足之肾阳。正如《本草新编》所说："黄连、肉桂寒热实相反，似乎不可并用，而实有并用而成功者，盖黄连入心，肉桂入肾也……黄连与肉桂同用，则心肾交于顷刻，又何梦之不安乎？"

黄连汤选自《伤寒论》，原方主治胸中有热，腹中有寒，寒热隔拒，阴阳不调，升降失常。用黄连汤清上温下，和胃降逆。本方即半夏泻心汤去黄芩，加桂枝，以宣通上下阴阳之气；并加重黄连用量清热于上。诸凡寒热错杂之吐泻腹痛，均可用本方化裁。

## 第三节 《脾胃论》系统严谨地论述了脾胃学说

李杲，字明之，晚年自号东垣老人，金代医学家，真定（今河北正定）人。李杲曾拜张元素为师，经过多年刻苦学习"尽得其学，益加阐发"，并潜心钻研《黄帝内经》《伤寒杂病论》。李东垣根据《黄帝内经》"人以胃气为本""五脏六腑皆禀气于胃"等理论以及张元素倡导的"脏腑辨证说"，结合自己的临床实践，开创了"脾胃学说"。李杲十分强调脾胃在人身的重要作用，其著作《脾胃论》《内外伤辨惑论》对后世医家对于脾胃病的认识有着重要的影响，起到了指导作用。因在五行当中，脾胃属于中央"土"，因此李杲及其学说传承医家也被称作"补土派"。

### 一、内伤脾胃，百病由生

李东垣在《黄帝内经》的"人以胃气为本"，"得谷者昌，失谷者亡"及"五脏六腑皆禀气于胃"等理论基础上，提出了"内伤脾胃，百病由生"的论点，首创了《脾胃论》。他在《脾胃论·脾胃虚实传变论》中提出，"元气之充足，皆由脾胃之气无所伤，而后能滋养元气。若胃气之本弱，饮食自倍，则脾胃之气既伤，而元气亦不能充，而诸病之所由生也"。说明脾胃是元气之本，元气是健康之本，"养生当实元气"，"欲实元气，当调脾胃"；脾胃伤则元气衰，元气衰则疾病生，这是其脾胃学说的基本观点。《脾胃论》阐述了中土清阳之气在人体生理功能和病理变化中的重要性，强调了治疗上必须重视调理脾胃的基本论点。

### 二、脾胃病病因

脾胃病病因，李东垣根据《黄帝内经》病因学思想，总结出脾胃病主要病因与劳倦、饮食、七情密切相关，提出"脾胃三因说"。如《脾胃论·脾胃虚实传变论》言："故夫饮食失节，寒温不适，脾胃乃伤。此因喜怒忧恐，损耗元气，资助心火。火与元气不两立，火胜则乘其土位，此所以病也。"《脾胃论·补脾胃泻阴火升阳汤》言："饮食不节，则胃先病，脾无所禀而后病；劳倦则脾先病，不能为胃行气而后病。"可见饮食不节，而致脾胃受损。《脾胃论·脾胃胜衰论》："形体劳役则脾病，脾病则怠惰嗜卧，四肢不收，大便泄泻；脾既病，则其胃不能独行津液，故亦从而病焉。"提出了劳倦可致脾胃受损。《脾胃论·脾胃虚实传变论》："此因喜、怒、忧、恐，损耗元气，资助心火。火与元气不两立，火盛则乘其土位，此所以病也。"进一步提出情志因素引起心火偏盛，心火盛则乘土位，出现脾胃受损之症。在以上诸病因中强调情志不遂起重要作用，《脾胃论·脾胃盛衰论》："先由喜怒悲忧恐，为五贼所伤，而后胃气不行，劳役饮食继之，则元气乃伤"。可见从以上三个论述方面均可导致脾胃病。因此，想要预防脾胃病的发生，必须做到"避寒暑""饮食有节""颐神志"。《脾胃论·天地阴阳生杀之理在升降浮沉之间论》："若夫顺四时之气，起居有时，以避寒暑，饮食有节，及不暴喜怒，以颐神志，常欲四时均平，而无偏胜则安。不然，损伤脾胃，真气下溜，或下泄而久不能升，是有秋冬而无春夏，乃生长之用，陷于殒杀之气，而百病皆起；或久升而不降亦病焉。于此求之，则知履端之义矣。"

### 三、脾胃为精气升降之枢纽

李东垣指出脾胃为精气升降之枢纽。其理论来源于《黄帝内经》，《素问·经脉别论》云："饮入于胃，游溢精气，上输于脾，脾气散精，上归于肺，通调水道，下输膀胱，水精四布，五经并行……"《脾胃论·天地阴阳生杀之理在升降沉浮之间论》曰："盖胃为水谷之海，饮食入胃，而精气先输脾归肺，上行春夏之令，以滋养周身，乃清气为天者也；升已而下输膀胱，行秋冬之令，为传化糟粕，转味而出，乃浊阴为地者也。"在此东垣提出肝得到脾胃元气，就能维持肝的春生升发之气，心得到脾胃元气，就能维持其夏长之气；从这两方面说明了人体阳气之升与脾胃元气相关。而肺得到脾胃元气，就能维持传输功能，肾得到脾胃元气，就能维持阳气的蓄藏功能；从这两方面说明了人体阳气之降与脾胃元气相关。可见人体阳气的升降，都与脾胃元气密不可分，脾胃又居四脏之中，所以它为精气即元气的升降枢纽。如脾不升清，胃不降浊，阴阳反作，临床上会出现"脾胃虚则九窍不通""胃虚，元气不足，诸病所生"等病变。《脾胃论·脾胃虚则九窍不通论》言："脾不及则令人九窍不通，名曰重强"，"头痛耳鸣，九窍不通利，肠胃之所生也。"治疗上虽然主张升发脾胃之气，但同时也注意潜降阴火。《脾胃论·调理脾胃治验治法用药若不明升降浮沉差互反损论》："予病脾胃久衰，视听半失，此阴盛乘阳，加之气短，精神不足，此由弦脉令虚，多言之过，皆阳气衰弱，不得舒伸，伏匿于阴中耳……必用升阳风药即瘥，以羌活、独活、柴胡、升麻各一钱，防风根截半钱，炙甘草根截半钱，同咀，水四中盏，煎至一盏，去渣，稍热服。"又云："夫圣人之法，可以类推，举一而知百病者，若不达升降浮沉之理，而一概施治，其愈者幸也。"

### 四、甘温除热法

李东垣根据《黄帝内经》"损者益之""劳者温之""热因热用"之旨，提出了"甘温除热法"的治疗方法，补中益气汤为其代表方剂。李东垣认为，气虚发热的病机是脾胃之气不足则阴火上冲，脾胃之气不足才是本质。《脾胃论·脾胃虚实传变论》言："《调经篇》云：病生阴者，得之饮食居处，阴阳喜怒。又云：阴虚则内热，有所劳倦，形气衰少，谷气不盛，上焦不行，下脘不通，胃气热，热气熏胸中，故为内热。脾胃一伤，五乱互作，其始病遍身壮热，头痛目眩，肢体沉重，四肢不收，怠惰嗜卧，为热所伤，元气不能运用，故四肢困怠如此。"《脾胃论·饮食劳倦所伤始为热中论》："伤不足之病，苟误认作外感有余之病，而反泻之，则虚其虚也。实实虚虚，如此死者，医杀之耳！然则奈何？惟当以辛甘温之剂，补其中而升其阳，甘寒以泻其火则愈矣。经曰：劳者温之，损者温之。又云：温能除大热，大忌苦寒之药，损其脾胃。"后附补中益气汤，该方以甘温补气为主，旨在使受损之元气得以恢复，中焦枢机得力，阴火自敛。可见临床根据"伤其内为不足，不足者补之"原理，指导临床应用甘温除热之法，如临床中因饮食不调，或劳倦、情志因素等出现发热、头痛、心烦、口渴诸症，有良好的疗效；补中益气汤在现今仍对临床有重要的指导意义。

【医案举例一】

王某，女，25岁。初诊日期：2014年6月5日。

主诉：反复低热2个月。

病史：2个月前无诱因自觉发热，每于上午或劳累后感觉明显，自测体温37.0～37.5℃，疲乏无力，二便正常，睡眠尚可，就诊前每于发热时自服"对乙酰氨基酚片"，热退但反复。就诊于某三甲医院，检查未发现器质性病变，以"发热待查"出院。刻下：发热倦怠乏力，劳累后明显，体温同前，心情抑郁，寝食难安，二便正常，舌质淡苔白，有齿痕，脉沉细无力。

中医诊断：内伤发热（脾气虚）。

西医诊断：发热待查。

治则：益气健脾，甘温除热。

处方：黄芪20g，白术15g，升麻5g，柴胡10g，炙甘草7.5g，当归15g，党参20g，陈皮15g，炙内金20g，生麦芽15g，炒麦芽15g，紫苏梗15g（后下）。7剂，水煎服。

二诊：2014 年 6 月 12 日。热退，体温恢复正常，仍感倦怠乏力，睡眠欠佳，食欲略差。上方黄芪改为 30g，加合欢花 15g，夜交藤 20g，神曲 20g，以增强补气、养心、安神功效。再服 10 剂，巩固疗效。

随诊：后告知症状痊愈。

【按语】 患者以反复低热 2 个月为主症，中医诊断"内伤发热"。患者发热倦怠乏力，劳累后明显，体温同前，心情抑郁，寝食难安，二便正常，舌质淡苔白，有齿痕，脉沉细无力。中医辨证"脾气虚"。当予"益气健脾，甘温除热"治疗，以补中益气汤为主方。临床上只要辨证为气虚发热或气虚之人兼有外感之邪，均可以补中益气汤为主进行化裁治疗，定有疗效。如果辨证准确，不必"热者寒之"，该患者发热并非实火而是脾胃亏虚，清阳下陷，郁遏不达而致气虚发热，内伤不足则用补法，不必担心甘温之品助热，温而治热是中医之妙用，是西医所不及的。

低热一证，在临床有的是因暑伤气阴，有的是阴虚阳亢，当由脾胃病变而致的，东垣认为是气虚发热所致，因气虚阳气外浮，加之脾虚生湿郁热，共同致清阳不升，浊阴不降，升降乖常，脾胃失调，运化失司，产生了低热。

## 【医案举例二】

李某，女，59 岁。初诊日期：2018 年 11 月 19 日。

主诉：便秘 10 余年。

病史：10 余年来大便秘结，排便困难，5～7 日一行，长期服通便药（具体用药不详），纳少，喜热食，上腹胀满，鼻干，鼻端肥大呈鲜红色，颜面潮红，无口苦，睡眠不安，早醒，畏寒，久坐则腰酸凉，小便可。舌红，少苔，舌下络脉青紫，脉细涩。既往非萎缩性胃炎病史 3 年。

中医诊断：便秘（阴阳亏虚）。

西医诊断：①功能性便秘；②慢性非萎缩性胃炎。

治法：升脾固阳，滋阴通腑。

方宗：升阳益胃汤合润肠丸合保和丸。

处方：沙参 15g，茯神 15g，生白术 30g，炙甘草 10g，木香 5g，独活 20g，白芍 20g，蒲公英 25g，淫羊藿 15g，仙茅 10g，桑寄生 10g，厚朴 15g，陈皮 15g，当归 15g，桃仁 15g，枳实 15g，炙郁李仁 15g，炙火麻仁 20g，槟榔 10g，草决明 30g，珍珠母 30g（先煎），柏子仁 20g，生麦芽 15g，炒麦芽 15g，神曲 10g，炒莱菔子 30g，郁金 20g，牡丹皮 10g，地骨皮 10g。10 剂，水煎服。

二诊：2018 年 11 月 30 日。便秘明显改善，3 日一行，进食后上腹胀满，鼻端红肿减轻，自觉按之柔软，略痒，颜面潮红减轻。舌红，苔薄白，舌下络脉青紫，脉细涩。上方加白蒺藜 15g，丹参 15g，麦冬 15g，紫苏梗 15g（后下），连翘

15g，炒莱菔子增量为50g，生白术增量为50g。

【按语】 该患以便秘10余年为主症来诊，故辨病为"便秘"。该患本为阴津不足，肠道失润，但长期服用苦寒攻下之药，以致脾胃损伤，功能失调，造成肠道愈发阻滞，阴损及阳，故辨为阴阳亏虚。升阳益胃汤源自《脾胃论》，具有升脾固阳，和胃降火之效，重在"运"而非"泄"。沙参、茯神、生白术、炙甘草补气健脾，木香、厚朴、陈皮消除消化不良，独活疏散外邪，白芍调营血，蒲公英、紫苏梗、连翘清热泻火，防止升散太过，淫羊藿、仙茅、桑寄生固阳助脾。因病久纳差，血虚肠液干枯，再合润肠丸以养血滋阴，润肠通腑。当归、麦冬滋阴养血，桃仁、炙郁李仁、炙火麻仁润肠，枳实、槟榔、草决明破气行滞。另予生麦芽、炒麦芽、神曲、炒莱菔子消食导滞和胃；珍珠母、柏子仁安神，改善睡眠；郁金、牡丹皮、地骨皮清虚热以防阴火耗伤脾胃元气；白蒺藜祛风止痒，兼以散结；丹参活血祛瘀，兼以凉血。

李东垣指出脾胃为精气升降的枢纽。脾为运化之枢，胃为水谷之海，脾胃共同完成水谷精微的消化，吸收和输布，脾胃一脏一腑，一阴一阳，互为表里，必须升降相宜，刚柔相济，润燥相须，开阖相调，而协调中心是升降相宜，如脾不升清，胃不降浊，阴阳反作，临床上会出现"脾胃虚则九窍不通"的病变。

【医案举例三】

滕某，女，30岁。初诊日期：2018年11月9日。

主诉：多汗、疲倦3个月。

病史：患者3个月前顺产1子，产后1周出现发热，体温在37.5～38.2℃之间，未用药，后逐渐恢复正常（但比以往基础体温略高0.2～0.3℃），但遗留多汗症状，动则汗出。刻下：多汗，情绪激动或活动则汗出，不分昼夜，腰膝及四肢困倦，嗜卧，自觉关节冷，但皮肤热，心烦，入睡困难，眠浅易醒，食欲欠佳，乳汁稀少，既往大便秘结，现大便正常，小便可。面淡黯，舌淡红，边有齿痕，舌苔薄白，舌下络脉正常，脉细。体温36.9℃。

中医诊断：虚劳（气血两虚）。

西医诊断：自主神经功能紊乱。

治法：益气健脾，甘温除热，养血敛汗。

方宗：补中益气汤合当归补血汤。

处方：生晒参10g另煎，黄芪75g，当归15g，橘核15g，五味子5g，麦冬10g，生地黄15g，山萸肉5g，白术15g，浮小麦35g，炒莱菔子15g，炒枣仁15g，陈皮10g，阿胶3g烊化。7剂，水煎服。

【按语】 该患者以多汗、疲倦3个月为主症，中医诊断"虚劳"。多汗，情绪激动或活动则汗出，不分昼夜，腰膝及四肢困倦，嗜卧，自觉关节冷，但皮肤热，心烦，入睡困难，眠浅易醒，食欲欠佳，乳汁稀少，既往大便秘结，现大便正常，小便可。面淡黯，舌淡红，边有齿痕，舌苔薄白，舌下络脉正常，脉细。中医辨证"气血两虚"。盖产时耗气伤血，以致脾胃虚弱，脾气不足，阴火上冲，卫外失司，故症见发热，多汗，困倦嗜卧；脾失濡养，中焦化源不足，故纳差，乳汁稀少，寐欠宁。处方用大剂生晒参、黄芪大补元气；当归配黄芪（1∶5）益气生血；白术助参芪健脾益气，兼运脾收汗；生地黄、山萸肉、麦冬、五味子以泻阴中伏火而滋其水，并配合浮小麦收敛止汗；阿胶补血，加陈皮、橘核以助健脾胃化生气血，通络通乳之效；炒莱菔子健脾消食；炒枣仁养心安神。

甘温除热是中医治疗内伤发热的一种治疗用药方法，为"热因热用"的从治之法，该法对治疗慢性久热之患具有重要意义。甘温除热法的形成肇始于李东垣的《脾胃论》。其在《脾胃论•脾胃胜衰论》有言："劳倦伤脾，脾胃虚则火邪乘，而生大热，当先于心"。《脾胃论•饮食劳倦所伤始为热中论》中有言："饮食失节，寒温不适，则脾胃乃伤，喜怒忧恐损耗元气，既脾胃气衰，元气不足，而心火独盛。"在治疗时，李东垣认为"惟当以辛甘温之剂，补其中而升其阳，甘寒以泻其火则愈矣。经曰劳者温之，损者温之，又云温能除大热，大忌苦寒之药损其脾胃。"临床中常运用此法治疗术后、产后气血亏虚及暑天元气损伤。李东垣的脾胃内伤学说，其基本精神在于扶正达邪、温补中气以及斡旋升降，其"阴火乘其土位"非指阴虚而产生的热，大多数是指实邪（水、饮、痰、食、瘀等病理代谢产物潴留于体内）与脾胃气（阳）虚夹杂共同致热，故热势可高可低。东垣所指"阴火"属于病理性的相火，与朱丹溪所说的"阴虚火元"是不同的发病性质，在治疗上要认识到是脾病导致的"阴火上冲"，必先治脾，而非肾水火不济的问题。如阴火已经上冲，需要"甘寒泻火热"，虽用生地黄、麦冬、黄柏，甚则黄芩、黄连，其为从权之法，配伍之药。

## 第四节 《临证指南医案》之脾胃病学术思想

叶天士，清代医学家，名桂，字天士，号香岩。叶天士不仅创立了温病卫、气、营、血辨证论治体系，而且对脾胃病的辨治也颇有成就，其脾胃病学术思想主要体现在《临证指南医案》中。叶氏对《脾胃论》推崇备至，提出"脾胃为病，最详东垣"，"内伤必取法乎东垣"。同时，叶氏在推广运用东垣学说的同时，又不囿于东垣学说，而能有所发展，提出了脾胃分治、胃分阴阳的观点，创立了胃阴辨证论治理论，完善和丰富了中医脾胃理论。"久病入络"是叶氏发挥内伤杂病的另一个创建，该学说在脾胃病中亦有运用。

## 一、脾胃分治，润养胃阴

叶氏认为，脾与胃虽同属中土，但其功能有别，喜恶不同，《临证指南医案》言："仲景急下存津，其治在胃，东垣大升阳气，其治在脾"，"胃为阳明之土，非阴柔不肯协和，与脾土有别故也"，"阳土喜柔偏恶刚燥，若四君、异功等，竟是治脾之药，腑宜通即是补，甘濡润，胃气下行"，"脾阳宜动则运，温补极是，而守中及腻滞皆非"，"纳食主胃，运化主脾，脾宜升则健，胃宜降则和，太阴湿土，得阳始运，阳明阳土，得阴自安，以脾喜刚燥，胃喜柔润"，"胃属阳土，宜凉宜润"。华氏按云："太阴湿土，得阳始运，阳明燥土，得阴自安，以脾喜刚燥，胃喜柔润也。"叶氏认识到早在仲景之时，已将脾胃分治。叶氏在治疗脾胃疾患时，并不概用升阳益气法，而是重视脾胃分论，注重滋养胃阴。脾阳不足，胃有寒湿者，往往恪遵东垣温燥升运之法，而忌守中与腻滞，常以补中益气汤、建中汤等甘温之剂化裁制之。若脾阳不亏，胃有燥火者，胃汁受劫，则主张采用降胃之法。如华岫云按："所谓胃宜降则和者，非用辛开苦降，亦非苦寒下夺以损胃气，不过甘平或甘凉濡润，以养胃阴，则津液来复，使之通降而已矣"。叶氏所谓降胃，即"胃宜降则和"之意，既非辛开苦降，亦非苦寒下夺，以损胃气，而是甘平，甘凉甘寒濡润，以养胃阴，使津液来复，胃气通降而已。如《临证指南医案·脾胃》载："知饥少纳，胃阴伤也。（宜）麦冬、川斛、桑叶、茯神、蔗浆"，以养胃阴。

《临证指南医案·脾胃》："王。数年病伤不复，不饥不纳，九窍不和，都属胃病。阳土喜柔，偏恶刚燥，若四君、异功等，竟是治脾之药。腑宜通即是补，甘濡润，胃气下行，则有效验。麦冬一钱、火麻仁（炒）钱半、水炙黑小甘草五分、生白芍二钱，临服，入青甘蔗浆一杯。"

肝胃阴伤医案：《临证指南医案·噎膈反胃》："苏。向来翻胃，原可撑持，秋季骤加惊扰，厥阳陡升莫制，遂废食不便，消渴不已，如心热，呕吐涎沫，五味中喜食酸甘，肝阴胃汁枯槁殆尽，难任燥药矣。胃属阳土，宜凉宜润，肝为刚脏，宜柔宜和，酸甘两济其阴。乌梅肉、人参、鲜生地、阿胶、麦冬汁、生白芍。"

《临证指南医案·脾胃》华岫云按："脾胃之论，莫详于东垣，其所著补中益气、调中益气、升阳益胃等汤，诚补前人之未备，察其立方之意，因以内伤劳倦为主，又因脾乃太阴湿土，且世人胃阳衰者居多，故用参芪以补中，二术以温燥，升柴升下陷之清阳，陈皮、木香理中宫之气滞，脾胃合治，若用之得宜，诚效如桴鼓。盖东垣之法，不过详于治脾，而略于治胃耳。乃后人宗其意者，凡著书立说，竟将脾胃总论，即以治脾之药，笼统治胃，举世皆然。今观叶氏之书，始知脾胃当分析而论，盖胃属戊土、脾属己土，戊阳己阴，阴阳之性有别也。脏宜藏，腑宜通，脏腑之体用各殊也。若脾阳不足，胃有寒湿，一脏一腑，皆宜于温燥升运者，自当恪遵东垣之法，若脾阳不亏，胃有燥火，则当遵叶氏养胃阴之法。观其立论云：纳食主胃，运化主脾。脾宜升则健。胃宜降则和，又云，太阴湿土，得阳始运，阳明阳土，得阴自安。以脾喜刚燥，胃喜柔润也。仲景急下存津，其治在胃，东垣大升阳气，其治在脾。此种议论，实超出千古。故凡遇禀质木火之体，患燥热之症，或病后热伤肺胃津液，以致虚痞不食、舌绛咽干、烦渴不寐、肌燥熇热、便不通爽，此九窍不和，都属胃病也，岂可以芪术升柴治之乎？故先生必用降胃之法，所谓胃宜降则和者。非用辛开苦降，亦非苦寒下夺以损胃气，不过甘平，或甘凉濡润，以养胃阴，则津液来复，使之通降而已矣。此义，即宗《内经》所谓六腑者，传化物而不藏，以通为用之理也。今案中所分胃阴虚、胃阳虚、脾胃阳虚、中虚、饥伤、食伤，其种种治法，最易明悉，余不参赘。总之脾胃之痛，虚实寒热、宜燥宜润，固当详辨，其于升降二字，尤为紧要。盖脾气下陷固病，即使不陷，而但不健运，已病矣。胃气上逆固病，即不上逆，但不通降，亦病矣。故脾胃之治法，与各门相兼者甚多，如呕吐、肿胀、泄泻、便闭不食、胃痛、腹痛、木乘土诸门，尤宜并参，互相讨论，以明其理可也。"

叶天士在继承东垣脾胃学说的基础上，对胃阴学说有着重大突破。东垣在《脾胃论·用药宜禁论》言："湿能滋养于胃，胃湿有余，亦当泻湿之太过也，胃之不足，惟湿物能滋养"。认识到了胃阴在脾胃功能中的作用，但未对胃阴进行深入的探讨和研究，以致治疗上详于治脾，略于降胃，详于温补，略于清滋；迨叶天士提出了脾与胃当分而论之，创立了养胃阴学说；至此李东垣的升脾阳和叶天士的养胃阴，有机地结合起来，使脾胃学说形成了完整体系。

## 二、胃分阴阳，亦重胃阳

胃分阴阳，亦重胃阳。胃阳在消化食物、开合纳谷、镇逆降气等方面起重要作用。对于胃阳受损，《临证指南医案》言："食谷不化，胃火衰也。""阳腑之阳非通不阖，胃中阳伤，法当温阳。""用刚远柔，通补胃阳。""胃阳受伤，腑病以通为补，与守中必致壅逆……非半夏之辛、茯苓之淡，非通剂也。"故其在温补药中，常配用陈皮、半夏、茯苓、厚朴、麻仁等，务使补中有通，补而不滞。此外，考虑到"阳土不耐辛热"，叶氏又主张在刚药之中，"少济以柔药"，如粳米、木瓜之类，以防其劫阴。对于脾胃两虚，相兼为病者，叶氏则强调兼顾，既益中气，又养胃阴，临床常用黄芪建中汤去生姜，或麦门冬汤去半夏治之，意在防其过温、防其过燥。华岫云言："此种议论，实超出千古。"徐大椿亦称其"发明亦切当"。《临证指南医案·脾胃》："胃阳受伤，腑病以通为补，与守中必致壅逆。人参、粳米、益智仁、茯苓、广皮、炒荷叶。""某。食谷不化，胃无火也。生白芍、厚朴、新会皮、益智仁、茯苓、砂仁。""高（六八），脉臾带小弦。知饥不欲食，晨起吐痰，是胃阳不足。宜用《外台》茯苓饮。"清末医家林佩琴《类证治裁》精辟地总结了叶氏从脾胃论治的经验，阐明了叶氏脾胃分治、胃再分阴阳的具体论治法则："治胃阴虚，不饥不纳，用清补，如麦冬、沙参、玉竹、杏仁、白芍、石斛、茯神、粳米、麻仁、扁豆子；治胃阳虚，食谷不化，用通补，如人参、益智、陈皮、厚朴、乌药、茯苓、生术、半夏、生姜；治脾阴虚，胸嘈便难，用甘润，如甘草、大麦仁、白芍、当归、杏仁、麻仁、红枣、白蜜；治脾阳虚，吞酸暖腐，用香燥，如砂仁、丁香、炒术、神曲、麦芽、干姜，如四君、六君、异功，凡守补皆脾药……"。

### 三、久病胃痛，瘀积胃络

"久病入络"是叶氏发挥内伤杂病的另一个创建，在《临证指南医案》中，叶氏对于一些慢性疾患，往往从"久病入络"去辨证，他认为邪气久羁，必然伤及脉络，如虚劳"初病在气，久则入血"。积聚证"初为气结在经，久则血伤入络"。胃脘痛"初病气伤，久泄不止，营络亦伤"。叶氏的这一认识，与《难经》及张仲景的影响分不开，《难经·二十二难》曾指出："气留而不行者，为气先病也；血壅而不濡者，为血后病也，故先为是动，后为所生"。张仲景在《金匮要略》中载有旋覆花汤治肝着，鳖甲煎丸治疟母。叶氏受其启发，通过临床实践深化了上述认识，形成了"久病入络"的观点。对于久病入络的脾胃病，可选用活血通络之品，治以辛通瘀滞，予川楝子、元胡、桂枝木、五灵脂、蒲黄、香附等。

《临证指南医案·胃脘痛》"席，经几年宿病，病必在络，痛非虚症，因久延体质气馁，遇食物不适，或情怀郁勃。痰因气滞，气阻血瘀，诸脉逆乱。频吐污浊而大便反秘。医见呕吐肢冷，认为虚脱，以理中加附子温里护阳。夫阳气皆属无形。况乎病发有因，决非阳微欲脱。忆当年病来，宛是肝病，凡疏通气血皆效。其病之未得全好，由乎性情食物居多。夏季专以太阴阳明通剂。今痛处在脘，久则瘀浊复聚，宜淡味薄味清养。初三竹沥泛丸仍用。早上另立通瘀方法。苏木、人参、郁金、桃仁、归尾、柏子仁、琥珀、茺蔚子，红枣肉丸，早服二钱。""秦，久有胃痛，更加劳力，致络中血瘀，经气逆，其患总在络脉中痹窒耳。医药或攻里或攻表，置病不理，宜乎无效，形瘦清减，用缓逐其瘀一法。蜣螂虫（炙）一两、䗪虫（炙）一两、五灵脂（炒）一两、桃仁二两、川桂枝尖（生）五钱、蜀漆（炒黑）三钱，用老韭根白捣汁泛丸，每服二钱，滚水下。""潘氏，脉弦涩。经事不至，寒热，胃痛拒格，呕恶不纳，此因久病胃痛，瘀血积于胃络。议辛通瘀滞法。川楝子、元胡、桂枝木、五灵脂、蒲黄、香附。"

**【医案举例一】**

杨某，女，63 岁。初诊日期：2018 年 10 月 22 日。

主诉：便血色红黏稠，大便不畅反复发作 1 年，加重 1 周。

病史：1 年前生气后出现便血，色红黏稠，大便不畅。就诊于当地医院，查胃镜提示：慢性萎缩性胃炎；结肠镜提示：慢性结肠炎。予地衣芽孢杆菌、黄连素（盐酸小檗碱片）口服，大便恢复正常。此后时有反复，口服黄连素、地衣芽孢杆菌时好时坏。1周前饮食不节后再现便中带血，色鲜红，排便不畅，1～2日一行，伴上腹堵胀不舒，知饥但不欲食，反酸，略烧心，眼、咽、唇干，干咳无痰，潮热烦渴，手心热，指尖发凉，入睡困难。舌红，边有齿痕，舌前、中部少苔，后部苔浊腻，舌下络脉略青，脉弦。

中医诊断：久痢（肠道湿热）。

西医诊断：①慢性胃炎；②慢性结肠炎。

治法：甘养胃阴，凉血止血，运脾除湿。

方宗：益胃汤合地榆散。

处方：沙参15g，海螵蛸25g，生白术30g，当归15g，麻仁20g，枳实20g，白芍20g，山萸肉5g，五味子5g，茯神20g，炙鸡内金15g，柏子仁20g，麦冬15g，陈皮20g，夜交藤15g，炙甘草10g，枸杞子10g，石斛15g，土茯苓30g，地榆15g，儿茶5g。14剂，水煎服。

二诊：2018年11月9日。便血缓解，2日一行，便质时干时稀，上腹堵胀感减轻，食量有所改善，仍干咳，眼、唇、咽干减轻。舌红，边有齿痕，舌前、中部少苔，后部苔浊腻，舌下络脉略青，脉弦。原方加玉竹10g，生地黄20g，乌药10g，茯神增量为30g。

【按语】　该患者以便血色红黏稠，大便不畅反复发作1年，加重1周为主症，中医诊断"久痢"。1周前饮食不节后出现便中带血，色鲜红，排便不畅，1～2日一行，上腹堵胀不舒，知饥但不欲食，反酸，略烧心，眼、咽、唇干，干咳无痰，潮热烦渴，手心热，指尖发凉，入睡困难。舌红，边有齿痕，舌前、中部少苔，后部苔浊腻，舌下络脉略青，脉弦。中医辨证"肠道湿热"。患者便血，排便不畅，腹胀不舒，知饥但不欲食，眼、咽、唇干，干咳无痰，潮热烦渴，手心热等症状和体征皆一派阴虚伤津之象，然舌体边有齿痕，舌苔后部浊腻，且大便质黏腻，阴虚伤津之中又兼湿浊。何以化之？运脾也。故以益胃汤合地榆散为主方，加大茯神、白术用量，增其运脾除湿浊之效。另外，现代药理研究发现，海螵蛸、地榆、儿茶具有很好的抗炎、修复创面的作用，为治疗各类血证的常用组合。

叶天士云："脾宜升则健，胃宜降则和。盖太阴湿土，得阳始运，阳明阳土，得阴自安，以脾喜刚燥，胃喜柔润。"凡胃阴虚所致胃脘痛、痞满、纳差、口干唇燥、烦渴不寐、大便不爽，皆胃中津液不足之故，当以降胃之法，以甘平或甘凉濡润使津液得充，通降得行，不可妄投苦寒下夺之品，亦非辛开苦降之方，更不可轻动香燥，用之则损伤胃气和胃阴。

**【医案举例二】**

包某，女，34岁。初诊日期：2018年10月9日。

主诉：左上腹冷痛6个月。

病史：6个月前饮冷受寒，出现左上腹隐痛，得温则缓，未在意，后逐渐出现进食快或食凉即痛，影响工作、生活。多方诊治，2个月前查胃镜示慢性非萎缩性胃炎伴胆汁反流，肠镜示慢性结肠炎。服用多种胃动力药及抗炎药物（具体用药不详），症状无缓解且进行性加重。刻下：食欲可，但不可多食，饮食均需偏热，进食快或食凉左上腹即痛，喜温喜按，口略苦，大便不成形，一日一行，小便可，睡眠可，疲乏无力，背恶寒，手足不温，不易出汗，月经量少，经期便溏。舌淡胖大，苔薄白，舌下络脉正常，脉细。

中医诊断：胃痛（脾胃虚寒）。

西医诊断：①慢性胃炎；②慢性结肠炎。

治法：温中健脾，和胃止痛。

方宗：黄芪建中汤合四君子汤。

处方：炙黄芪15g，桂枝10g，炒白芍20g，党参15g，沙参15g，茯神25g，白术10g，元胡15g，鸡内金20g，海螵蛸20g，炙甘草10g，陈皮15g，益母草20g，姜半夏10g，川芎15g，煅瓦楞子25g（先煎），红花15g，艾叶10g，紫苏梗15g（后下），连翘15g，生姜5g，大枣5g。7剂，水煎服。

二诊：2018年10月16日。胃痛发作时间较前变短，偶有嘈杂感，纳可，大便不成形，日一次。月经先期6天，经前烦躁，月经量少。舌尖溃疡，舌淡胖大，苔薄白，舌下络脉正常，脉细。上方加炮姜5g，防风15g，五味子5g，桂枝改为肉桂10g，炙甘草改为生甘草10g，艾叶改为小茴香10g。14剂，水煎服。

三诊：2018年11月9日。胃隐痛好转，晨起口苦改善，纳可，无嘈杂感，大便成形，日一次，手足不温。舌尖溃疡缓解，舌淡胖大，苔薄白，舌下络脉正常，脉细。原方加炒扁豆10g，炒山药15g，儿茶5g，生甘草改为炙甘草10g。14剂，水煎服。

**【按语】**　患者以左上腹冷痛6个月为主症，中医诊断"胃痛"。食欲可，但不可多食，饮食均需偏热，进食快或食凉左上腹即痛，喜温喜按，口略苦，大便不成形，一日一行，小便可，睡眠可，疲乏无力，背恶寒，手足不温，不易出汗，月经量少，经期便溏。舌淡胖大，苔薄白，舌下络脉正常，脉细。中医辨证"脾胃虚寒"。患者初时因饮冷受寒而发病，时左上腹冷痛，喜暖喜按，喜饮热食，背恶寒，手足不温，中焦虚寒无疑。以黄芪建中汤为主方，以达温中健脾、和胃止痛之效。二诊复诊，患者诉胃痛有所缓解，故辨证正确，故加炮姜继续暖肾益胃，防风止痛祛寒，然患者出现舌尖溃疡、月经先期、经前烦躁、胃中嘈杂感等热象，此乃叶天士所言"阳土不耐辛热"，虑温补之力略大，故将桂枝改为肉桂，炙甘草改为生甘草，艾叶改为小茴香引火归原，并加五味子酸甘化阴，防其过温过燥。三诊来诊，患者诉诸证轻，胃痛缓解明显，燥火已消，故复将生甘草改为炙甘草缓急止痛、健脾益胃，并加炒扁豆、炒山药清补脾胃，儿茶协五味子敛津。读此医案，再思叶氏主张在刚药之中，"少济以柔药"，以防其劫阴之巧妙。

叶天士根据温热之邪易伤胃阴特点，临证用药重养胃阴，但另一方面，叶氏论治杂证，常从通补胃阳着手，认为"世人胃阳衰者居多"。在治疗这类胃阳亏虚疾病时，从温胃散寒、温胃健脾、益胃泄木、益胃生金、益胃暖肾、益胃补血及温胃通络临证辨治，重视胃之阴阳平衡，两不偏废，独具特色。

**【医案举例三】**

侯某，女，65 岁。初诊日期：2018 年 11 月 1 日。

主诉：右胁肋连及剑突下疼痛 8 个月，加重 2 周。

病史：8 个月前生气后常感右侧胁肋连及剑突下疼痛不适，日间隐痛，夜间胀痛明显，影响睡眠，饮食不振，口苦明显，略口干。休息后好转，未予诊治。2 周前生气后感上述不适加重，伴嗳气频作，体倦乏力，遂来诊。刻下：右胁肋连及剑突下持续疼痛，日间隐痛，饭后略减轻，夜间胀痛尤重，影响睡眠，食欲欠佳，口苦明显，略口干，嗳气，乏力，大便日一次，干燥。舌略紫，边有齿痕，苔薄白，舌下络脉粗胀，呈青紫，脉弦涩。平素性情忧虑多思易急躁。于 2000 年体检发现肝硬化结节，经长期监测及治疗（长期服用恩替卡韦），肝功正常。2018 年 10 月外院体检示肝硬化结节较前略增大（未见报告单）；肝功正常；胃镜提示糜烂性胃炎伴胆汁反流。

中医诊断：胁痛（气血瘀滞）。

西医诊断：①肝硬化；②慢性胃炎。

治法：疏肝柔肝，滋水涵木，佐以化瘀通络。

方宗：四逆散合一贯煎。

处方：枳壳 15g，炒白芍 20g，柴胡 10g，郁金 20g，木香 5g，丹参 15g，枸杞子 10g，当归 15g，沙参 10g，炙鸡内金 15g，海螵蛸 20g，炙甘草 10g，炒枣仁 15g，五味子 5g，生麦芽 15g，炒麦芽 15g，生地黄 15g，泽泻 10g，桑寄生 10g，夜交藤 15g。10 剂，水煎服。

二诊：2018 年 11 月 11 日。右侧胁肋连及剑突下疼痛明显好转，寐欠佳。舌略紫，边有齿痕，苔薄白，舌下络脉粗胀，呈青紫，脉弦涩。上方加珍珠母 30g（先煎），10 剂，水煎服。

**【按语】** 患者以右胁肋连及剑突下疼痛 8 个月，加重 2 周为主症，中医诊断"胁痛"。右胁肋连及剑突下持续疼痛，日间隐痛，饭后略减轻，夜间胀痛尤重，影响睡眠，食欲欠佳，口苦明显，略口干，嗳气，乏力，大便日一次，干燥。舌略紫，边有齿痕，苔薄白，舌下络脉粗胀，呈青紫，脉弦涩。中医辨证"气血瘀滞"。气行不畅是瘀血形成的主要原因之一。该患初病在气，由肝郁气滞，气机不畅而致痛，气为血帅，气行则血行，故气滞日久，血行不畅，其病变由气滞转为气滞血瘀并见，表现为痛有定处，入夜痛甚，舌质紫，舌下络脉粗胀、青紫，脉弦涩；气滞日久，易于化火伤阴，故而大便干燥、口干口苦；肝郁乘脾，脾失健运，故食欲不振，舌边有齿痕；脾胃损伤，气血化生无源，故嗳气、乏力。综上，方选四逆散合一贯煎化裁，以达疏肝柔肝、滋水涵木、化瘀通络之效。枳壳、柴胡、木香、当归疏肝理气，解郁止痛；白芍、甘草养血柔肝，缓急止痛；郁金、丹参活血行气通络；木香与郁金为颠倒木金散之意，以增行气解郁之功；枳壳与郁金为对药，助疏肝解郁之效。沙参、生地黄、泽泻、五味子、桑寄生滋补肝肾，柔肝养阴，同时还可防当归、郁金、木香等芳香流动之品行气太过而耗伤肝胃之阴；海螵蛸咸温入肝肾，通血益精，还可修复糜烂创面；炙鸡内金、生麦芽、炒麦芽改善食欲，炒枣仁、夜交藤改善睡眠，随症治之。叶桂有云："香气如云烟""诸香皆泄气"，对于气机郁结所致血瘀凝结的疼痛，要注重理气药与活血药并用，并配以滋水柔血之药防香燥耗阴，疏通胃络，止痛缓急，获效显著。

## 第五节 《湿热论》之脾胃湿热论

《湿热论》，又名《湿热条辨》，由清代著名温病学家薛雪所撰。该书仿成无己《注解伤寒论》体例，分条列论，简明易诵，各条之下有薛氏自注，对条文所涉内容详加辨析，故后人有以《湿热条辨》为此书命名。《湿热论》在湿热病方面对温病理论有创新性补充，温病的三焦辨证方法，始见于此书。《湿热论》言："湿热病属阳明太阴经者居多，中气实则病在阳明，中气虚则病在太阴"，"阳明为水谷之海，太阴为湿土之脏，故多由阳明、太阴受病"。由此可见，此处薛氏所言阳明当为胃，太阴当为脾。因此，在临床实践中，我们参考《湿热论》太阴阳明湿热理论，对脾胃病进行辨证论治。

### 一、湿热之邪最易伤脾胃

湿热之邪最易伤脾胃，章虚谷言："胃为戊土属阳，脾是己土属阴，湿土之气，同类相召，故湿热之邪，始虽外受，终归脾胃也"。同时，脾胃平素已虚更容易犯脾胃湿热病。《湿热论》开篇第一条自按言："湿热病属阳明太阴经者居多，中气实则病在阳明，中气虚则病在太阴"，"阳明为水谷之海，太阴为湿土之脏，故多由阳明、太阴受病"，"湿热之证，阳明必兼太阴者，人徒知脏腑相连，湿土同气，而不知当与温病之必兼少阴比例"，"太阴内伤，湿饮停聚，客邪再至，内外相引，故病湿热。此皆先有内伤，再感客邪，非由腑及脏之谓。若湿热之证不挟内伤，中气实者其病必微，或有先因于湿，再因饥劳而病者，亦属内伤挟湿，标本同病。然劳倦伤脾为不足，湿饮停聚为有余，所以内伤外感孰多孰少，孰实孰虚，又在临证时权衡矣"。由此可见，薛氏提出脾虚易湿困，湿浊又易困脾，互为因果，相互影响。且根据脾胃燥湿、运降功能，指出最易受到湿热之邪，而致脾胃功能失调。

## 二、脾胃病热化湿化

脾胃盛衰是脾胃病热化湿化的关键。《湿热论》开篇第一条自按言："湿热病属阳明太阴经者居多，中气实则病在阳明，中气虚则病在太阴……热盛阳明则汗出，湿蔽清阳则胸痞，湿邪内盛则舌白，湿热交蒸则舌黄，热则液不升而口渴，湿则饮内留而不引饮。"脾阳虚弱则易从湿化而湿重于热，表现为湿浊困阻，脾失健运，热蕴湿中，热象不显，类证候：身体重楚，脘痞不饥，口淡不渴，大便溏滞不爽，舌苔白腻，脉濡等。胃阳偏亢则易从热化而热重于湿，出现以热邪为主，夹有湿邪的一类证候：高热心烦口渴，脘闷身重、舌红苔黄腻而干，脉濡数或洪大等。若脾湿与胃热并重者，则多呈湿郁热蒸，难解难分一类证候：身热心烦口渴，脘痞腹胀，恶心呕吐，大便溏泄，色黄味臭，汗出热解，继而复热，舌苔黄腻，脉濡数等。由此可见，脾胃病感受湿热邪气发病与否，及其转化，取决于脾胃的虚实。

### 1. 湿重热轻脾胃病

《湿热论》言："湿热证，数日后脘中微闷，知饥不食，湿邪蒙绕三焦。宜藿香、薄荷叶、枇杷叶、佩兰叶、芦尖、冬瓜仁等味。（自注）此湿热已解，余邪蒙蔽清阳，胃气不舒。宜用极轻清之品，以宣上焦气机。若投味重之剂，是与病情不相涉矣。""湿热证，初起发热，汗出胸痞，口渴舌白，湿伏中焦。宜藿梗、蔻仁、杏仁、枳壳、桔梗、郁金、苍术、厚朴、草果、半夏、干菖蒲、佩兰叶、六一散等味。（自注）浊邪上干则胸闷，胃液不升则口渴，病在中焦气分，故多开中焦气分之药。""湿热证，数日后自利，溺赤，口渴，湿流下焦，宜滑石、猪苓、泽泻、萆薢、通草等味。（自注）下焦属阴，太阴所司。阴道虚故自利，化源滞则溺赤，脾不转津则口渴。总由太阴湿盛故也。湿滞下焦，故独以分利为治，然兼证口渴胸痞，须佐入桔梗、杏仁、大豆黄卷开泄中上，源清则流自洁，不可不知。"

### 2. 热重于湿脾胃病

《湿热论》言："湿热证，壮热口渴，自汗，身重，胸痞，脉洪大而长者，此太阴之湿与阳明之热相合。宜白虎加苍术汤。（自注）热、渴、自汗，阳明之热也。胸痞身重，太阴之湿兼见矣。脉洪大而长，知湿热滞于阳明之经，故用苍术白虎汤以清热散湿，然乃热多湿少之候。"

### 3. 湿热参半脾胃病

《湿热论》言："湿热证，舌根白，舌尖红，湿渐化热，余湿犹滞，宜辛泄佐清热，如蔻仁、半夏、干菖蒲、大豆黄卷、连翘、绿豆衣、六一散等味。（自注）此湿热参半之证，而燥湿之中，即佐清热者，亦所以存阳明之液也"。

### 三、夏季脾胃病湿困寒化

《湿热论》言："暑月病初起，但恶寒，面黄，口不渴，神倦，四肢懒，脉沉弱，腹痛下利，湿困太阴之阳，宜仿缩脾饮，甚则大顺散、来复丹等法。（自注）暑月为阳气外泄，阴气内耗之时，故热邪伤阴。阳明消烁，宜清宜滋；太阴告困，湿浊弥漫，宜温宜散。古法最详，医者鉴诸。"《湿热论》又言："暑月饮冷过多，寒湿内留，水谷不分，上吐下泻，肢冷脉伏者，宜大顺散。（自注）暑月过于贪凉，寒湿外袭者，有香薷饮。寒湿内侵者，有大顺散。夫吐泻肢冷脉伏，是脾胃之阳，为寒湿所蒙，不得升越，故宜温热之剂调脾胃，利气散寒。然广皮、茯苓似不可少。此即仲景治阴邪内侵之霍乱，而用理中汤之旨乎。"可见，夏季暑湿当令，阳气外泄，脾阳更虚；阴液内耗，胃阴所伤。同时，夏季贪凉饮冷，脾阳更伤；湿邪困脾，脾失健运。因此，夏季暑湿当令之时，脾胃病易犯或加重。

### 四、四肢肌肉病从脾胃病湿热论治

《湿热论》言："太阴之表四肢也，阳明也；阳明之表肌肉也，胸中也。故胸痞为湿热必有之症，四肢倦怠、肌肉烦疼，亦必并见。"《素问·太阴阳明论》言："四肢皆禀气于胃，而不得至经，必因于脾，乃得禀也。"说明四肢功能的正常与否，与脾的运化水谷精微功能，密切相关。《素问·阴阳应象大论》说："清阳实四肢"，若脾失健运，清阳不升，甚或痿弱不用等。因此，临床上脾胃病四肢烦疼不适、酸胀、沉重等，可参考太阴阳明湿热论治。脾胃病湿热证四肢关节肌肉疼痛不适，可参考《湿热论》。如《湿热论》言："湿热证，恶寒发热，身重关节疼痛，湿在肌肉，不为汗解。宜滑石、大豆黄卷、茯苓皮、苍术皮、藿香叶、鲜荷叶、白通草、桔梗等味。不恶寒者，去苍术皮。（自注）此条外候与上条同，惟汗出独异。更加关节疼痛，乃湿邪初犯阳明之表。而即清胃脘之热者，不欲湿邪之郁热上蒸，而欲湿邪之淡渗下走耳。此乃阳湿伤表之候。"

【医案举例一】

侯某，男，50岁。初诊日期：2018年11月1日。

主诉：脘腹胀满1个月。

病史：1个月前无明显诱因出现脘腹胀满，饮水则嗳气频作，无疼痛，无反酸、烧心，无口苦咽干，食欲尚可，大便日一次，排便不畅，便不成形、质黏，饱食则便溏，无便中带血，麻可，咽喉异物感，工作压力大则不适感愈重，性情略急躁。遂来诊。舌红，胖大，苔滑而腻，边有齿痕，舌下络脉正常，脉弦滑。既往慢性萎缩性胃炎病史 5 年。

　　中医诊断：痞满（痰湿中阻）。

　　西医诊断：慢性胃炎。

　　治法：运脾燥湿，理气化痰。

　　方宗：平胃散合半夏厚朴汤合藿朴夏苓汤。

　　处方：炒苍术 15g，白术 10g，木香 5g，砂仁 5g（后下），广藿香 5g，厚朴 15g，姜半夏 10g，茯苓 15g，青皮 15g，陈皮 15g，郁金 20g，生地黄 15g，泽泻 10g，桑寄生 10g，紫苏梗 15g（后下），炙鸡内金 15g，海螵蛸 20g，连翘 15g。7 剂，水煎服。

　　二诊：2018 年 11 月 9 日。脘腹胀满稍减轻，大便一日一行，成形，仍觉咽部堵胀不适，无口干、口苦，食欲可，寐可。舌红，胖大，边有齿痕，舌苔中、后部浊腻，舌下络脉正常，脉弦滑。上方加土茯苓 30g，香橼 10g，佛手 15g，佩兰 5g。14 剂，水煎服。

　　三诊：2018 年 11 月 22 日。脘腹胀满较前减轻，每于心烦时感咽部堵胀明显，大便每日一行，成形，无口干、口苦，食欲可，寐可。舌红，胖大，边略有齿痕，舌苔中部浊腻，舌下络脉正常，脉弦滑。上方加竹茹 15g，枳实 10g，蒲公英 25g，土茯苓加量至 50g。14 剂，水煎服。

　　四诊：2018 年 12 月 4 日。脘腹胀满及咽部不适基本改善，生气时症状明显，大便每日一行，成形，无口干、口苦，食欲可，寐可。舌红，胖大，舌苔中部浊腻，舌下络脉正常，脉弦。上方加香附 15g，乌药 10g，生麦芽 15g，炒麦芽 15g。14 剂，水煎服。

　　【按语】　该患者以脘腹胀满 1 个月为主症，中医诊断"痞满"。脘腹胀满，饮水则嗳气频作，无疼痛，无反酸、烧心，无口苦咽干，食欲尚可，大便日一次，排便不畅，便不成形、质黏，饱食则便溏，无便中带血，寐可，咽喉异物感，工作压力大则不适感愈重，性情略急躁。舌红，胖大，苔滑而腻，边有齿痕，舌下络脉正常，脉弦滑。中医治法"运脾燥湿，理气化痰"。该患脘腹胀满，但无口苦、口干，无反酸、烧心，无胃痛、腹痛，无里急后重，故既非肝旺恶脾之痛泻要方，亦非辛开苦降之泻心汤。从其大便不成形，咽部堵胀，以及舌中后部见苔浊腻，说明其内湿为重，聚存于中、下焦，兼气郁生痰，胆胃不和，故以平胃散运脾燥湿，半夏厚朴汤行气化痰，佐以藿朴夏苓汤芳香除湿，同时考虑到内湿当利小便，故加用渗利之品。方中土茯苓一味用至 50g，以其甘淡性平，入肝、胃两经，解毒泄浊，除湿通络，为治湿诸药所不及，重用土茯苓可获事半功倍之效果。

　　治湿法为临床一大治法，湿邪的产生，既可由外而来，如夏季暑湿当令，易湿邪困脾，脾胃病易犯或加重，也可由内而生，薛雪有言："太阴内伤，湿饮停聚……然劳倦伤脾为不足，湿饮停聚为有余……"湿为阴邪，性质凝重，易阻遏阳气、阻滞气机，困阻脾胃，且易与他邪兼夹。治湿方法有多样，《素问·至真要大论》指出："湿淫于内，治以苦热，佐以酸淡，以苦燥之，以淡泄之"。《伤寒杂病论》进一步提出，湿在上焦宜发表宣散，湿阻中焦宜健脾化湿，湿停下焦宜温肾通阳，湿浊内盛宜芳香化湿，湿性凝滞宜理气化湿，湿性寒凉宜温阳化湿。《金匮要略》指出外湿微汗法，内湿利小便。朱丹溪《丹溪心法》有云："外湿宜表散，内湿宜淡渗，若燥湿，以羌活胜湿汤、平胃散之类……"李东垣则有著名的升阳除湿之法。暑月阳气外泄，阴液内耗，若兼太阴告困，则当养阴除湿。故而临床要辨证施治，"内伤外感，孰多孰少，孰实孰虚，又在临证时权衡矣"（《湿热论》）。

**【医案举例二】**

于某，女，32岁。初诊日期：2018年11月9日。

主诉：口出臭味、口黏腻6个月。

病史：6个月前无明显诱因出现口出臭味、口黏腻，晨起尤重，甚则反胃，伴牙龈出血，食欲可，食刺激食物则烧心，无脘腹胀满，略嗳气，耐寒热，大便2～3日一行，质略干，入睡困难，眠浅易醒，双手易出汗，下肢困倦，性情急躁。曾于外院就诊服用汤药，未见缓解，遂来诊。舌红，胖大，边有齿痕，苔白厚腻，舌下络脉正常，脉弦滑。既往慢性萎缩性胃炎病史2年。

中医诊断：口臭（湿热蕴脾）。

西医诊断：慢性胃炎。

治法：除湿运脾，化痰和胃。

方宗：藿朴夏苓汤合温胆汤。

处方：竹茹15g，枳实15g，炒杏仁15g，草决明25g，紫苏梗15g（后下），连翘15g，广藿香5g，厚朴15g，蒲公英25g，海螵蛸20g，郁金15g，益母草15g，姜半夏10g，珍珠母30g（先煎），川牛膝10g，生甘草5g。7剂，水煎服。

二诊：2018年11月16日。口黏较前明显减轻，仍有晨起口气重，偶有牙龈出血，未发反胃，无口苦、反酸，无脘腹胀满，大便干燥，2～3日一行，寐可。舌红，胖大，苔白腻，舌下络脉正常，脉弦滑。原方加焦栀子10g，炒白芍20g，黄芩15g，薄荷15g，土茯苓30g，草决明增量为35g。14剂，水煎服。

**【按语】** 患者以口出臭味、口黏腻6个月为主症，中医诊断"口臭"。6个月前无明显诱因出现口出臭味、口黏腻，晨起尤重，甚则反胃，伴牙龈出血，食欲可，食刺激食物则烧心，无脘腹胀满，略嗳气，耐寒热，大便2～3日一行，质略干，入睡困难，眠浅易醒，双手易出汗，下肢困倦，性情急躁。舌红，胖大，边有齿痕，苔白厚腻，舌下络脉正常，脉弦滑。中医辨证"湿热蕴脾"。分消走泄法出自叶天士，后经薛雪、吴鞠通、王孟英的发挥，形成湿热病一大治法，将湿热之邪分解消散，使湿去热孤。叶天士在《温热论》中提到"再论气病有不传血分而邪留三焦亦如伤寒中少阳病也。彼则和解表里之半，此则分消上下之势，随证变法,如近时杏、朴、苓等类,或如温胆汤之走泄。"薛生白遥承仲景,提出"湿邪蒙绕三焦……宜用极轻清之品,以宣上焦气","病在中焦气分,故多开中焦气分之药","湿滞下焦,故独以分利为治"。该患以口出臭味、口黏腻为主诉来诊,伴牙龈出血、反胃,提示其既有湿邪内盛,还有胃肠实热。该患者外院用方,以参苓白术散为主方,佐以行气之药,旨在理气化湿,未思及湿渐化热,当"佐清热者,亦所以存阳明之液"(《湿热论》)。初诊时,诊其脉证,认为湿重于热,方选藿朴夏苓汤合温胆汤,重在除湿兼以清热,以达宣通气机、燥湿清热之效。藿朴夏苓汤集芳香化湿、苦温燥湿、淡渗利湿三法为一方,适宜邪在气分而湿偏重者,外宣内化,通利小便,可谓治湿之良方。加温胆汤、凉膈散,既利湿,又清中焦热,能开上、畅中、渗下,宣化表里之湿邪,分消走泄。二诊来诊口黏腻较前明显好转,且舌边齿痕缓解,提示健脾化湿有效。然仍有口出臭味,且牙龈出血、大便干燥,提示胃肠实火仍盛,故继续加强中、下焦清热利湿作用。以黄芩、薄荷、草决明(较大黄泄热作用更平和)合为凉膈散清上泄下;焦栀子泻火除烦、清热利湿;炒白芍配伍枳实、厚朴、甘草,共凑为小承气汤,以清热通便存阴。该患如若舌苔黄腻,当以清胃散消热泻火;如若有口渴欲饮、烦热甚者,则以白虎汤清热生津。

## 【医案举例三】

宋某,女,43岁。初诊日期:2018年11月6日。

主诉:双手小关节反复肿胀、疼痛10年,加重2周。

病史:10年前无明显诱因出现双手掌指关节及近端指间关节反复肿胀,伴疼痛,于外院就诊,经系统检查明确诊断为"类风湿关节炎",病初服用慢作用抗风湿药,后因副作用停药,改以中药调理至今。2周前感上述不适再发并加重,外院查抗核抗体滴度1:320,抗核抗体TgG(+),血常规示血红蛋白114g/L。遂来诊。刻下:双手掌指关节肿胀、疼痛,皮温略高,屈伸尚可,后背时疼痛,余饮食、睡眠尚可,便溏,小便可,月经周期正常,量可,色红,有血块,性情急躁。舌淡黯,苔浊腻,舌下络脉略紫,脉滑数。

中医诊断:痹症(血痹)。

西医诊断:类风湿关节炎。

治法:祛风除湿,益气温经,和血通痹。

方宗:黄芪桂枝五物汤。

处方:黄芪50g,桂枝10g,炒白芍10g,炙甘草10g,羌活20g,独活20g,川芎15g,青风藤15g,海风藤15g,土茯苓30g,桑枝15g,菟丝子15g,仙茅10g,炒枣仁10g,生龙骨30g(先煎),生牡蛎30g(先煎),薏苡仁30g,郁金15g,连翘15g,桑寄生10g,生姜10g,大枣5g。10剂,水煎服。

二诊：2018 年 11 月 16 日。服药后关节疼痛、肿胀大减，上方续服 10 剂，诸症消。

**【按语】** 患者以双手小关节反复肿胀、疼痛 10 年，加重 2 周为主症，中医诊断"痹症"。双手掌指关节肿胀、疼痛，皮温略高，屈伸尚可，后背时疼痛，余饮食、睡眠尚可，便溏，小便可，月经周期正常，量可，色红，有血块，性情急躁。查：舌淡黯，苔浊腻，舌下络脉略紫，脉滑数。中医辨证"血痹"。痹证为临床常见疑难病症，风、寒、湿、热、痰、瘀等邪气滞留肢体筋脉、关节、肌肉，经络闭阻，不通则痛，是痹证的基本病机。其发病首推湿邪，患者素有脾胃不足，内湿由生，加之外邪侵袭机体，如气候潮湿、涉水淋雨、居住潮湿等，内外夹杂，最易湿邪停留于肢体关节肌肉，症见肌肉关节酸楚、肿胀，若停留于脏腑则易困脾犯胃，首先导致脾阳受损，久之出现化热中阻之象，敛液为痰，痰湿凝滞，进而瘀血内停，浊毒内生，更损伤脏腑正气。该患罹患类风湿关节炎 10 年之久，察其舌脉，虑瘀滞已生，正气已损，故先以黄芪 50g 扶正固本、补虚止痛。主方以黄芪桂枝五物汤既可祛风除湿，又可通阳散寒，对于风湿寒痹以及久痹正虚均具有良效。方中青风藤、海风藤皆属藤蔓，可通经入络，善治诸类关节疼痛；羌活、独活祛风除湿、散寒止痛，涤除上下一身湿邪；龙骨、牡蛎既安神，又壮骨，补肝肾之虚；郁金养阴行郁，兼疏达肝气，又不似焦栀子、薄荷之寒凉，适合久痹之虚实错杂；内湿在于利小便，故加桑寄生补肝肾，助筋骨。虑患者关节疼痛隐隐非剧，且非初发故先未加，若疼痛剧烈，尚可加细辛走十二经止痛，以及一些虫类药以搜剔经络瘀血。脾主肌肉，脾虚则生内湿，易于留滞关节，久则损伤脾胃之气，且临床常用风湿药物易损脾胃，故痹证治疗一定要注意顾护脾胃。

## 第六节 《温病条辨》对脾胃论的贡献

《温病条辨》，清代吴瑭（鞠通）著，为温病通论著作，为明清医学中温热学派的名著之一。该书在清代众多温病学家成就的基础上，进一步建立了完全独立于伤寒的温病学说体系，创立了三焦辨证纲领，为温病创新理论之一。吴鞠通在治疗温病中继承和发挥了张仲景治外感病重视顾护脾胃的学术思想，并创立了脾胃病一系列治疗大法，这对于我们今天脾胃病的治疗具有指导意义。

### 一、《温病条辨》脾胃之气顾护

脾胃为后天之本，气血生化之源。吴鞠通在治疗温病中继承和发挥了张仲景治外感病重视顾护脾胃的学术思想，非常重视后天脾胃，在治疗疾病过程中，时时刻刻注意顾护后天脾胃之本，重视保护胃气。

### （一）治上焦病，顾护中焦脾胃之气

《温病条辨·上焦》中辛凉平剂银翘散方方论云："病初起，且去入里之黄芩，勿犯中焦；加银花辛凉、芥穗芳香，散热解毒，牛蒡子辛平润肺，解热散结，除风利咽，皆手太阴药也……此方之妙，预护其虚，纯然清肃上焦，不犯中、下，无开门揖盗之弊，有轻以去实之能，用之得法，自然奏效，此叶氏立法所以迥出诸家也。"《温病条辨·上焦》中辛凉平剂银翘散方方论云："温毒咽痛喉肿，耳前耳后肿，颊肿面正赤，或喉不痛，但外肿，甚则耳聋，俗名大头温，虾蟆温者，普济消毒散去柴胡，升麻主之。初起一二日，再去芩、连，三四日加之佳。注云：治法总不能出李东垣普济消毒饮之外。其方之妙，妙在以凉膈散为主。而加化清气之马勃、僵蚕、银花，得轻可去实之妙。再加元参、牛蒡、板蓝根，败毒而利肺气，补肾水以上济邪火。去柴胡、升麻者，以升腾飞越，太过之病，不当再用升也。说者谓其引经，亦甚愚矣。凡药不能直至本经者，方用引经药作引，此方皆系轻药，总走上焦，开天气，肃肺气，岂须用升柴直升经气耶？去黄芩、黄连者，芩、连里药也。病初起，未至中焦，不得先用里药，故犯中焦也。"可见吴氏在温病初起用药辛凉、辛平、芳香散热解毒之品，以"预护其虚……不犯中、下"。且温病初起"去入里之黄芩，勿犯中焦"，时刻注意对脾胃之气的顾护。

### （二）温病后期，顾护胃阴，勿用温燥

《温病条辨·中焦》言："盖十二经皆禀气于胃，胃阴复而气降得食，则十二经之阴皆可复矣。"吴鞠通《增订医医病书》有言："胃为足阳明，主诸阳之会，《经》谓：阳明如市，体本阳也；其用主纳、主下降，则阴也。补阳者，补其体也，如人参、茯苓、半夏、薏苡仁之类；补阴者，补其用也，如生地、玉竹、梨汁、藕汁之类。"温病后期，多为津亏之体，宜用甘凉而润之品，以助"胃阴复而气降得食，则十二经之阴皆可复矣。"

### （三）中病即止，顾护脾胃之气

《温病条辨》中新加香薷饮方服法言："新加香薷饮方（辛温复辛凉法），香薷（二钱），银花（三钱），鲜扁豆花（三钱），浓朴（二钱），连翘（二钱）。水五杯，煮取二杯。先服一杯，得汗止后服；不汗再服；服尽不汗，再作服。"此遥承仲景治病大法，中病即止，勿伤脾胃。

### （四）甘味药顾护脾胃之气，法同仲景

吴氏治疗温病，用甘草、粳米、大枣、冰糖、胶饴等甘味药顾护脾胃之气，法同仲景。《温病条辨》言："太阴温病，脉浮大而芤，汗大出，微喘，甚至鼻孔扇者，白虎加人参汤主之。脉若散大者急用之，倍人参。"白虎加人参汤，这是吴鞠通继承《伤寒论》中的治法，方中石膏、知母清气分之热，人参大补元气（固正阳），佐以甘草、粳米和中，以防石膏、知母寒凉害胃。而在辛凉重剂白虎汤中也是以

甘草、粳米顾护脾胃之气的。《温病条辨》中承仲景之法用小建中汤，其中仍用胶饴顾护脾胃之气。

### （五）服药方法不同，顾护脾胃之气

"时时频饮""温服"，避免患者暴饮寒凉之药凉遏其脾胃之阳。如《温病条辨》言："太阴温病，口渴甚者，雪梨浆沃之，吐白沫黏带不快者，五汁饮沃之。注：此皆甘寒救液法也。雪梨浆方，甘冷法，以甜水梨大者一枚，薄切，新汲凉水内浸半日，时时频饮。五汁饮方，甘寒法，梨汁、荸荠汁、鲜苇根汁、麦冬汁、藕汁或用蔗汁。临时斟酌多少，和匀凉服，不甚喜凉者，重汤炖温服。"

### （六）避免食复，顾护脾胃之气

《温病条辨》有云："阳明温病，下后热退，不可即食，食者必复；周十二时后，缓缓与食，先取清者，勿令饱，饱则必复，复必重也。此下后暴食之禁也。下后虽然热退，余焰尚存，盖无形质之邪，每借有形质者以为依附，必须坚壁清野，勿令即食。一日后，稍可食清而又清之物，若稍重浊，犹必复也。勿者，禁止之词也，必者，断然之词也。"

## 二、《温病条辨》脾胃病治法

吴鞠通在治疗温病过程中创立了脾胃病一系列治疗大法，如益胃生津法、增液行舟润下法、急下救危法、温运脾胃除湿法等，这对于我们今天脾胃病的治疗，具有指导意义。

### （一）益胃生津法

脾胃之病，胃阴受损，可用益胃生津法。《温病条辨·中焦》言："阳明温病，下后汗出，当复其阴，益胃汤主之。注云：温热本伤阴之病，下后邪解汗出，汗亦津液之化，阴液受伤，不待言矣，故云当复其阴。此阴指胃阴而言，盖十二经皆禀气于胃，胃阴复而气降得食，则十二经之阴皆可复矣。欲复其阴，非甘凉不可。汤名益胃者，胃体阳用阴，取益胃用之义也。下后急议复阴者，恐将来液亏燥起，而成干咳身热之怯证也。益胃汤方，甘凉法，沙参三钱，麦冬五钱，冰糖一钱，细生地五钱，玉竹一钱，五分炒香。水五杯，煮取二杯，分两次服，渣再煮一杯服。"只有胃的阴液充足，胃的降浊功能才能恢复正常；胃气得降，人自然思食；人的饮食恢复正常，则气血津液化生有源，人的四肢百骸、皮肉筋骨才有所养，这也有利于温病的治愈和患者的康复。

### （二）增液行舟润下法

脾胃病，素体阴虚，肠燥津亏，无水舟停之证，非生津增液则肠中燥结壅阻不下。故吴氏明确提出："热不退，或退不尽，口燥咽干，舌苔干黑，或金黄色，脉沉而有力者，护胃承气汤微和之；脉沉而弱者，增液汤主之，"就是用生津多液之品以润滑涩滞之燥屎得以下泄。《温病条辨》云："阳明温病，无上焦证，数

日不大便,当下之,若其人阴素虚,不可行承气者,增液汤主之。服增液汤已,周十二时观之,若大便不下者,合调胃承气汤微和之。注云:此方所以代吴又可承气养荣汤法也。妙在寓泻于补,以补药之体,作泻药之用,既可攻实,又可防虚。余治体虚之温病,与前医误伤津液,不大便,半虚半实之证,专以此法救之,无不应手而效。增液汤方,咸寒苦甘法,元参一两,麦冬八钱,连心细生地八钱,水八杯,煮取三杯,口干则与饮令尽,不便,再作服。方论:温病之不大便,不出热结、液干二者之外。其偏于阳邪炽甚热结之实证,则从承气法矣。其偏于阴亏液涸之半虚半实证,则不可混施承气,故以此法代之。独取元参为君者,元参味苦咸微寒,壮水制火,通二便,启肾水上潮于天,其能治液干,固不待言,《本经》称其'主治腹中寒热积聚',其并能解热结可知。麦冬主治心腹结气,伤中伤饱,胃络脉绝,羸瘦短气,亦系能补、能润、能通之品,故以为之佐。生地亦主寒热积聚,逐血痹,用细者取其补而不腻,兼能走络也。三者合用,作增水行舟之计,故汤名增液,但非重用不为功。"

### (三)急下救危法

脾胃病,腑实不通,天气不降,地道不通,此时,当与急下救危法,故吴氏根据病情及兼证不同,分别处以新加黄龙汤、宣白承气汤、导赤承气汤、增液承气汤及牛黄承气汤五方,药后则正可复,肺气降,便赤愈,阴津回,窍自通,其危即除。《温病条辨》云:"阳明温病,下之不通,其证有五:应下失之,正虚不能运药,不运药者死,新加黄龙汤主之。喘促不宁,痰涎壅滞,右寸实大,肺气不降者,宣白承气汤主之。左尺牢坚,小便赤痛,时烦渴甚,导赤承气汤主之。邪闭心包,神昏舌短,内窍不通,饮不解渴者,牛黄承气汤主之。津液不足,无水舟停者,间服增液,再不下者,增液承气汤主之。""新加黄龙汤,苦甘咸法,细生地五钱,生甘草二钱,人参一钱五分(另煎),生大黄三钱,芒硝一钱,元参五钱,麦冬五钱(连心),当归一钱五分,海参二条洗,姜汁六匙。""宣白承气汤方,苦辛淡法,生石膏五钱,生大黄三钱,杏仁粉二钱,栝蒌皮一钱五分,水五杯,煮取二杯,先服一杯,不知,再服。""导赤承气汤,赤芍三钱,细生地五钱,生大黄三钱,黄连二钱,黄柏二钱,芒硝一钱,水五杯,煮取二杯,先服一杯,不下,再服。""牛黄承气汤,即用前安宫牛黄丸二丸化开,调生大黄末三钱,先服一半,不知,再服。""增液承气汤,即于增液汤内加大黄三钱、芒硝一钱五分,水八杯,煮取三杯,先服一杯,不知,再服。"

### (四)温运脾胃除湿法

寒湿之邪侵犯足太阴脾,脾胃之阳郁结,现"痞结胸满,不饥不食"或"舌灰滑,中焦滞痞"等证,法宜温运健脾以除湿,代表方如半苓汤、附子理中汤去甘草加厚朴广皮汤方、苓姜术桂汤方。《温病条辨》云:"湿之入中焦,有寒湿,有热湿,有自表传来,有水谷内蕴,有内外相合。其中伤也,有伤脾阳,有伤脾阴,有伤胃阳，有伤胃阴，有两伤脾胃。伤脾胃之阳者，十常八九，伤脾胃之阴者，十居一二。彼此混淆，治不中窍，遗患无穷，临证细推，不可泛论。""足太阴寒湿，痞结胸满，不饥不食，半苓汤主之。注云：此书以温病名，并列寒湿者，以湿温紧与寒湿相对，言寒湿而湿温更易明析。痞结胸满，仲景列于太阴篇中，乃湿郁脾阳，足太阴之气，不为鼓动运行。脏病而累及腑，痞结于中，故亦不能食也。故以半夏、茯苓培阳土，以吸阴土之湿；厚朴苦温以泻湿满；黄连苦以渗湿；重用通草，以利水道，使邪有出路也。半苓汤方，此苦辛淡渗法也，半夏五钱，茯苓块五钱，川连一钱，厚朴三钱，通草八钱，煎汤煮前药。水十二杯，煮通草成八杯，再入余药，煮成三杯，分三次服。""阳明寒湿，舌白腐，肛坠痛，便不爽，不喜食，附子理中汤去甘草加广皮厚朴汤主之。注云：九窍不和，皆属胃病。胃受寒湿而伤，故肛门坠痛，而便不爽阳明失阖，故不喜食。理中之人参，补阳明之正。苍术，补太阴而渗湿。姜、附，运坤阳以劫寒，盖脾阳转而后湿行，湿行而后胃阳复。去甘草，畏其满中也。加厚朴、广皮，取其行气。合而言之，辛甘为阳，辛苦能通之义也。附子理中汤去甘草加厚朴广皮汤方，辛甘兼苦法，生茅术三钱，人参一钱五分，炮干姜一钱五分，厚朴二钱，广皮一钱五分，生附子一钱五分（炮黑），水五杯，煮取八分二杯，分二次服。""寒湿伤脾胃两阳，寒热不饥，吞酸形寒，或脘中痞闷，或酒客湿聚，苓姜术桂汤主之。注云：此兼运脾胃，宣通阳气之轻剂也。苓姜术桂汤方，苦辛温法，茯苓块五钱，生姜三钱，炒白术三钱，桂枝三钱，水五杯，煮取八分二杯，分温再服。"

### （五）祛湿热升脾阳止痢法

脾胃湿热，中阳下陷，久痢不止，用茵陈白芷汤使湿热去而脾阳升，则痢自止。茵陈白芷汤中药物辛能胜湿而升脾阳，苦能渗湿清热，芳香悦脾而燥湿，凉能清热，淡能渗湿也。《温病条辨》有云："酒客久痢，饮食不减，茵陈白芷汤主之。注云：久痢无他证，而且能饮食如故，知其病之未伤脏真胃土，而在肠中也。痢久不止者，酒客湿热下注。故以风药之辛，佐以苦味入肠，芳香凉淡也。盖辛能胜湿而升脾阳。苦能渗湿清热。芳香悦脾而燥湿。凉能清热。淡能渗湿也。俾湿热去而脾阳升，痢自止矣。茵陈白芷汤方，苦辛淡法，绵茵陈，白芷，北秦皮，茯苓皮，黄柏，藿香。"

### （六）清热利湿法

中焦脾胃湿热胶着难解，或湿热弥漫三焦之候，症见"汗出热解，继而复热"或"潮热呕恶，烦渴自利，汗出溺短"等证。代表方如杏仁滑石汤，黄芩滑石汤类。《温病条辨》有云："暑温伏暑，三焦均受，舌灰白，胸痞闷，潮热呕恶，烦渴自利，汗出溺短者，杏仁滑石汤主之。注云：舌白胸痞，自利呕恶，湿为之也。潮热烦渴，汗出溺短，热为之也。热处湿中，湿蕴生热，湿热交混，非偏寒偏热可治。故以杏仁、滑石、通草，先宣肺气，由肺而达膀胱以利湿。厚朴，苦温而泻湿满。芩、连，清里而止湿热之利。郁金，芳香走窍而开闭结。橘、半，强胃而宣湿化痰，以止呕恶，俾三焦混处之邪，各得分解矣。杏仁滑石汤方（苦辛寒法），杏仁三钱，滑石三钱，黄芩二钱，橘红一钱五分，黄连一钱，郁金二钱，通草一钱，厚朴一钱，半夏三钱。水八杯，煮取三杯，分三次服。""脉缓身痛，舌淡黄而滑，渴不多饮，或竟不渴，汗出热解，继而复热，内不能运水谷之湿，外复感时令之湿，发表攻里，两不可施。误认伤寒，必转坏证。徒清热则湿不退，徒祛湿则热愈炽，黄芩滑石汤主之。注云：脉缓身痛，有似中风，但不浮，舌滑，不渴饮，则非中风矣。若系中风，汗出则身痛解，而热不作矣。今继而复热者，乃湿热相蒸之汗。湿属阴邪，其气留连，不能因汗而退，故继而复热。内不能运水谷之湿，脾胃困于湿也。外复受时令之湿，经络亦困于湿矣。倘以伤寒发表攻里之法施之，发表则诛伐无过之表，阳伤而成痉。攻里则脾胃之阳伤而成洞泄、寒中。故必转坏证也。湿热两伤，不可偏治。故以黄芩、滑石、茯苓皮，清湿中之热。蔻仁、猪苓，宣湿邪之正。再加腹皮、通草，共成宣气利小便之功。气化则湿化，小便利则火腑通，而热自清矣。黄芩滑石汤方，苦辛寒法，黄芩三钱，滑石三钱，茯苓皮三钱，大腹皮二钱，白蔻仁二钱，通草一钱，猪苓三钱，水六杯，煮取二杯，渣再煮一杯，分温三服。"

### （七）升降中焦法

适用于湿郁三焦，秽浊着里，气机壅滞，现脘腹胀闷，便溏身痛诸证。吴氏指出当以升降中焦开通气机为主，化裁出五个加减正气散，分别治其夹食、夹寒、夹热等各种证候。《温病条辨》有云："三焦湿郁，升降失司，脘连腹胀，大便不爽，一加减正气散主之。一加减正气散方，藿香梗二钱，厚朴二钱，杏仁二钱，茯苓皮二钱，广皮一钱，神曲一钱五分，麦芽一钱五分，绵茵陈二钱，大腹皮一钱，水五杯，煮二杯，再服。注云：正气散本苦辛温兼甘法，今加减之，乃苦辛微寒法也。""湿郁三焦，脘闷便溏，身痛舌白，脉象模糊，二加减正气散主之。注云：上条中焦病重，故以升降中焦为要。此条脘闷便溏，中焦证也。身痛舌白，脉象模糊，则经络证矣。故加防己急走经络中湿郁。以便溏不比大便不爽，故加通草、薏仁利小便，所以实大便也。大豆黄卷，从湿热蒸变而成，能化蕴酿之湿热而蒸变脾胃之气。二加减正气散（苦辛淡法），藿香梗三钱，广皮二钱，厚朴二钱，茯苓皮三钱，木防己三钱，大豆黄卷二钱，川通草一钱五分，薏苡仁三钱水八杯，煮三杯，三次服。""秽湿着里，舌黄脘闷，气机不宣，久则酿热，三加减正气散主之。注云：前两法一以升降为主，一以急宣经隧为主。此则以舌黄之故，预知其内已伏热，久必化热，而身亦热矣。故加杏仁利肺气，气化则湿热俱化。滑石，辛淡而凉，清湿中之热。合藿香所以宣气机之不宣也。三加减正气散方（苦辛寒法），藿香三钱连梗叶，茯苓皮三钱，厚朴二钱，广皮一钱五分，杏仁三钱，滑石五钱，水五杯，煮二杯，再服。""秽湿着里，邪阻气分，舌白滑，脉右缓，四加减正气散主之。注云：以右脉见缓之故，知气分之湿阻。故加草果、楂肉、神曲，急运坤阳，使足太阴之地气，不上蒸手太阴之天气也。四加减正气散方（苦辛温法），藿香梗三钱，厚朴二钱，茯苓三钱，广皮一钱五分，草果一钱，楂肉五钱，炒神曲二钱，水五杯，煮二杯，渣再煮一杯，三次服。""秽湿着里，脘闷便泄，五加减正气散主之。注云：秽湿而致脘闷，故用正气散之香开。便泄而知脾胃俱伤。故加大腹皮运脾气，谷芽升胃气也。五加减正气散方，苦辛温法，藿香梗二钱，广皮一钱五分，茯苓块三钱，厚朴二钱，大腹皮一钱五分，谷芽二钱，苍术一钱，水五杯，煮二杯，日再服。"

**【医案举例一】**

杨某，女，63岁。初诊：2018年10月29日。

主诉：胃脘部胀满5年，加重伴口干咽燥1周。

病史：5年前因饮食不慎出现胃脘部胀满，偶有反酸，烧心，自服药物（具体不详）稍好转，此后多次发作，间断口服药物治疗，效果不显著。1周前胃脘部胀满加重，并伴口干咽燥，未系统治疗，逐渐加重，来诊我处。刻下：胃脘部胀满，偶有反酸，口干咽燥，舌痒，眼干，食欲不振，腰膝酸软，小便频，夜眠欠佳，大便干，近日偶有便血。舌黯，苔少根部略黄腻，脉细数。

中医诊断：痞满（胃阴损伤）。

西医诊断：慢性胃炎。

治法：养阴益胃生津。

方宗：益胃汤。

处方：沙参15g，麦冬15g，生地黄15g，玉竹10g，海螵蛸25g，乌药10g，生白术30g，火麻仁20g，枳实20g，白芍20g，山萸肉5g，五味子5g，茯神20g，炙鸡内金15g，柏子仁20g，丹参15g，陈皮20g，夜交藤15g，炙甘草10g，枸杞子10g，石斛15g，土茯苓30g，地榆15g，儿茶5g。10剂，水煎服。

二诊：2018年11月8日。脘腹胀满，咽干明显好转。效不更方，上方10剂，水煎服。

**【按语】** 患者初诊以胃脘部胀满5年，加重伴口干咽燥1周为主症，中医诊断"痞满"。胃脘部胀满，偶有反酸，口干咽燥，伴眼干，舌痒，食欲不振，腰膝酸软，小便频，夜眠欠佳，大便干，舌黯，苔少根部略黄腻，脉细数。中医辨证"胃阴损伤"。患者久病而致胃阴损伤，脾胃功能受损，出现运化受纳功能失常，故出现胃脘部胀满，反酸，食欲不振；胃阴虚不能濡润，津液不能上承则口干咽燥，眼干，舌痒；胃燥则阳明津亏，大肠失于润导，则大便秘而难通。胃为水谷之海，十二经皆禀气于胃，胃阴复则气降能食，治宜甘凉生津，养阴益胃为法，故用益胃汤为主方养阴益胃，调中消痞。加石斛、五味子增加养胃生津之功；海螵蛸制酸，乌药温肾缩尿；生白术、火麻仁、柏子仁运脾润肠通便；生白术、枳实则健脾消痞；白芍敛阴；山萸肉、枸杞子补益肝肾；茯神、夜交藤安神；丹参活血养血亦可配伍夜交藤安神，炙鸡内金运脾除满，陈皮理气调中；土茯苓除湿；地榆、儿茶止血；炙甘草调和诸药。

吴鞠通《增订医医病书》云："胃为足阳明，主诸阳之会，《经》谓：阳明如市，体本阳也；其用主纳、主下降，则阴也。补阳者，补其体也，如人参、茯苓、半夏、薏苡仁之类；补阴者，补其用也，如生地、玉竹、梨汁、藕汁之类。"本方正是补胃阴而补其用之意。《温病条辨》曰："阳明温病，下后汗出，当复其阴，益胃汤主之。"胃为阳土，喜润恶燥，胃阴得复，则脏腑之阴皆可润泽，津液可生。刘渡舟认为"胃阴一虚，则上不能润肺养心，中不能柔肝济脾，下不能滋肾润肠"。

【医案举例二】

邹某，女，34岁。初诊：2018年10月29日。

主诉：胃脘部胀满伴食欲不振1个月。

病史：1个月前因进食寒凉后出现胃脘部胀满，食欲不振，伴四肢怕凉，偶有头晕，乏力，未系统治疗，逐渐加重，来诊我处。刻下：胃脘部胀满，食欲不振，口干，四肢怕冷，偶有头晕，易疲乏，烦躁，二便正常，夜眠欠佳。近日因外感出现鼻塞，流涕。舌淡，苔白腻，脉沉。平素经期小腹疼痛，月经量少色黯。2018年10月30日外院胃镜提示：无明显异常。

中医诊断：痞满（湿阻中焦）。

西医诊断：功能性消化不良。

治法：苦辛淡渗，运脾除湿。

方宗：半苓汤。

处方：姜半夏10g，茯苓35g，厚朴10g，黄连5g，黄芪50g，白术10g，防风15g，焦栀子5g，陈皮15g，益母草20g，紫苏梗15g（后下），连翘15g，生麦芽15g，炒麦芽15g，炙甘草10g，炙鸡内金15g，肉桂10g，珍珠母30g（先煎），沙参15g，神曲10g，旱莲草15g，女贞子10g，蒲公英25g，夜交藤15g，广藿香5g，砂仁5g（后下），土茯苓35g，生姜5g，大枣5g。10剂，水煎服。

二诊：2018年11月9日。胃脘部胀满明显好转，仍有四肢怕冷，无鼻塞、流涕症状。效不更方，原方10剂，水煎服。

【按语】 患者以胃脘部胀满伴食欲不振1个月为主症，中医诊断为"痞满"。胃脘部胀满，食欲不振，伴口干，四肢怕冷，偶有头晕，易疲乏，烦躁，小腹疼痛，月经量少色黯，二便正常，夜眠差，舌淡，苔白腻，脉沉。中医辨证"湿阻中焦"。患者进食寒凉，而致寒湿之邪，侵犯足太阴脾，脾胃之阳郁结，湿阻中焦，痞结胸满，则出现胃脘部胀满痞闷，食欲不振，四肢怕凉，头晕，乏力，故用半苓汤为主方苦辛淡渗，运脾除湿。半夏、茯苓合陈皮、甘草成二陈汤理气和中燥湿；黄芪、白术、防风成玉屏风散益气固表；紫苏梗、连翘解郁散结；蒲公英、土茯苓利湿；广藿香化湿；砂仁化湿醒脾；生麦芽、炒麦芽、神曲、炙鸡内金消食和胃；半夏、陈皮、连翘更是取保和丸消食化滞之意；焦栀子除烦，益母草活血祛瘀；夜交藤、珍珠母安神；旱莲草、女贞子成二至丸补益肝肾；肉桂温阳散寒；沙参益胃生津；生姜、大枣补脾益气，炙甘草调和诸药。

寒湿邪气易伤脾阳，此案患者因寒湿困阻中焦，而成痞结胸满，正如吴鞠通所云："湿之入中焦，有寒湿，有热湿，有自表传来，有水谷内蕴，有内外相合。其中伤也，有伤脾阳，有伤脾阴，有伤胃阳，有伤胃阴，有两伤脾胃，伤脾胃之阳者十常八九"，又云："水谷内蕴，肺虚不能化气，脾虚不能散津，或形寒饮冷，或酒客中虚。内外相合，客邪既从表入，而伏邪又从内发也。伤脾阳，在中则不运痞满，传下则洞泄腹痛。伤胃阳，则呕逆不食，膈胀胸痛。两伤脾胃，既有脾证，又有胃证也"。患者进食寒凉而成寒湿之邪伤及脾阳，故出现胃脘部胀满，食欲不振，四肢怕冷，而《温病条辨》云："足太阴寒湿，痞结胸满，不饥不食，半苓汤主之"，"湿郁脾阳，足太阴之气，不为鼓动运行。脏病而累及腑，痞结于中，故亦不能食也。故以半夏、茯苓培阳土以吸阴土之湿，厚朴苦温以泻湿满，黄连苦以渗湿"。

## 【医案举例三】

张某，女，85 岁。初诊：2018 年 11 月 13 日。

主诉：脘腹部胀满 7 年，加重伴食欲不振 1 个月。

病史：7 年前无明显诱因出现脘腹部胀满，时重时轻，多次住院治疗，1 个月前因饮食不慎上症加重，伴食欲不振，痰多，便下不爽，偶有反酸，未系统治疗，逐渐加重，来诊我处。刻下：脘腹部胀满，食欲不振，痰多，便黏，便下不爽，夜眠差，尿频，舌淡黯，舌下络脉变粗，黯紫，苔白腻，脉濡。既往肺气肿 20 年，冠心病支架术后 2 年。2 年前胃镜提示：慢性胃炎，胃纤维瘤。

中医诊断：痞满（三焦湿郁，升降失司）。

西医诊断：慢性胃炎。

治法：理气和中化湿。

方宗：一加减正气散。

处方：厚朴 15g，杏仁 15g，陈皮 15g，神曲 10g，生麦芽 20g，炒麦芽 20g，枳实 15g，白芍 20g，生白术 30g，海螵蛸 20g，丹参 15g，郁金 20g，川牛膝 10g，紫苏梗 15g（后下），连翘 15g，炙鸡内金 15g，桃仁 15g，大枣 5g，生姜 5g，莱菔子 50g，炙甘草 10g，乌药 10g，草决明 35g，焦山楂 10g，香橼 10g，佛手 15g，10 剂，水煎服。

二诊：2018年11月29日。脘腹部胀满，食欲不振明显减轻，偶有咳嗽，咳痰。舌黯，舌下络脉粗，黯紫，苔略白腻，脉濡。上方加当归15g，蜜紫菀15g，10剂，水煎服。

**【按语】**　患者以脘腹部胀满7年，加重伴食欲不振1个月为主症，中医诊断"痞满"。胃脘部胀满，食欲不振，伴偶有反酸，痰多，便黏，大便不爽，夜眠差，尿频，舌淡黯，舌下络脉变粗，黯紫，苔白腻，脉濡。中医辨证"三焦湿郁，升降失司"。患者久病而致脾胃虚弱，湿邪内生，湿邪夹食滞郁阻中焦，脾胃升降失司，气机不畅，故脘腹部胀满，食欲不振，便下不爽，当以升降中焦，开通气机为法。故用一加减正气散为主方化湿理气和中，加炙鸡内金运脾除满；白术健脾益气燥湿，合枳实、厚朴、麦芽、生姜、甘草有枳实消痞丸之意，消痞除满，健脾和胃，枳实又可化痰；焦山楂、莱菔子、陈皮、神曲、生麦芽、连翘成保和丸，消食化滞和胃；香橼、佛手理气和中化痰；郁金、紫苏梗行气解郁宽中，打开中焦郁滞。患者既往冠心病支架术后，又因久病入络，故可见舌淡黯，舌下络脉变粗，黯紫，加川牛膝、桃仁活血祛瘀；白芍、丹参养血活血，另可安神；大枣补中益气养血安神。海螵蛸制酸；乌药温肾缩尿；草决明润肠通便。二诊，脘腹部胀满，食欲不振明显减轻，偶有咳嗽，咳痰，舌黯，舌下络脉粗，黯紫，苔略白腻，脉濡。上方加当归补血活血润肠，蜜紫菀止咳化痰。

本方证属三焦湿郁，但以中焦病变为主，脾胃居中，连通上下，为升降之枢纽，湿邪夹食滞郁阻中焦，则脾胃升降失司，气机不畅，故脘腹胀满，便下不爽，故当以升降中焦为治法。《温病条辨》云："三焦湿郁，升降失司，脘连腹胀，大便不爽，一加减正气散主之。"该病以本方为基础加减，诸药合用，用苦辛微寒之法，使湿浊去，气机畅通，食滞消化，则脾胃升降自然如常，疾病渐愈。

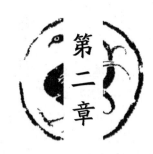

# 第二章

## 脾胃病临证特色

# 第一节　重视脾胃气机升降理论

气的运动包括升降出入四种。中医气机升降出入与脏腑之间关系密切。脏腑生理功能无非是升清降浊，排出所存，摄取所需，进行着升清降浊，出入交换过程。正如《素问·阴阳应象大论》云："清阳出上窍，浊阴出下窍；清阳发腠理，浊阴走五脏；清阳实四肢，浊阴归六腑。"只有进行出入交换，机体才能在升清、降浊过程中不断自我更新，进行能量转换。脾胃同属中焦，是气机升降枢纽，脾主升清，胃主和降，升降有度，脏腑功能运行正常，维持着机体平衡。《素问·六微旨大论》云："出入废则神机化灭，升降息则气立孤危，故非出入，则无以生长壮老已，非升降，则无以生长化收藏，是以升降出入，无器不有。"脾胃之气的升降在全身之气升降平衡中发挥着重要作用，我们今之所说脾胃不仅仅指脾脏，胃腑两个器官，而是指整个消化系统，因此脾胃之气的升降运动体现整个消化系统的功能，脾升则健，胃降则和，只有脾升胃降协调的工作才能使所摄取的饮食消化、吸收以满足机体营养来源。脾的升清可将吸收的水谷津液向上输布，有助于胃气通降；胃气的降浊可将受纳之水谷初步消化的食物残渣下行，有助于脾气的升清，否则"清气在下，则生飧泄，浊气在上，则生䐜胀。"同时若脾胃升降相因，又能维护人体脏器在恒定的位置。脾气虚，清阳之气下陷则可引起胃脘痞满、泄泻、纳呆、乏力；胃气不降或浊阴之气阻滞气机则可导致呕吐、呃逆、反酸、胃胀、大便干燥、食少纳差。因此，李杲在其《脾胃论》中指出，春夏地气升浮，秋冬天气沉降，惟长夏土气居中为之枢纽，人为万物之一，法象天地，亦需脾胃土气居中为之转枢。脾胃气机升降协调是胃肠运动的关键，只有协同为用，高下相召，升降相因才可使消化功能正常。因此，临床以调理脾胃气机升降为核心，升降同理调整法，治脾助运升清，治胃理气通降，用半夏厚朴汤、左金丸、四逆散、升降汤、泻心汤等以辛开苦降、升散兼施来调理脾胃升降功能，同时注重保持气机通畅，因为"百病皆生于气"。在用药中少用滋腻壅滞之品，或在补益药中加用行气理气，或芳香化湿助运除湿之品如青皮、陈皮、紫苏梗、藿香、佩兰、砂仁、厚朴等。正如《素问·奇病论》云："治之以兰，除陈气。"有时为恢复脾胃升降功能，也借助风药之升散出入，风能除湿之性，应用防风、紫苏叶等药。

## 【医案举例】

马某，女，60岁。初诊日期：2018年10月16日。

主诉：上腹胀满6个月，加重1周。

病史：6个月前饮食不当后出现上腹部胀满，遂至当地医院胃镜提示：胃角黏膜变薄，慢性萎缩性胃炎，Hp（＋）。予多潘立酮口服后好转。之后上述症状时有反复，口服加味保和丸、多潘立酮时有好转。1周前受凉后，上腹部胀满加重，遂来诊。刻下：上腹胀满，食欲欠佳，食后嗳气，甚则呕吐，反酸、烧心，晨起口苦，寐欠安，眠浅易醒，善太息，大便每日一行，排便不畅，质略黏，矢气臭秽，小便可，手足怕凉，情绪急躁。舌红，苔薄黄，舌下络脉正常，脉弦滑。

中医诊断：痞满（寒热错杂）。

西医诊断：慢性胃炎。

治法：寒热平调，消痞散结。

方宗：半夏泻心汤。

处方：姜半夏10g，黄芩15g，黄连5g，炙鸡内金15g，海螵蛸20g，紫苏梗15g（后下），连翘15g，生麦芽15g，炒麦芽15g，青皮15g，陈皮15g，蒲公英25g，木香10g，郁金15g，土茯苓25g，厚朴15g，神曲10g，香橼10g，佛手15g，合欢皮15g，生姜10g，大枣5g。10剂，水煎服。

二诊：2018年10月28日。仍上腹堵胀、嗳气，反酸、食欲较前改善，矢气臭秽，排便不畅，烦躁感改善。舌红，苔薄黄，舌根腻，舌下络脉正常，脉弦滑。上方加煅瓦楞子25g（先煎），郁金增量至20g。14剂，水煎服。

三诊：2018年11月12日。上腹堵胀减轻，仍反酸、嗳气，甚则食入即吐，大便不畅，寐可，胃不舒则烦，食欲可，矢气臭秽改善，略乏力。舌淡红，苔滑而薄白，舌下络脉正常，脉弦滑。上方加吴茱萸5g，炒杏仁15g，党参15g，蒲公英增量至30g，木香减量至5g，去炒麦芽。14剂，水煎服。

四诊：2018年12月3日。嗳气缓解，食后略上腹胀，反酸、烧心改善，无呕吐，大便质黏改善，饱食复质黏，寐可，食欲可，矢气臭秽改善。舌淡红，苔薄白，舌下络脉正常，脉弦滑。上方加茯苓15g，元胡15g。14剂，水煎服。

【按语】该患者以上腹胀满6个月，加重1周为主症，中医诊断"痞满"。腹胀满，食欲欠佳，食后嗳气，甚则呕吐，反酸、烧心，晨起口苦，寐欠安，眠浅易醒，善太息，大便每日一行，排便不畅，质略黏，矢气臭秽，小便可，手足怕凉，情绪急躁。舌红，苔薄黄，舌下络脉正常，脉弦滑。中医辨证"寒热错杂"。腹胀满伴纳差、嗳气、呕吐、反酸、烧心、口苦、大便黏腻等，提示该患脾气不升，胃气不降，气机不利，升降失常，中焦痞塞不通之痞证。方中姜半夏、生姜味辛性温，行走散通，可助脾气上升，开泄湿浊，畅通气机。黄芩、黄连苦寒沉降，下气燥湿，同时遏制辛燥之药化热，清泄湿热内蕴中焦之证。鸡内金、海螵蛸、生炒麦芽和胃制酸消食；紫苏梗、连翘、郁金、合欢皮疏肝下气清热；青皮、陈皮、厚朴、木香、土茯苓理气消滞化湿；蒲公清热制酸；香橼、佛手行气除胀；大枣补中和胃健脾；神曲促进食欲。二诊仍反酸，加瓦楞子继续和胃制酸。三诊胀缓，仍反酸，加吴茱萸与黄连配为左金丸，继续泻火疏肝；炒杏仁润肠通便，党参益气健脾，食欲改善减炒麦芽。四诊诸证见消，余食后略胀，考虑仍有脾虚，予茯苓加强健脾之力,元胡行气。综观全方,辛开苦降甘调,泄不伤正,补不留滞,通畅气机,升降复司其职,清浊各归其位。

脾胃升降相因,为气机升降之枢纽。脾主运化升清,体阴而用阳,阳者主升;胃主受纳腐熟,又主通降,体阳而用阴,阴者主降。《医门棒喝》有云:"升降之机者,在乎脾胃之健。"《临证指南医案·脾胃》指出:"脾宜升则健,胃宜降则和。"《景岳全书》指出:"胃司受纳,脾司运化,一纳一运,化生精气,津液上升,糟粕下降,斯无病也。"脾气散精,上归于肺,同时"脾主为胃行其津液者也",将水谷精微输布全身。胃主受纳,腐熟水谷,包括小肠将食物残渣下输大肠,以及大肠传化糟粕,都为降浊。胃的通降,是继续受纳的前提,小肠受盛化物、泌别清浊都是脾胃升清降浊功能的延伸。当脾不升清,胃不降浊,气机升降失司,就会"清气在下,则生飧泄,浊气在上,则生䐜胀"(《素问·阴阳应象大论》)。

正因为脾胃在生理上和病理上相互影响,脾胃病寒热错杂证特别多见,临床中采用辛开苦降法升清降浊、寒热并用治疗此类寒热错杂的脾胃病。张仲景列"半夏泻心汤"及其类方,是辛开苦降法的先河,用于痞证的治疗中。明代医家张秉承明确指出"半夏泻心汤"中"黄芩、黄连与干姜"的配伍"一升一降,一苦一辛",开始论及辛开苦降法的实质。叶天士明确提出了辛开苦降法,在《临证指南医案》中有云"微苦以清降,微辛以宣通",认识到"苦寒能清热除湿","辛通能开气泄浊",并在辛开苦降法原则指导下化裁出多个治疗脾胃及湿热诸疾的泻心汤类方。吴鞠通提出"非苦无能胜湿,非辛无能通利邪气","苦与辛合能降能通"。至此,辛开苦降法确立逐渐完善。辛开苦降法调整气机升降,辛温药如半夏、厚朴、枳壳、干姜、陈皮等能理气健脾开痞、温阳散寒,苦寒药如黄芩、黄连等能泄脾健胃、清胃中之郁火,辛苦相配,一热一寒,一阳一阴,一升浮开散,轻扬向上,一通降通泄,重浊向下,故而中焦痞结得开,气机升降得宜。同时辛苦相互制约偏胜,使清热而不伤阳,散寒而不患热,平调寒热,调畅气机,平衡阴阳。此法不仅适用于寒热错杂之痞证,对于脾胃病的脾升胃降功能失常都可以用此法加减治之,具有较高的临床价值。

升降运动乃人体脏腑功能活动的基本形式,为阴阳交泰的具体表现。脾升胃降作为全身气机升降的枢纽,升降相因,出入有序,才能维持人体各种生理活动的正常运转。

## 第二节　重视调理脾胃以增强气血生化之源

现代人因生活水平的提高,加之来自于社会、生活的压力,食积、肝郁而致脾胃疾病越来越多,后期大多表现为脾胃虚弱的证候,我们在临证中特别重视扶正，重视调理脾胃，认为脾胃病"因滞而虚，因虚夹瘀"，只有脾胃功能强健，气血生化有源，身体正气足，外邪不易侵袭，正如《黄帝内经》指出："正气存内，邪不可干"，"精气夺则虚"。正气足气能行血，不用活血化瘀之药瘀自除，深刻体现治病必求于本的中医治疗大法。《灵枢·营卫生会》云："人受气于谷，谷入于胃，以传与肺，五脏六腑皆以受气"，饮食水谷入胃，经胃腐熟化生水谷精微之气布散全身，成为人体气之主要来源。只有脾胃受纳正常，气血才能充足，反之可致气血亏虚之证，临床可见疲乏无力、纳呆食少、食欲不振、腹胀、大便排出不畅。因此临证善用补气，喜用人参、白术、黄芪，在补气药中善用行气之类如青皮、陈皮、香附、木香、厚朴、香橼、佛手等，以补中有通，补行兼施，而不拘泥于"胃无补法"之说；调血养血多用当归、三七、白芍、失笑散等，临床善用健脾益气法、健脾行气法、健脾养血法同时不忘疏肝理气，以知常达变，正如《丹溪心法》指出："气血充和，万病不生"。

**【医案举例】**

董某，女，47岁。初诊日期：2018年12月11日。

主诉：体倦乏力，伴便溏1年余。

病史：1年余前无明显诱因出现体倦乏力，日间易困倦，大便溏薄不成形，每日排便3～4次，夏季尤重。曾就诊中医，口服汤药调理，服药后大便4次/d，遂停药。今来诊，刻下：体倦乏力，咽喉沙哑，关节酸痛，肌肉不适，纳差，饥饿则疲倦加重，不敢食辛辣寒凉，晚餐易饱胀，食后即排便，大便溏薄不成形，3～4次/d，夏季尤甚，夜眠多梦，晨起口干、口苦，不欲饮，时心悸，性情烦躁。舌淡红，苔薄白，边有齿痕，舌下络脉正常，脉细数。月经先后不定期，周期20天，甚则淋漓不净。2018年11月体检血常规示：血红蛋白102g/L。

中医诊断：虚劳（心脾两虚）。

西医诊断：轻度贫血。

治法：健脾益气，温肾疏肝，理气养血。

方宗：归脾汤合小柴胡汤。

处方：柴胡10g，黄芩15g，姜半夏10g，酸枣仁15g，党参20g，炮姜10g，龙骨30g，牡蛎30g，紫苏梗15g（后下），连翘15g，炒山药15g，炒白扁豆10g，黄芪15g，白术10g，木香5g，焦栀子5g，郁金15g，益母草15g，炙鸡内金15g，陈皮15g，沙参10g，五味子5g，生麦芽15g，炒麦芽15g，生姜10g，大枣5g。10剂，水煎服。

二诊：2018年12月21日。体倦乏力明显好转，大便日2次，基本成形。舌淡红，苔薄白，舌下络脉正常，脉细数。效不更方，上方10剂，水煎服。

**【按语】** 患者以体倦乏力，伴便溏1年余为主症，中医诊断"虚劳"。体倦乏力，咽喉沙哑，关节酸痛，肌肉不适，纳差，饥饿则疲倦加重，不敢食辛辣寒凉，晚餐易饱胀，食后即排便，大便溏薄不成形，3～4 次/d，夏季尤甚，夜眠多梦，晨起口干、口苦，不欲饮，时心悸，性情烦躁。舌淡红，苔薄白，边有齿痕，舌下络脉正常，脉细数。中医辨证"心脾两虚"。久泻耗伤，脾气先虚，表现为体倦乏力，纳差，大便溏薄；脾主肌肉，故关节肌肉酸痛不适；气为血帅，中气亏虚，气不摄血，血不循经，月经淋漓不净，血不养心，故心悸，夜寐多梦；"久泻无火"，渐而波及脾阳，导致脾阳虚衰，甚则及于肾阳；口干、口苦，性情急躁，虑其肝郁。治以健脾益气、温肾疏肝、理气养血。方选归脾汤合小柴胡汤加减化裁，去当归防兴奋子宫而出血，去龙眼肉恐滋腻太过碍胃，加炒山药、炒扁豆替代茯苓重在健脾固肾，加龙骨、牡蛎替代远志重在镇静安神，加五味子养心安神，加炮姜振心肾阳气以助卫外，加沙参益气防黄芪量大固滞，加紫苏梗、连翘、陈皮疏肝下气清热，加生麦芽、炒麦芽、鸡内金和胃制酸消食，加焦栀子、郁金解郁除烦，加益母草调经。全方中甘药居多，以甘药能先补脾胃，以益气生发之气，亦能生血，能养营，脾胃气强，阳生阴长，血自归经。同时注重疏肝理气，以木香、郁金、陈皮、紫苏梗、连翘行气，体现其健脾勿忘治肝的学术思想。补血调经时不能泥于当归是调经补血之"圣药"而滥用，因"其气最雄，走而不守，苟其阴不涵阳而为失血"（《沈氏女科辑要笺正》），"故欲其静者当避之"（《景岳全书》），故重在调理脾胃，使气血生化有源，脾气充沛，调气以和血。

## 第三节　重视脾胃与湿邪致病之间关系

现代人生活水平提高，饮食结构改变，或喜食热量高的食物，或过食过寒过热食品，或暴饮暴食，或过度节食，日久导致脾胃损伤，引起脾胃病变。脾之运化，调节水液代谢，不仅是气机升降的枢纽，也是水液代谢的枢纽。临床中许多疾病的发生与脾气虚弱有关，如胃痛、痞满、呕吐；同时，与脾虚致湿关系密切，如水肿、泄泻等。

《素问·至真要大论》："诸湿肿满，皆属于脾。"《丹溪心法·水肿》指出："水肿因脾虚不能制水，水渍妄行……"说明水肿的产生与脾功能受损相关，脾运化水液，今湿为阴邪，易伤阳气，水湿之邪内侵，脾阳受损，运化转输水液功能失常，水液输布失常形成水湿之邪而出现水肿，针对脾虚致湿病因，临证非常重视脾胃运化水液的功能，常用健脾化湿法、运脾除湿法、理脾行气化湿法等。

《素问·六元正纪大论》云："湿胜则濡泄，甚则水闭胕肿。"《医宗必读》云："无湿不成泄。"《素问·宣明五气》云："大肠小肠为泄"，泄泻之病虽病位在肠道，但其病在脾，《素问·脏气法时论》说："虚则腹满肠鸣，飧泄食不化"。泄虽有虚实之分，但无论外湿内湿困脾，还是内伤伤脾，均可致脾胃受伤，精华之气不能输化，而致秽浊下降形成泄泻，因此泄泻的病机在脾和湿邪，而湿邪产生与脾病相关，因为脾病则易受湿邪侵袭，日久生内湿，强调运脾与化湿是治疗泄泻的原则，同时兼顾久泄可致脾肾俱虚。临床以健脾益肾止泻，健脾助运止泻为原则，多用六君子汤、异功散、参苓白术散、四神丸、藿香正气散等方剂。

**【医案举例】**

邴某，男，30岁。初诊日期：2018年10月9日。

主诉：大便不成形2年余。

病史：患者于2年余前无明显诱因出现大便不成形，稍进食凉物或工作压力大则腹泻，于外院行胃肠镜未见明显异常。遂来诊。刻下：大便不成形，日2次，易便溏，矢气频，饭后体倦乏力、腹胀，有便意感，晚餐后尤重，嘈杂感，偶恶心，无反酸、烧心，无口干、口苦，口气重，皮肤瘙痒，小便混浊，食欲可，喜热，寐可。舌体胖大，舌质淡白，苔薄白，舌下络脉正常，脉沉滑。

中医诊断：泄泻（脾阳虚）。

西医诊断：肠易激综合征。

治法：运脾温中，祛湿止泻，调和肝脾。

方宗：参苓白术散合痛泻要方合藿朴夏苓汤。

处方：党参20g，黄芪15g，茯神25g，白术10g，薏苡仁50g，沙参15g，干姜10g，生地黄15g，泽泻10g，炒白扁豆15g，炒山药15g，姜半夏10g，砂仁5g（后下），藿香5g，郁金15g，炙鸡内金20g，海螵蛸20g，防风15g，吴茱萸5g，木香5g，土茯苓50g，陈皮15g，生麦芽15g，炒麦芽15g，神曲10g，酸枣仁15g，夜交藤15g，紫苏梗15g（后下），连翘15g，龙骨35g，牡蛎35g，蒲公英25g，炙甘草10g，蝉蜕10g。14剂，水煎服。

二诊：2018年11月6日。大便成形，食后略腹胀，无嘈杂感，无恶心，寐可，食欲可，矢气频改善，皮肤偶瘙痒，小便调，仍有口气。舌体胖大，舌质淡白，苔薄白，舌下络脉正常，脉沉滑。上方去黄芪、藿香、木香。14剂，水煎服。

**【按语】** 患者以大便不成形2年余为主症，中医诊断"泄泻"。大便不成形，日2次，易便溏，矢气频，饭后体倦乏力、腹胀，有便意感，晚餐后尤重，嘈杂感，偶恶心，无反酸、烧心，无口干、口苦，口气重，皮肤瘙痒，小便混浊，食欲可，喜热，寐可。舌体胖大，舌质淡白，苔薄白，舌下络脉正常，脉沉滑。中医辨证"脾阳虚"。脾胃虚寒是导致慢性泄泻的主要病机，水湿是病理产物。湿为阴邪，性质凝重，易阻遏阳气，凝滞气机，困阻脾胃。《素问·至真要大论》指出："湿淫所胜，平以苦热，佐以酸辛，以苦燥之，以淡泄之，湿上甚而热，治以苦温，佐以甘辛，以汗为故而止。"《医学正传》有云："治湿不利小便，非其治也"。该患症见大便不成形，易便溏，饭后疲倦乏力、有便意，提示脾虚内湿为主；恶冷喜热，提示久泻损及脾阳；遇事则腹泻，矢气频，提示肝旺恶脾；小便混浊，提示湿邪下注；皮肤瘙痒，虑湿邪浸淫肌肤；口气重、胃中嘈杂感，思防湿邪化热。综上，以参苓白术散健运脾胃，痛泻要方调和肝脾，藿朴夏苓汤淡渗利湿，再加以干姜温中，吴茱萸为佐助阳止泻，龙骨、牡蛎收涩固肠，生地黄、泽泻治湿利小便，蝉蜕祛湿止痒，以及诸类健脾消食、疏肝理气、宁心安神之品。经治二诊即见良效，虑口气重、胃中嘈杂感，故去藿香、木香防温燥，去黄芪防固邪。健脾贵在运，通过运补脾胃，使脾气升发，使脾阳温煦，中气渐复，中土敦实，久恙获愈。

## 第四节　重视顾护脾胃，补养脾胃勿峻勿壅

李东垣认为："人以胃气为本。"强调脾胃在精气升降中的作用，遵前人思想在临床中强调对脾胃之气的顾护。脾胃为后天之本，若脾胃衰败，运化失常可影响其他脏腑疾病，因此说："内伤脾胃，百病由生"，又有"气血冲和，百病不生"，所以在健脾和胃顾护胃气治疗中，勿用峻猛之药，以防伤耗正气，强调用此类药中病即止。正如朱丹溪所说："夫胃气者，清纯中和之气也。惟以谷、肉、菜、果相宜。盖药石皆偏胜之气也，虽进参芪辈为性亦偏，况攻击之药乎。"补益之中又加行气理气之药以防壅滞，同时避免使用滋腻碍胃，芳香燥热，苦寒伤胃之药，达到气血调和。根据脾的生理功能特点以及临床经验我们认为"健脾贵在运"，包括运脾阳及运脾气。中医脾胃学家张泽生也强调"脾以运为健，胃以通为补"，主张运补脾胃不宜峻补，因为脾气的升发，散精于五脏六腑，主要依靠脾的运化。

脾以升为健，胃以降为和，脾喜燥，胃喜润。治脾病多用白术、党参、云苓、黄芪、土茯苓，柴胡。而苍术性味过于燥，临床根据症状舌脉应用较慎重以防伤津液。治胃病多用沙参、玉竹、百合、麦冬、太子参，药尽其用以达最大疗效。脾胃之功重在运，因此在补益药中佐消食、理气、行气之鸡内金、青皮、陈皮、紫苏梗，以补中寓通，补而不滞，而不是一味应用峻补燥热之品如人参及一派温阳之药。

### 【医案举例】

李某，女，80岁。初诊日期：2018年12月11日。

主诉：排便困难3年，反复便血1年，加重伴腹胀3个月。

病史：3年前无明显诱因出现排便困难，就诊于当地医院，诊断为乙状结肠

冗长症致肠扭转,予手术治疗。术后仍反复出现肠梗阻,排便困难,外用开塞露或灌肠定期排便。1年前无明显诱因出现反复便血,予止血通便,症状好转。3个月前上述症状加重,伴腹胀,无便意,无矢气,于外院检查示血红蛋白153g/L,CT示盆腔、胸腔少量积液。现进食限流食,体重下降明显,遂来诊。刻下:脘腹胀满,无腹痛,无食欲,口干欲饮,偶口苦,反酸、烧心,甚则恶心、呕吐,不怕凉、热,无便意,数日一行,大便时干时稀,便中带血,无矢气,寐可,小便调。舌紫黯,有瘀斑,舌苔花剥,脉沉涩,舌下络脉粗紫。既往冠心病、高血压、糖尿病病史10余年。

中医诊断:便秘(肝郁气滞,瘀血内结)。

西医诊断:不完全性肠梗阻。

治法:疏肝理气,润肠通便,引血归脾。

方宗:小承气汤合青囊丸。

处方:香附15g,乌药10g,枳实15g,炒白芍20g,炙甘草10g,生白术30g,厚朴15g,炙鸡内金15g,海螵蛸20g,炙火麻仁20g,郁李仁15g,当归15g,草决明20g,槟榔10g。10剂,水煎服。

二诊:2018年12月24日。大便3日一行,未见便血,腹胀明显减轻。舌紫黯,有瘀斑,舌苔花剥,舌下络脉粗紫,脉沉涩。效不更方。

**【按语】** 患者以排便困难3年,反复便血1年,加重伴腹胀3个月为主症,中医诊断"便秘"。脘腹胀满,无腹痛,无食欲,口干欲饮,偶口苦,反酸、烧心,甚则恶心、呕吐,不怕凉、热,无便意,数日一行,大便时干时稀,便中带血,无矢气,寐可,小便调。舌紫黯,有瘀斑,舌苔花剥,脉沉涩,舌下络脉粗紫。中医辨证"肝郁气滞,瘀血内结"。罹患肠梗阻多年,现出现便血,分析其原因,首先须警惕缺血性肠病,但患者无腹痛,间断性便中带血,外院CT未见缺血征象,暂不考虑,再者也可能由于排便时腹压增高,肠系膜毛细血管一过性出血,须依赖磁共振血管造影以进一步明确诊断。患者长年排便困难,加上手术创伤,造成肝郁气滞,瘀血内结。治以疏肝理气,润肠通便,引血归脾。香附与乌药相配为青囊丸,能理气疏肝,行气止痛,温肾散寒,两者气血并治,肝肾同调。患者瘀血内结,本应攻结化瘀,但现有离经之血,且不可峻下存阴,妄投桃仁、红花、大黄、芒硝等攻下之品,当润肠通便、引血归脾。患者口干欲饮,提示津液耗伤。不畏寒热,提示无脾阳亏损。以小承气汤去大黄(防攻下伤正,加重离经之血)轻下热结。加炒白芍养血敛阴,槟榔行气破结,火麻仁、郁李仁、草决明润肠通便,炙鸡内金、海螵蛸制酸和胃消食。古人谓:病有三虚一实,先治其实,后补其虚,盖谓虚多实少,犹当先治实症也"。老年胃肠功能失常,运化吸收能力衰退,在调理脾胃病及肠病时宜用调补方法,治实不可太猛,峻猛则伤正,治虚不可太补,过补则壅塞。

# 第五节　健脾不忘疏肝，肝脾同调

随着社会的发展进步，工作生活压力的增加，情志因素导致脾胃病的越来越多，往往因郁而滞，因郁致虚。脾胃病与肝关系密切。清代叶天士指出"肝为起病之源，胃为传病之所。"肝、脾、胃位于中焦，肝主疏泄，具有疏泄脾气，又助脾运化水湿之功，同时能助脾升清，又能畅通三焦。脾胃为气血生化之源，脾健运化正常，血液生化有源，血行脉中，则肝能藏血，肝血足木气畅达则脾安。《素问》云："土得木而达。"《医碥》曰："木能疏土而脾滞以行。"《医宗金鉴》曰"肝为木气，全赖土以滋培，水以灌溉。"肝疏泄功能正常，气机调达才能助脾运化。

肝疏泄失司，则中焦气机升降失调，有碍脾之运化，出现肝脾不调；肝郁化火的表现，也可累及他脏病变。情志抑郁，所求不遂，则肝失疏泄，肝气郁结，横逆犯脾，则肝脾不调，又称肝脾不和；若饮食饥饱不调，劳倦内伤，亦能导致脾虚，运化失职，清浊不分，气滞湿阻，壅遏肝木，使肝失疏泄，即"土壅木郁"；情志不畅，肝失疏泄，肝气郁结，横逆克犯脾胃，是为肝胃不和，未化火者为肝气犯胃，若肝郁日久化火，则肝胃郁热。

肝脾不调的临床主要表现为善太息，情志不畅低落，两胁胀痛，纳呆，有时腹痛而泄，泻后痛减。肝胃不和以脘胁胀痛，嘈杂泛酸，易怒，舌红苔黄为临床特征。关于治疗，《素问·六元正纪大论》云："木郁达之，火郁发之"。我们临床对于肝脾不调喜用痛泻要方、逍遥散、四逆散。肝气乘脾，肠鸣腹痛，大便泄泻，腹痛即泻，泻后痛减，常因情绪紧张或抑郁、生气而诱发，舌苔薄白，脉弦而缓，治以补脾柔肝，祛湿止泻，予痛泻要方。肝郁血虚脾弱，两胁作痛，寒热往来，头痛目眩，口燥咽干，神疲食少，月经不调，乳房作胀，脉弦而虚者，治以疏肝解郁，健脾和营，予逍遥散。肝郁脾滞，胸胁胀闷，脘腹疼痛，或泄利下重，手足不温，或身热，或心悸，脉弦治以疏肝理脾，解郁，予四逆散。肝气郁结，肝胃不和，胁肋疼痛，善太息，脉弦，或兼见寒热往来，脘腹胀满，纳呆食少，治以疏肝行气，活血止痛，予柴胡疏肝散。肝郁化火，肝胃郁热，嗳气吞酸、口苦者，加用左金丸。

临床肝脾同调，脾胃得肝疏泄条达则升降协调，升降有序，脾之运化功能正常，气机通畅，生化有源，才能"正气存内，邪不可干。"

## 【医案举例】

毕某，女，59岁。初诊日期：2018年12月7日。

主诉：大便不成形、便不净感，伴两胁胀痛9个月。

病史：9个月余前生气后出现大便不成形，便意频频，便不净感，伴两胁肋胀痛，遂来诊。刻下：晨起口干、口苦，双目分泌物多，咽部异物感，双胁肋胀痛隐隐，食欲尚可，无堵胀感，无反酸、烧心，偶嗳气、恶心，大便日一次，不成形，食后有便意，便不净感，入睡困难，易醒，无多梦，夜间心悸不安，性情急躁易紧张，手足心热。面色淡黯，舌体胖大，边有齿痕，苔薄白，舌下络脉略青，脉沉。

中医诊断：胁痛（肝脾不调）。

西医诊断：肋间神经痛。

治法：疏肝健脾，和解清热，镇静安神。

方宗：小柴胡加龙骨牡蛎汤合加味逍遥丸。

处方：柴胡 10g，黄芩 15g，姜半夏 10g，龙骨 35g，牡蛎 35g，牡丹皮 10g，焦栀子 10g，当归 15g，紫苏梗 15g（后下），连翘 15g，木香 10g，郁金 15g，枳壳 15g，炒白芍 15g，炙甘草 10g，炒酸枣仁 15g，夜交藤 15g，防风 15g，党参 15g。10 剂，水煎服。

二诊：2018 年 12 月 17 日。大便基本成形，日 1 次，两侧胁痛较前减轻，仍有口苦，咽部异物感减轻，无嗳气、恶心，夜眠 5～6 小时，睡眠质量较前改善，心悸减轻。效不更方。10 剂，水煎服。

【按语】 患者以大便不成形、便不净感，伴两胁胀痛 9 个月为主症，中医诊断"胁痛"。晨起口干、口苦，双目分泌物多，咽部异物感，双胁肋胀痛隐隐，食欲尚可，无堵胀感，无反酸、烧心，偶嗳气、恶心，大便日一次，不成形，食后有便意，便不净感，入睡困难，易醒，无多梦，夜间心悸不安，性情急躁易紧张，手足心热，面色淡黯。舌体胖大，边有齿痕，苔薄白，舌下络脉略青，脉沉。中医辨证为"肝脾不调"。《黄帝内经》有云："少火生气"，"壮火食气"。《金匮要略》云："见肝之病，知肝传脾，当先实脾。"肝脾同居中焦，肝胆火旺克伐脾土，壮火食气则中焦气弱，湿邪内生，故大便不成形，便不净。壮火扰心，故性情急躁易紧张，寐欠安，心悸。治疗此类肝旺脾虚之证时，不要因标实所惑，须辨证抓住病人是否有本虚之候，补其不足，损其有余。此案方选小柴胡加龙骨牡蛎汤以和解清热、镇静安神，合加味逍遥丸疏肝健脾，加紫苏梗、连翘清热下气，加木香配郁金合为颠倒木金散行气解郁，加枳壳、炒白芍疏肝气、养肝血、缓急止痛，加炒酸枣仁、夜交藤安神助眠，加防风配党参合为痛泻要方柔肝健脾祛湿。脾胃为健康长寿之本，脾胃健运，气血旺盛，正气充沛，虽外有风寒暑湿燥火亦不能侵犯，虽内有饮食劳倦、喜怒哀乐亦不致为病，肝病重视脾胃，使肝脏得到气血濡养，调整阴阳平衡，早日恢复健康。

## 第六节　强调辨病与辨证相结合

中医学认为，"病"是在特定病因的影响下，人与环境不相适应，机体脏腑功能失衡，出现阴阳失调、气血津液失常状态。西医学认为，"病"是在致病因素作用下，机体逐步发生一定病理生理改变的过程。"病"常表现出若干固定的症状和相应的证候，是支配疾病全过程的根本矛盾。辨病即针对病的整体性和特异性，做出诊断并确定治则、方药的思维过程。每个病都有各自的基本病因病机及变化规律，针对疾病的病因病机而确定基本治则及处方用药，即是"辨病论治"的内涵。"辨病论治"着眼于疾病整个过程的病机演变和病理，有助于从整体、宏观水平认识疾病的病位、病性、病势、邪正关系及疾病的发展变化规律。

西医学强调辨病治疗，强调致病因素及由此导致的病理、生理变化，针对病因寻找有效药物，着眼于"人的病"，偏重于人局部病变，是群体化的治疗。中医学病因强调病人的体质阴阳失调及外界环境对疾病的影响，重视人体正气在发病中的重要性，强调辨证论治，重视的是"病的人"，综合病人体质，结合化验检查，辨证施治，是个体化的治疗。临床如何有机结合呢？辨病、辨证均是认识疾病的思维过程。辨病是对某一疾病的辨析，确立疾病的诊断，从而反映其病因、病变规律及预后转归，为治疗提供依据；如果临床过于重视辨病，必然会对疾病阶段性的病机认识把握不足，影响疾病治疗的有效性；辨证是认识疾病在某一病理阶段和疾病本质的重点内容，确立证候，才能对证治疗，因此辨证论治是中医学的精髓。辨病论治强调治疗的原则性，辨证论治体现治病的灵活性，是个体化治疗。目前，在临床中既要遵循中医辨证论治原则，又要充分运用西医检测手段，审证求因，互相补充，相得益彰，坚持病证结合疗效为先，临床坚持辨病与辨证结合思路，才能全面深入掌握病情，以力求达到《素问·异法方宜论》所说："故圣人杂合以治，各得其所宜，故治所以异而病皆愈者，得病之情，知治之大体也。"否则就会影响疗效，甚至会出现治疗上的失误。

中医学自古以来就很重视辨病论治，《黄帝内经》中有疟论、痹论、痿论等诸多疾病的专篇论述。张仲景《伤寒杂病论》六经辨证基本都是以"辨某病脉证并治"命名，首重辨病，再行辨证论治，每一类疾病后均有 1～2 个主方施治，如太阳病用桂枝汤、麻黄汤，少阳病用小柴胡汤，阳明病用白虎汤、承气汤，太阴病用理中汤，少阴病用四逆汤，厥阴病用吴茱萸汤等。《金匮要略》中把同类疾病合并一篇讨论，如痉病、湿病、暍病，百合病、狐惑病、阴阳毒病，中风病、历节病等合并一篇，其中涉及大量辨病用药或用方如百合、柴胡、常山，百合汤、小半夏汤、茵陈蒿汤等。

中医学认为，辨病和辨证是统一的，辨病是辨证的基础，辨证是辨病的深化。由于历史条件所限，中医早期的"病""症"相通，存在以突出的主要症状（如咳嗽、呕吐、胁痛、眩晕等）、体征（水肿、臌胀等）、病机（虚劳、黄疸等）或病位（腹痛、腰痛）命名疾病的现象，对病的认识比较模糊和笼统，存在一定局限性。相反西医疾病命名比较明确，如肝硬化、冠状动脉粥样硬化性心脏病、肺间质纤维化等，能准确反映疾病的病位、病理特点等。另外，许多现代疾病在古代没有任何相关记载，如艾滋病、传染性非典型肺炎、禽流感等。考虑以上因素，"辨病论治"还应走中西医结合的道路，发挥各自的优势，既要辨中医的"病"，又要辨西医的"病"（中西医双重诊断）。在此背景下，现代中医临床广泛应用的是西医疾病诊断结合中医辨证分型治疗的"病证结合"诊疗模式，这也使"辨病论治"的外延扩展，临床医家以中药药性、药效为基础参考疾病病理、药理变化而遣药组方配伍的现象日益增多。

在临床实践中，我们要做到"继承不泥古，创新不离宗，学古法而不泥古，贵在古为今用"。由于中医理论对哲学母体的依附关系，只能通过"四诊"，宏观地分析、推测机体内在的生理病理变化，简单地概括为阴阳、表里、寒热、虚实八纲辨证。在继承整体观和宏观辨证的基础上，从整体把握疾病发生、发展、转归的病理生理变化的同时，需要结合西医学的"视、触、叩、听"四诊，参考各种先进的理化检查手段，从局部、从微观上了解其病因及病理生理变化，从而建立起以中医理论为指导，宏观辨证与微观辨证相结合的独特的辨证施治体系。

同时，注意一些中药不良反应的临床研究，对很多肾毒性、肝毒性大的药物应用需非常谨慎。临床中，有的患者对中药的认识有误区，认为中药是没有毒副作用的，但身为医者，必须保持清醒，除了认真掌握中药的药性、药味、功效主治外，更要了解其毒副作用，只有这样，才可更好地临证施治。

## 【医案举例一】

王某，女，58岁。初诊日期：2018年11月15日。

主诉：入睡困难，伴双胁肋疼痛6个月。

病史：6个月余前生气后入睡困难，易醒，醒后难复睡，双侧胁肋隐痛，夜间胀痛明显，遂来诊。刻下：晨起口干、口苦，食欲尚可，食韭菜则反酸、烧心，胃中嘈杂感，夜眠3~4小时，入睡困难（2小时方可入睡），眠浅易醒，醒后难复睡，二便调，时有烘热汗出。舌红，苔薄黄，舌下络脉略青，脉弦细。

中医诊断：不寐（肝热扰心）。

西医诊断：失眠。

治法：和解清热，镇静安神。

方宗：小柴胡加龙骨牡蛎汤化裁。

处方：柴胡10g，姜半夏10g，黄芩15g，黄连5g，龙骨50g，牡蛎50g，吴茱萸5g，枳壳15g，郁金20g，海螵蛸20g，煅瓦楞子25g（先煎），紫苏梗15g（后下），连翘15g，牡丹皮10g，浮小麦60g，厚朴10g，木香10g，土茯苓30g，麦冬10g，五味子5g，生地黄15g，地骨皮15g，桑寄生15g，百合25g，蒲公英25g，夜交藤15g，炙甘草10g。10剂，水煎服。

二诊：2018年11月25日。上述症状明显好转，效不更方，上方10剂，水煎服。

**【医案举例二】**

孙某，女，57岁。初诊日期：2018年12月4日。

主诉：少腹怕凉伴眠浅易醒1年。

病史：1年余前久坐后出现少腹怕凉，食凉易便溏，夜眠入睡尚可，但眠浅易醒，醒后烦躁难复睡，夜晚腹部凉感加重，外院行胃镜提示慢性萎缩性胃炎。平素情绪易焦虑抑郁，服用枳术颗粒烦躁更甚，遂来诊。刻下：食欲可，无口苦、反酸，眠浅易醒，醒后复睡难，大便日一次，基本成形，食凉即便溏，小便调，少腹怕凉不适，得温则舒，性情急躁，记忆力减退，手足不怕凉。舌尖红，苔薄白，舌下络脉可，脉沉。

中医诊断：不寐（上热下寒）。

西医诊断：失眠。

治法：清上温下，除烦安神。

方宗：栀子干姜汤化裁。

处方：焦栀子10g，炮姜10g，柴胡10g，枳壳15g，炒白芍20g，郁金15g，川芎10g，香附15g，乌药10g，炙鸡内金15g，海螵蛸20g，怀牛膝10g，木香5g，土茯苓30g，酸枣仁15g，夜交藤15g，炙甘草10g。10剂，水煎服。

二诊：2018年12月15日。上述症状明显好转，效不更方，上方10剂，水煎服。

**【按语】** 两案均以睡眠质量下降为主症来诊，故均辨病为"不寐"，法当安神助眠，但观其兼证，详询年龄、症状、舌脉，则知证不同也。案一兼证见两胁胀痛、口苦咽干，提示少阳枢机不利，阴阳失和，故方选小柴胡加龙骨牡蛎汤以和解少阳，疏理阴阳气血。龙骨、牡蛎重镇安神；吴茱萸散寒下气；枳壳、紫苏梗、厚朴、木香疏肝理气；连翘、蒲公英清热解毒，消肿散结；浮小麦养心敛汗；生地黄、麦冬、地骨皮、桑寄生滋水涵木；郁金、百合调畅情志；夜交藤安神；炙甘草健脾益气。案二兼证见腹部畏凉、易便溏，得温则舒，提示下焦虚寒，而主症心烦不眠，为胸中烦热，上寒下热，故方以栀子干姜汤清上温下。炮姜代替干姜温补之力更强，同时注意疏解肝郁加柴胡、枳壳、炒白芍、郁金、木香、川芎。香附、乌药合用为青囊丸，理气疏肝，温肾散寒；夜交藤、酸枣仁养心助眠，共助主方除烦安神。两案以同病异治，方中既同有养心安神定志之药，但根据不同的舌脉、兼证采用不同的治则治法，深为"观其脉证，知犯何逆，随证治之"。

# 第七节　脾胃病辨证施治及与胃肠镜的联系

中医收集临床资料是通过四诊,即望、闻、问、切。内镜检查对临床诊治非常重要,内窥镜也是现代"望诊"的一种延伸。现代胃肠镜黏膜病变可结合中医理论如瘀血、痈疡来认识,提高治愈率。胃肠镜给予直观认识,相似体表病变用药。参考胃肠镜镜下胃肠膜病变表现情况,消化性溃疡和溃疡性结肠炎可从"痈"论治。

西医学针对慢性萎缩性胃炎对症治疗,停药后易复发,使疾病缠绵难愈。中医学从疾病本质出发,通过辨证论治结合胃镜,从病机入手,注重调护气血生化之源脾胃的功能,达到扶正祛邪的目的,因此在脾胃病治疗上中医学显示出强大的优势。我们在临床上将慢性萎缩性胃炎分为 6 型,同时结合胃镜,巧妙地将宏观辨证与微观辨病有机结合。

## 一、脾胃虚弱

胃部隐痛,饥饿、劳累后发作或加重,喜温喜按,痞满不适,面色少华,形体偏瘦,倦怠乏力,纳差便溏。舌质淡苔白,脉沉细或沉细弱无力。

胃镜显示:胃黏液少,胃黏膜变薄,红白相间,苍白,水肿或呈花斑样改变,有散在红点,胃壁蠕动减弱。

治则:健脾理气和胃止痛。

方剂:六君子汤。

【医案举例】

张某,女性,36 岁。初诊日期:2015 年 4 月 5 日。

主诉:胃痛反复发作 3 年,加重 1 周。

病史:胃部疼痛反复发作 3 年,平素口服奥美拉唑,时有好转。1 周前受凉后胃痛加重。刻下:胃脘部疼痛,食欲不振,食后胃胀,自感倦怠乏力,大便次数多且不成形,面色黄,无反酸烧心,舌质淡苔白脉细无力。胃镜提示:慢性萎缩性胃炎。

中医诊断:胃痛(脾胃虚弱)。

西医诊断:慢性胃炎。

方宗:六君子汤。

处方:党参 20g,炒白术 15g,茯苓 20g,炙甘草 10g,陈皮 20g,神曲 15g,炒山药 15g,炒扁豆 15g,砂仁 5g(后下),紫苏梗 15g(后下),连翘 15g,元胡 10g。7 剂,水煎服。

二诊：2015 年 4 月 12 日。自述胃痛缓解，大便略有成形，次数由既往 4～5 次/d 减至 2～3 次/d，寐欠宁。舌脉同前。上方加防风 15g，珍珠母 20g（先煎），夜交藤 20g。10 剂，水煎服。

先后服用 2 个月，复查胃镜提示慢性浅表性胃炎。诸症好转，体重增加 2kg。

**【按语】** 患者以胃部疼痛反复发作 3 年为主症，中医诊断"胃痛"。食欲不振，食后胃胀，自感倦怠乏力，大便次数多且不成形，面色黄，无反酸烧心，舌质淡苔白脉细无力。中医辨证"脾胃虚弱"。胃痛食欲不振，食后胃胀，此因脾胃亏虚，纳运失司，无以运化，脾胃失养，不荣则痛，气机不畅故食后胃胀，脾虚肠道分清泌浊及传导失职，水反为湿，谷反为滞，故大便次数多且不成形，脾胃亏虚无以运化水谷，机体失于濡养，故倦怠乏力。此患者症状本质为脾胃亏虚，因此治疗以健脾理气和胃止痛为主，脾虚肠胃失于动力，易食滞化热，故方中加连翘、紫苏梗行气化热消除郁热；党参、白术、茯苓健脾益气，改善脾胃气虚之本，正气足易祛邪外出；山药、扁豆、砂仁健脾除湿和胃；元胡止痛；陈皮一味理气药伍于党参、白术、茯苓中，以补而不滞；神曲消食导滞。紫苏梗、连翘为常用对药，行气化热，消除郁热。二诊症状好转，但"胃不和，卧不安"，加珍珠母、夜交藤镇静养心安神，防风取风能除湿止泻。

## 二、脾胃虚寒

胃痛隐隐，喜暖喜按，喜食热食，吐痰涎清水，倦怠乏力，便溏，手足不温。舌质淡，苔白，脉虚弱。

胃镜显示：胃黏膜苍白，胃黏膜变薄，胃蠕动减弱。

治则：益气健脾，温中散寒。

方剂：黄芪建中汤、小建中汤、理中汤。

**【医案举例】**

王某，女，68 岁。初诊日期：2015 年 3 月 8 日。

主诉：上腹痛反复发作 5 年余，加重 1 周。

病史：上腹痛反复发作 5 年余，饮食不适腹泻，平素不敢吃凉食，水果需拿水烫。1 周前，劳累后上腹部疼痛发作。刻下：上腹部疼痛，食欲不振，乏力，无泛酸水烧心，寐欠佳，舌质淡，苔白，脉细弱。胃镜提示：慢性萎缩性胃炎。

中医诊断：胃痛（脾胃虚寒）。

西医诊断：慢性胃炎。

治则：温中健脾，和胃止痛。

方宗：黄芪建中汤。

方剂：黄芪 30g，桂枝 10g，炒白芍 20g，炙甘草 10g，炒白术 10g，党参 20g，云苓 20g，炒山药 15g，陈皮 20g，元胡 15g，生姜 5g，大枣 5g。7 剂，水煎服。

二诊：2015 年 3 月 15 日。上腹痛明显缓解，但仍不敢食凉食，仍感纳差，睡眠不佳，易心烦，大便 2 次 /d，不成形，舌脉同前。上方加炒扁豆 15g，薏苡仁 20g，神曲 15g，炙鸡内金 20g，合欢花 20g，夜交藤 20g，焦栀子 10g。10 剂，水煎服。

先后服用 1 个月余，症状明显好转，可以食用常温水果，继服人参健脾片巩固疗效。

【按语】 患者以上腹痛反复发作 5 年余为主症，中医诊断"胃痛"。上腹痛反复发作，饮食不适腹泻，平素不敢吃凉食，水果需拿水烫，食欲不振，乏力，无泛酸水烧心，寐欠佳，舌质淡，苔白，脉细弱。中医辨证"脾胃虚寒"。《金匮要略·血痹虚劳病脉证并治》："虚劳里急诸不足，黄芪建中汤主之。"本方重在温补脾胃，是治疗虚寒胃痛的主要方剂。是在小建中汤中加入黄芪，可增强益气建中之功效，阳生阴长，诸虚不足之证自除。黄芪建中汤脉象以火气不足为特征，火不足则脾土弱，脾胃虚寒，易受外邪侵袭，导致胃肠疼痛、挛急、腹胀、泄泻症状，正如《黄帝内经》云："正气存内，邪不可干"，"精气夺则虚"。病位在脾胃，因此名为建中。方中黄芪益气补中，小建中汤温脾散寒，缓急止痛，配合异功散增强健脾之功效，元胡增强止痛功效。二诊增加健脾消食之药有助于温胃化饮。

## 三、肝郁气滞

胃脘胀痛，或伴两胁窜痛，嗳气呃逆，口苦反酸，发病与情志有关，性情急躁易怒，善太息，大便不爽。舌质淡苔白，脉弦。

胃镜显示：胃黏膜红白相间，线状发红，呈斑块状充血，胃皱襞粗乱，胆汁反流，胃蠕动加快。

治则：疏肝理气，和胃止痛。

方剂：柴胡疏肝散、四逆散、丹栀逍遥丸。

【医案举例】

詹某，女，45 岁。初诊：2016 年 9 月 16 日。

主诉：上腹痛反复发作 2 年余，加重 10 天。

病史：上腹痛反复发作 2 年余，平素善太息，胸胁胀痛，时有口苦，间断口服逍遥丸、气滞胃痛冲剂。10 天前，生气后上腹痛再次发作。刻下：胃脘疼痛，连及两胁，发病与情志关系密切，伴有反酸，偶有烧灼感，食欲佳，但不敢多食，食后上腹胀，大便尚调。舌质红，舌边有瘀斑，苔薄白，脉沉弦。2015 年 5 月 5 日胃镜提示：慢性浅表 - 萎缩性胃炎，Hp 阴性。

中医诊断：胃痛（肝郁气滞）。

西医诊断：慢性胃炎。

治则：疏肝理气，和胃止痛。

方宗：柴胡疏肝散。

处方：柴胡 10g，枳壳 15g，炒白芍 20g，炙甘草 10g，木香 7.5g，郁金 10g，神曲 15g，生麦芽 20g，炒麦芽 20g，炙鸡内金 20g，海螵蛸 15g，焦栀子 10g，青皮 15g，陈皮 15g，连翘 15g，三七 6g。8 剂，煎至 300ml，早、午、晚餐后口服。

二诊：2016 年 9 月 24 日。胃胀缓解，仍有反酸，但较就诊前症状减轻，时有嘈杂。舌脉同前。上方加黄连 5g，吴茱萸 5g。10 剂，水煎服。嘱患者注意情志，保持心情舒畅。

先后服用 40 余剂汤药，随访诸症好转。

【按语】 患者以上腹痛反复发作 2 年余，加重 10 天为主症，中医诊断"胃痛"。胃脘疼痛，连及两胁，发病与情志关系密切，伴有反酸，偶有烧灼感，食欲佳，但不敢多食，食后上腹胀，大便尚调。舌质红，舌边有瘀斑，苔薄白，脉沉弦。中医辨证"肝郁气滞"。柴胡疏肝散具有疏理肝胆，调畅气机，调理脾胃，缓急止痛作用。该患临证表现实为肝郁乘脾所致。唐容川云："木之性主于疏泄，食气入胃，全赖肝木之气以疏泄之，而水谷乃化。"该患者肝之清阳不升，疏泄失司，木不疏土则出现胃肠道疾病，因此治疗本在肝，标在脾。《素问·六元正纪大论》曰："木郁达之。"故予柴胡疏肝解郁，芍药养血敛阴，柔肝止痛，两者配伍疏中有敛；芍药、甘草酸甘化阴，具有止痛之效；颠倒木金散疏理上、中焦之气滞；青皮、陈皮是肝脾同治的对药，具有疏肝和胃，理气止痛之功，针对两胁胀满，胃脘不适胀痛；生麦芽、炒麦芽具有疏肝理气、健脾消食之用，和神曲、连翘常同用，取保和丸之意；鸡内金、海螵蛸抑酸，保护胃黏膜。二诊加左金丸增强清肝泻火之功效。

## 四、脾虚湿盛

胃脘隐痛，痞满不适，胸闷，不欲饮食，口黏，倦怠乏力，时有口气。舌质淡苔白腻，脉滑。

胃镜显示：胃底有液体，胃壁分布较多黏液，胃窦部可见水肿。

治则：健脾化湿，和胃止痛。

方剂：藿朴夏苓汤。

【医案举例】

袁某，女，53 岁。初诊：2015 年 10 月 10 日。

主诉：上腹胀满反复发作 2 年。

病史：上腹胀满反复发作 2 年余，伴有食欲不振，有口气，食后胀痛明显。

曾口服"胃三联"、六味安消等中西药物,疗效不明显。刻下:胃胀,食后明显,胃脘部隐痛,纳差,口有异味,大便黏腻不畅,舌质淡苔白腻而厚,脉滑。2014年10月胃镜提示:慢性浅表 - 萎缩性胃炎,轻度肠上皮化生,Hp+。

中医诊断:胃痞(脾虚湿盛)。

西医诊断:慢性胃炎。

治则:健脾祛湿,和胃止痛。

方宗:藿朴夏苓汤。

方剂:藿香 5g,川厚朴 10g,清半夏 10g,云苓 20g,薏苡仁 20g,党参 20g,炒白术 10g,陈皮 20g,木香 7.5g,土茯苓 25g,紫苏梗 15g(后下),连翘 15g,生麦芽 15g,炒麦芽 15g。8 剂,水煎服。

二诊:2015 年 10 月 18 日。口气缓解明显,大便成型,但仍感上腹胀症状减轻,是有心烦,寐欠安,舌质淡苔白略腻,脉滑。上方加郁金 10g,木香 10g,牡丹皮 10g,焦栀子 5g,合欢皮 20g。10 剂,水煎服。

三诊:2015 年 10 月 28 日。诸症缓解,但自觉食欲欠佳。上方加神曲 10g。

先后服药 3 个月余。2016 年 1 月 1 日复查胃镜示:慢性浅表性胃炎,无肠上皮化生。

**【按语】** 患者以上腹胀满反复发作 2 年为主症,中医诊断"胃痞"。胃胀,食后明显,胃脘部隐痛,纳差,口有异味,大便黏腻不畅,舌质淡苔白腻而厚,脉滑。中医辨证"脾虚湿盛"。藿朴夏苓汤为夏季常用方剂,该患者就诊时间虽为冬季,但患者脾虚湿盛症状表现。因此,以藿朴夏苓汤和四君子汤加减健脾祛湿理气和胃。该患者为本虚标实之证,因虚而湿,因湿而滞。方中四君子汤健脾补益,扶正祛邪,因为"正气存内,邪不可干","邪之所凑,其气必虚"。藿朴夏苓汤理三焦之气化湿除满。配合理气醒脾之生麦芽、炒麦芽;清热解毒之土茯苓;连翘使补而不滞,滞而不热;土茯苓、连翘抑制 Hp 及肠上皮化生,临床通过胃镜也得到证实。

## 五、胃阴不足

胃痛隐隐,口干咽燥,便秘,饥不欲食,嘈杂,脘闷不舒。舌质红少津,脉细数。

胃镜显示:胃黏膜呈灰白色,变薄变脆,可见黏膜下小血管网,腺体萎缩,胃分泌液体量及胃酸减少,黏膜可见凹凸不平的结节。

治则:益胃生津,和胃止痛。

方剂:益胃汤。

**【医案举例】**

林某,女性,72 岁。初诊:2015 年 4 月 23 日。

主诉：上腹痛反复发作 10 余年，伴反酸、烧心，加重 3 天。

病史：上腹痛反复发作 10 余年，时有反酸烧心，不欲饮食。5 年前胃镜提示：慢性萎缩性胃炎。先后口服质子泵抑制剂、果胶铋、多潘立酮，病情时有好转。3 天前饮食不适后上腹痛再次发作，伴反酸、烧心，口服奥美拉唑、多潘立酮未见好转。刻下：上腹痛，反酸、烧心，口干，大便干燥，胃中嘈杂，食欲不振，寐不安。舌红少津，脉沉细。

中医诊断：胃痛（胃阴不足）。

西医诊断：慢性胃炎。

治则：益胃生津，健脾和胃，止痛。

方宗：益胃汤。

方剂：沙参 15g，玉竹 15g，麦冬 10g，五味子 5g，生白术 10g，茯苓 20g，神曲 15g，麻子仁 20g，草决明 20g，柏子仁 20g，川厚朴 10g，姜半夏 10g，炙鸡内金 20g，海螵蛸 20g，煅瓦楞 20g（先煎），儿茶 5g，连翘 15g，紫苏梗 15g（后下），蒲公英 20g，夜交藤 20g。10 剂，水煎服。

二诊：2015 年 5 月 10 日。上述症状好转，因家中有事停药，又出现烧心，大便干燥，心烦，但症状较初诊轻。舌质红，花剥苔，脉沉细。原方减儿茶、煅瓦楞、姜半夏，加淡豆豉 10g，焦栀子 5g。10 剂，水煎服。

三诊：2015 年 5 月 20 日。诸症好转，继服 20 剂，电话随诊病情平稳。

**【按语】** 患者以上腹痛反复发作 10 余年，伴反酸、烧心，加重 3 天为主症。中医诊断"胃痛"。上腹痛，反酸、烧心，口干，大便干燥，胃中嘈杂，食欲不振，寐不安。舌红少津，脉沉细。中医辨证"胃阴不足"。该患病位在胃，治疗在脾胃。《黄帝内经》云："饮入于胃，游溢精气，上输于脾，脾气散精，上归于肺，通调水道，下输膀胱，水精四布，五经并行。"脾为胃行其津液，若脾失健运，津液失于输布，胃失所养，胃阴不足，故胃痛隐隐，口干；津液不足，肠道失于濡润则便秘，脾虚失于健运则食欲不振。"胃不和，卧不安"，故寐欠安，舌脉均为阴液不足之征。方用益胃汤益气滋阴，半夏厚朴汤降逆行气；配合白术、茯苓、神曲、炙鸡内金健脾助运；海螵蛸、煅瓦楞抑酸，针对烧心反酸；儿茶敛肌，保护胃黏膜；草决明、麻子仁、柏子仁润肠通便，又养心安神一举两得。连翘、紫苏梗对药取保和丸之意，以防食积生热更耗胃阴。二诊症状较轻，减半夏防理气药之燥，加栀子豉汤清心除烦。

## 六、胃络瘀阻

胃脘疼痛，痛有定处，食后或入夜尤甚，痛持续时间较长，拒按，或见黑便，舌质紫黯，舌上有瘀斑瘀点，脉涩。

胃镜显示：胃黏膜凹凸不平，呈颗粒或结节样增生，充血肿胀，伴出血点或瘀斑，或溃疡、息肉。黏膜组织常有肠上皮化生或异型增生。

治则：活血化瘀，和胃止痛。

方剂：失笑散和丹参饮化裁。

【医案举例】

予某，男，68岁。初诊日期：2016年3月2日。

主诉：上腹痛反复发作20余年，加重3天。

病史：20年前，因饮食不慎出现上腹部疼痛，口服法莫替丁治疗好转。此后因劳累、生气上腹部疼痛时有反复，口服药物控制，时有好转。3天前生气后上腹痛再次发作，口服法莫替丁未见明显好转，并出现皮疹，瘙痒。为进一步诊治，就诊于我处。刻下：胃痛，饥饿时明显，呃逆，偶有反酸、烧心，食欲不振，食后腹胀，大便黏腻，无口干，喜食热食物。舌质紫黯，苔白厚腻，脉弦。2015年胃镜示：慢性萎缩性胃炎，十二指肠溃疡。

中医诊断：胃痛（寒凝血瘀）。

西医诊治：①慢性胃炎；②消化性溃疡。

治则：温中散寒，活血化瘀。

方宗：黄芪建中汤合蒲黄散。

处方：黄芪30g，桂枝10g，炒白芍15g，炙甘草10g，丹参15g，党参20g，五灵脂10g，生蒲黄10g，炒蒲黄10g，茯苓30g，白术10g，陈皮15g，炒山药10g，炙鸡内金15g，海螵蛸20g，煅瓦楞20g（先煎），元胡15g。7剂，水煎服。

二诊：2016年3月9日。服药后胃脘痛缓解，但仍感呃逆，舌脉同前。上方加旋覆花15g。14剂，用法同前。

前后治疗2个月，诸症好转。

【按语】 患者以上腹痛反复发作20余年，加重3天为主症。中医诊断"胃痛"。胃痛，饥饿时明显，呃逆，偶有反酸、烧心，食欲不振，食后腹胀，大便黏腻，无口干，喜食热食物。舌质紫黯，苔白厚腻，脉弦。中医辨证"寒凝血瘀"。脾胃虚寒兼有血瘀，为本虚标实之证。黄芪建中汤是治疗脾胃虚寒的重要方剂。患者久患胃疾，脾胃虚寒，不能温运，故胃痛、纳差、喜食热食。《素问·异法方宜论》："脏寒生满病。"脾胃为气机升降枢纽，中焦气机升降失司，故食后腹胀，脾阳不足，运化无权，则大便黏腻，舌脉为有瘀血、湿气之征。因此用黄芪建中汤温运脾阳，异功散健脾行气燥湿除满，因"初病在经，久病入络"，配合失笑散活血通络止痛，辨证精准，效如桴鼓，7剂即疗效显著。胃络受阻的患者，临床应重视活血化瘀，通络止痛药物。久病常因虚致瘀，因瘀致虚恶性循环。用药不忘扶正，扶正和化瘀同用，化瘀而不伤正。临床养血和血常用当归、白芍；活血止痛常用生蒲黄、炒蒲黄、五灵脂、元胡；凉血化瘀常用丹参、郁金、牡丹皮；化瘀解毒常用蒲公英、土茯苓；通络止痛常用橘核、荔核、王不留行等。

结合胃镜、病理随证加减：胃黏膜有充血水肿，加元胡、三七、丹参等；胃黏膜有出血点加地榆炭、血余炭、仙鹤草等；胃黏膜有糜烂加儿茶、白及；胃镜病理有肠上皮化生加连翘、土茯苓、蒲公英清热解毒驱毒外出。肠上皮化生为疾病病久的病理产物瘀毒，是癌前病变，上述药西医药理学具有抗癌作用。伴有幽门螺杆菌（Hp）者加连翘、土茯苓、蒲公英、黄连、黄芩等，这些药现代研究证实具有抑制 Hp 作用，同时又有解痉止痛作用。

## 第八节　脾胃病治未病思想

"未病"一词，始载于《黄帝内经》，《黄帝内经·四气调神大论》言："是故圣人不治已病治未病，不治已乱治未乱，此之谓也。夫病已成而后药之，乱已成而后治之，譬犹渴而穿井，斗而铸锥，不亦晚乎"。其中"不治已病治未病"的著名论点，是人类预防思想的最早记载。《金匮要略》开篇"脏腑经络先后病脉证"即曰："上工治未病"，"若人能养慎，不令邪风干忤经络，适中经络，未流传脏腑，即医治之"，则可使"五脏元真通畅，人即安和"，即开"未病医学"之先河。近年来，随着人民生活水平的提高，健康观念的转变，具有浓厚民族特色，以中医理论为基础的"未病医学"也和预防医学同时发展成一个以健康促进和健康保护为重点的新兴的学科群。

中医学认为，疾病的发生是由于人体正气不足，即抗病能力和防御屏障的不足或下降，正常的生理功能紊乱，阴阳失调，外邪侵袭所致。所以要想预防疾病的发生，就必须从振奋人体的正气入手，调动自身的防御功能，讲究养生，同时以整体观念适应自然，调整自身，谐调脏腑气血的功能，使"正气存内，邪不可干"，"阴平阳秘，精神乃治"。

在临证时，注重调理脾胃，重视后天之本，是"未病医学"独有的特色。脾胃为后天之本，人体的营卫气血赖水谷化生，而水谷之纳化输布则是脾胃所司，只有脾胃健运，才能纳化水谷，气血有源，五脏得养，生机旺盛，才有抗拒病邪，修合损伤的能力。药物入口亦赖脾胃运化输布才起作用。《丹溪心法》云："胃乃六腑之本，脾为五脏之源，胃气弱则百病生，脾阴足而万邪息，调理脾胃为医中之王道，节戒饮食乃却病之良方。"通过调理脾胃，以提高机体的免疫能力，使"四季脾旺不受邪"。对健脾益气中药的现代研究已有证实，该类药能提高人体的细胞免疫力，增强巨噬细胞吞噬功能，提高辅助性 T 细胞的功能和活性，即提高机体的卫外之气，从而达到"脾旺不受邪"的境地。

**【医案举例】**

龚某，男，64岁。初诊：2018年10月29日。

主诉：胃脘部胀满，纳呆1年，加重1个月。

病史：1年前因饮食不慎出现胃脘部胀满，纳呆，餐后饱胀，动则缓解，自服疏肝平胃丸后好转，平素胃脘部怕凉，喜温，饮食不慎则加重。1个月前生气后上述症状加重，自服药物未见好转，就诊于我处。刻下：胃脘部胀满，气短乏力，偶有口苦，口干，食欲可，小便频，大便溏，夜眠可。舌淡，苔薄白，脉弦细。2018年5月胃镜：慢性非萎缩性胃炎。

中医诊断：痞满（脾胃气虚）。

西医诊断：慢性胃炎。

治法：益气健脾和胃。

方宗：香砂六君子丸。

处方：党参20g，茯苓15g，白术10g，炙甘草10g，木香10g，砂仁5g（后下），生麦芽15g，炒麦芽15g，神曲10g，陈皮15g，炙鸡内金15g，炒山药15g，乌药15g。10剂，水煎服。

二诊：2018年11月9日。胃脘部胀满明显好转，效不更方，上方10剂，水煎服。

**【按语】**　患者初诊以胃脘部胀满，纳呆1年，加重1个月为主症，中医诊断"痞满"。胃脘部胀满，纳呆，餐后饱胀为主要临床表现，伴胃脘部怕凉，气短乏力，偶有口苦，口干，食欲可，小便频，大便溏，夜眠可。舌淡，苔薄白，脉弦细。中医辨证"脾胃气虚"。本案患者因饮食不慎，而致脾胃功能受损，出现运化受纳功能失常，病久则脾胃气虚，运化乏力，脾胃为后天之本，气血生化之源，脾胃气虚，受纳与健运乏力，则胃脘部胀满，食后纳呆，湿浊内生，则便溏；脾主肌肉，脾胃气虚，四肢肌肉无所养，则乏力；脾为肺之母，脾胃虚，母病及子，则肺气不足而气短。故以益气健脾和胃为法，以香砂六君子丸加减为主方，另加鸡内金消积除满；陈皮，神曲，麦芽有保和丸之意，消食化滞和胃；山药，乌药温肾缩尿。

《黄帝内经》云："不治已病治未病"，本案患者虽以脾胃气虚为主，但已有口苦、口干等肝病之初症，以香砂六君子丸加减益气健脾，消食和胃，而暂未治肝，正是《金匮要略》云"夫治未病者，见肝之病，知肝传脾，当先实脾"之意。《难经》云："所谓治未病者，见肝之病，则知肝当传之于脾，故先实其脾气，无令得受肝之邪。"脾胃为后天之本，生化之源，脾运健旺，水谷纳化正常，气血有源，五脏得养，才能正气充足，防病邪入侵，正所谓"正气存内，邪不可干"是也。临床重视调理脾胃，常用健脾益气之法以提高机体免疫力，而达到"四季脾旺不受邪"的目的。

# 第九节 整体观论治脾胃病

各种不同的疾病，其重点虽在不同部位，但都能影响整体，表现为除重点部位出现主要症状外，还出现一系列全身症状。从局部治疗效果不佳时，改从整体治疗，则疗效大增。

中医学源远流长，内容极其丰富，中医学流派纷呈，并不和谐统一。伤寒学说是中医临床医学的基础。其六经辨证方法和众多著名方剂，现在仍被广泛应用。

脾胃学说不是单纯治疗脾胃病的学说，而是以脾胃为中心治疗全身各种疾病的学说。它创立了独特的理论模式，提出了升阳、补脾胃、泻阴火等治疗方法和方剂，具有初步的系统治疗思想，很值得重视。但它把外感和内伤对立起来，把脾胃学说和伤寒学说割裂开来，这就使脾胃学说自我孤立，阻碍了其广泛应用和发展。

温病学说的兴起，把中医治疗外感热性病的理论和实践推到了新的高度。其卫气营血和三焦辨证方法及辛凉、解毒、清营、凉血等方药的应用，开拓了人们的思路，丰富了治疗手段。

各种主要学派，虽然它们所使用的理论框架不同，表述的方式不同，使用的药物也不尽相同，但其内容实质是相通的，都有科学合理有实用价值的一面，也有一定的局限性。不能以一种学说代替另一种学说，也不能机械地拼凑，强求表面统一。比较理想的方法是集其精华熔于一炉，形成有机结合的统一体。

整体观和整体论治把一切疾病都看成是整体疾病，不管疾病多么复杂，怎么变化，总不出整体范围，都一概予以系统治疗，只是针对疾病的重点部位和突出症状合理地加减用药即可。治疗原则上，以"平"为期，去其有余，补其不足。

## 【医案举例】

马某，女，59岁。初诊：2018年10月29日。

主诉：胃脘部隐痛1年，加重伴烧心，反酸1个月。

病史：1年前因思虑过度出现胃脘部隐痛，空腹时胃脘部痛加重，间断口服药物治疗（具体不详）。1个月前无诱因上述症状加重，并伴烧心，反酸，失眠，入睡困难，烦躁，手脚凉，自服药物未见好转，就诊于我处。刻下：胃脘部隐痛，烧心，反酸，面色萎黄，烦躁，手脚凉，口干，失眠，体倦食少，二便正常，舌质淡，苔薄白，脉细弱。2018年1月胃镜提示：慢性非萎缩性胃炎。

中医诊断：胃痛（心脾两虚）。

西医诊断：慢性胃炎。

治法：健脾益气，补血养心。

方宗：归脾汤。

处方：黄芪 35g，党参 15g，当归 15g，白术 10g，木香 5g，酸枣仁 15g，茯神 15g，远志 10g，炙甘草 10g，龙骨 35g，牡蛎 35g，炙鸡内金 15g，夜交藤 15g，蒲公英 25g，海螵蛸 20g，焦栀子 10g，醋延胡索 15g，生姜 5g，大枣 5g。10 剂，水煎服。

二诊：2018 年 11 月 9 日。上述症状明显好转，效不更方，上方续服 10 剂，水煎服。

【按语】 患者初诊以胃脘部隐痛 1 年，加重伴烧心，反酸 1 个月为主症，中医诊断"胃痛"。胃脘部隐痛，烧心，反酸，伴面色萎黄，烦躁，失眠，体倦食少，手脚凉，口干，二便正常，舌质淡，苔薄白，脉细弱。中医辨证"心脾两虚"。患者因思虑过度，劳伤心脾，气血亏虚，不荣则痛，故胃脘部隐痛；心藏神而主血，脾主思而统血，思虑过度，心脾气血暗耗，脾气亏虚则体倦食少，心血不足则见失眠，入睡困难，面色萎黄，舌质淡，苔薄白，脉细弱。治疗以健脾益气，补血养心为主，以归脾汤为主方加减，另加龙骨，牡蛎镇静安神，夜交藤养心安神，炙鸡内金运脾消食，又能防大量益气补血药滋腻碍胃和寒凉药物凝滞脾胃，使补而不滞，滋而不腻，海螵蛸制酸，蒲公英清热解毒，焦栀子除烦，醋延胡索活血行气止痛。

《医方集解》曰："此手少阴、足太阴药也。血不归脾则妄行，参、术、黄芪、甘草之甘温，所以补脾；茯神、远志、枣仁、龙眼之甘温酸苦，所以补心，心者，脾之母也。当归滋阴而养血，木香行气而舒脾，既以行血中之滞，又以助参、芪而补气。气壮则能摄血，血自归经，而诸症悉除矣"。心脾同治，重在脾，使脾旺则气血生化有源。根据此案患者主要症状，虽然病在脾胃，但重在心脾，心脾气血两虚所致而出现其他全身症状，故从整体治疗，同时对兼症合理加减用药，以平为期，去其有余，补其不足，疗效显著。

## 「第十节 脾胃病异病同治」

异病同治指不同的疾病，在其发展过程中，由于出现了相同的病机，因而采用同一方法治疗的法则。"异病同治"作为中医最基本的治疗原则之一，在临床实践中，对于提高临床疗效具有十分重要的指导意义。补中益气汤源自李东垣《脾胃论》，是治疗脾胃病的经典方，专门为治疗饮食劳倦、内伤发热而立。李东垣在《内外伤辨惑论》指出："内伤脾胃，乃伤其气。外感风寒，乃伤其形，伤其外为有余，有余者泻之，伤其内为不足，不足者补之……惟当以辛甘温之剂补其中，升其阳，甘寒以泻其火则愈……盖温能除大热，大忌苦寒之药泻胃土耳。"创立补中益气汤遵循《素问•至真要大论》中"劳者温之，损者益之"这一治虚原则，并不违背"寒者热之，热者寒之"治实原则。虚实不同，治则不同是中医治病辨证论治思想的体现。该方配伍以黄芪益气为君。人参、白术、炙甘草健脾益气，为臣，助黄芪补气，而达到甘温除热之功效。气血同源，气虚久则及血，当归补血和血，为佐药。升麻、柴胡升举下陷之清阳，为使药。如李杲云："胃中清气在下，必加升、柴以引之。"再加陈皮以防补气补血之药壅滞气机，碍胃，共奏补中益气和益气升阳举陷的功效。补中益气汤虽为脾胃气虚代表方剂，临床应用可根据病情变化随证化裁，适应范围广泛。现代药理认为本方具有增加机体免疫功能，还具有抗疲劳作用，能促进人体的代谢。目前因为工作压力，亚健康状态的人越来越多，是否能把本方应用于此类人群，希望广大中医学者在工作中进一步探求。

### 【补中益气汤治肛门下坠医案举例】

李某，男，68岁。初诊日期：2013年12月9日。

主诉：肛门下坠感2年余。

病史：无明显诱因出现肛门下坠感2年余，平素大便溏泄5～6次/d，不敢吃凉食，食凉食后溏泄加重，每于大便后肛门下坠，有烧灼疼痛感，伴呃逆，食欲可，但不敢多吃，食后腹部胀满明显。舌质淡红苔白腻，脉沉细无力。肠镜检查提示：未见明显异常。

中医诊断：泄泻（脾虚气滞，中气下陷）。

西医诊断：功能性肛门直肠疼痛。

治则：健脾升阳，除湿理气。

方宗：补中益气汤。

处方：党参30g，炒白术15g，云苓20g，土茯苓25g，黄芪30g，升麻5g，陈皮15g，柴胡5g，姜半夏10g，木香5g，炒薏苡仁20g，甘草10g，生姜5g，大枣5g。7剂，水煎服。

二诊：2013年12月16日。呃逆症状缓解，大便次数减少至2～3次/d，但仍不成形，肛门仍有下坠疼痛感，但程度减轻，舌脉同前。上方加炒山药20g，砂仁5g。10剂，水煎服。

共口服30剂中药，症状明显好转，仅饮食不适，大便偶溏。

【按语】 患者以肛门下坠感2年余为主症，中医诊断"泄泻"。无明显诱因出现肛门下坠感2年余，平素大便溏泄5～6次/d，不敢吃凉食，食凉食后溏泄加重，每于大便后肛门下坠，有烧灼疼痛感，伴呃逆，食欲可，但不敢多吃，食后腹部胀满明显。舌质淡红苔白腻，脉沉细无力。中医辨证"脾虚气滞，中气下陷"。妙用补中益气汤，除可益气之外，还有升阳之意。脾胃属中焦，是气机升降的枢纽，正如《素问·六微旨大论》云："出入废则神机化灭，升降息则气立孤危"。脾主升，胃主降，脾胃是气机升降的关键，方中党参、黄芪补气健脾，升麻、柴胡助升举清阳之气，使肛门下坠之感缓解，再随症加减健脾除湿理气之药，改善患者其余诸症。如加炒山药、砂仁以增强健脾和胃、升清举陷之功效。

**【补中益气汤治便秘医案举例】**

张某，男，75岁。初诊：2014年3月25日。

主诉：排便困难7年余，加重半个月。

病史：7年来排便困难，大便并不干燥，大便4～5天一行，时有便意，如厕时费力，便后有排不尽感觉，伴有小腹下坠。为大便顺畅常常服用通便药物能缓解。近半个月劳累后便秘加重，为进一步诊治来诊。刻下：排便困难，大便不干燥，小腹有下坠感，疲乏无力，严重影响睡眠及情绪，纳呆。舌质淡苔白，脉沉。

中医诊断：便秘（中气下陷）。

西医诊断：功能性便秘。

治则：健脾益气，升阳举陷。

方宗：补中益气汤。

处方：黄芪35g，生白术15g，当归10g，升麻10g，柴胡10g，党参20g，炙鸡内金20g，生麦芽20g，炒麦芽20g，陈皮15g，火麻仁20g，郁李仁20g，柏子仁20g，炒决明25g，川厚朴10g，合欢花15g，首乌藤15g。10剂，水煎服。

二诊：2014年4月5日。便秘明显好转，1～2日一行，但仍有些费力，无小腹下坠排不尽症状，食欲可，睡眠因大便见好，心情愉悦寐安。舌质淡苔白，脉沉。上方加杏仁15g。10剂，水煎服。

先后服药1个月余，停药后每2日大便一行。

**【按语】** 患者以排便困难7年余，加重半个月为主症。中医诊断"便秘"。排便困难，大便不干燥，小腹有下坠感，疲乏无力，严重影响睡眠及情绪，纳差，舌质淡苔白，脉沉。中医辨证"中气下陷"。老年便秘临床常见，以排便不畅，便后不尽，排便时间长为主。食入于胃，经脾的消化、胃的受纳，小肠分清泌浊，将糟粕传与大肠，大肠者传导之官，化物出焉。老年人大多脾虚运化无权，传导无力则便秘，予补中益气汤健脾益气、升阳举陷，酌加消食导滞、润肠通便之药，药证相符，疗效显著。而不要一见便秘即用芒硝、大黄之类泻下药，导致伤正。杏仁取提壶揭盖之意，肺与大肠相表里。

**【补中益气汤治消渴病医案举例】**

丁某，女，54岁。初诊：2013年12月10日。

主诉：发现血糖增高1年余，伴疲乏、无力。

病史：1年前体检时发现血糖增高，就诊于大连医科大学附属第一医院，诊断为2型糖尿病，予二甲双胍500mg，每日2次口服，目前血糖控制尚可。近半年倦怠乏力明显，体重增加，头晕头重，二便尚调。舌质淡胖，苔薄白，脉濡缓。

中医诊断：消渴（气虚兼湿）。

西医诊断：2 型糖尿病。

治则：健脾益气祛湿。

处方：黄芪 35g，党参 20g，白术 10g，当归 10g，陈皮 15g，茯苓 25g，升麻 5g，柴胡 5g，土茯苓 25g，姜半夏 10g，甘草 10g。14 剂，水煎服。

二诊：2013 年 12 月 24 日。疲乏、无力好转，头晕头重减轻。舌质淡胖，苔薄白，脉濡缓。上方加炒薏苡仁 40g，荷叶 20g。10 剂，水煎服。

共口服 30 剂中药，症状明显好转，血糖控制佳。

【按语】　患者以发现血糖增高 1 年余，伴疲乏、无力为主症。中医诊断"消渴"。近半年倦怠乏力明显，体重增加，头晕头重，二便尚调。舌质淡胖，苔薄白，脉濡缓。中医辨证"气虚兼湿"。2 型糖尿病临床上三多一少症状并不明显，隶属于中医"消渴"范畴。中老年发病率较高，患者大多形体肥胖。中医认为中老年之人元气渐衰，正如《黄帝内经》云："年四十，而阴气自半也，起居衰矣；年五十，体重，耳目不聪明矣；年六十，阴痿，气大衰……"元气不足，鼓动无力，气机升降出入失常，清阳不升，浊阴不降而聚湿，日久阻滞脉络，血运不畅。《脾胃论•脾胃虚实传变论》提出："欲实元气，当调脾胃。"补中益气汤调脾胃补元气，升清阳治本，然后根据湿、瘀偏重，临床随症加减，或祛湿，或活血，或通络，使得脾胃气机升降正常，气血调和，阴阳平衡，百病不生。

## 第十一节　脾胃病勿忘预防调护

脾胃病不仅仅是普通简单的胃肠黏膜病变，而且还是身心疾病，发病与情志因素、饮食也是密切相关，临床应用药物固然重要，但是平素的生活调理、病后调护更重要，就像人们常说的胃病三分用药，七分养。正如《五常政大论》曰："五谷为养，五果为助，五畜为益，五菜为充，气味合而服之，以补精益气。"对脾胃病患者都应防治结合，根据脾胃病病因病机，平时忌食生冷辛辣食品，少饮浓茶、烈酒以免刺激肠胃，饮食规律，对胃气尚未完全恢复者，嘱以白粥养胃，因为"饮食自倍，肠胃乃伤"。生活起居饮食规律，脾胃自建，正如《素问•上古天真论》云："上古之人，其知道者，法于阴阳，和于术数，食饮有节，起居有常，不妄作劳……度百岁乃去。"保持心情舒畅，肝主疏泄，肝气郁滞影响气机升降导致肝脾不和，脾胃受损，重视中医情志疗法的应用，因为喜怒哀乐皆是药，总之生活调护在脾胃病治疗中起着重要作用。

【医案举例】

宋某，女，54 岁。初诊：2018 年 10 月 29 日。

主诉:胃脘部胀满2年,加重伴烧心,反酸1周。

病史:2年前因情志不畅,饮食不规律,出现胃脘部胀满,于外院查胃镜示:慢性萎缩性胃炎,平素遇事容易着急。此后上症反复发作,间断口服药物治疗(具体不详)。1周前因生气上述症状再发,并伴烧心,反酸,胁肋胀满,头昏沉,自服药物未见好转,就诊于我处。刻下:胃脘部胀满,气短乏力,烧心,反酸,胁肋胀满,头昏,偶有口苦,口干,纳可,睡眠可,二便正常。舌质黯,苔白腻,脉弦。

中医诊断:痞满(肝脾不和)。

西医诊断:慢性胃炎。

治法:疏肝理脾。

方宗:四逆散合半夏泻心汤加减。

处方:柴胡10g,枳壳15g,白芍15g,炙甘草10g,木香10g,郁金15g,姜半夏10g,黄芩15g,黄连5g,陈皮15g,青皮15g,紫苏梗15g(后下),连翘15g,蒲公英25g,海螵蛸20g,煅瓦楞子25g(先煎),土茯苓25g,川牛膝10g,钩藤15g,生姜5g,大枣5g。10剂,水煎服。嘱其调节情绪,避免生气,保持心情舒畅,规律饮食,忌食生冷辛辣。

二诊:2018年11月9日。上述症状明显好转,效不更方,上方10剂,水煎服。嘱其调节情绪,避免生气,保持心情舒畅。

【按语】 患者以胃脘部胀满2年,加重伴烧心,反酸1周为主症,中医诊断"痞满"。胃脘部胀满,烧心,反酸,伴胁肋胀满,头昏沉,气短乏力,偶有口苦,口干,纳眠可,二便正常。舌质黯,苔白腻,脉弦。中医辨证"肝脾不和"。本案患者因情志因素,而致肝气不疏,胁肋胀满;枢机不利,气机不畅,疏泄失常,则口苦,口干,气短乏力,头昏,脉弦;气机不利,肝木失疏,易侮脾土,脾胃气滞,胃脘部胀满,烧心,反酸。故以四逆散合半夏泻心汤加减为主方,疏肝理脾,和中降逆,消痞散结,又因未见阳郁厥逆证,而枳实性猛而枳壳性缓,故以枳壳替之,合半夏泻心汤和中降逆,消痞散结。另加海螵蛸、煅瓦楞子制酸;青皮、陈皮、木香、郁金、紫苏梗疏肝行气解郁,散结消滞;连翘、蒲公英清热解毒,消痈散结;土茯苓除湿;川牛膝活血祛瘀;钩藤平肝息风。另嘱咐患者保持心情舒畅,规律饮食,忌食生冷辛辣。

《黄帝内经》云:"怒伤肝,思伤脾","饮食自倍,肠胃乃伤"。可以看出饮食及情志因素与脾胃病密切相关。情志不畅,肝失疏泄,木横乘土,肝脾不和,气机升降失常。而饮食不规律,亦易损伤脾胃,皆可致脾胃病。《黄帝内经》又云:"法于阴阳,和于术数,食饮有节,起居有常",故临床治疗脾胃病应当强调生活调护的重要性,有助于疾病康复。

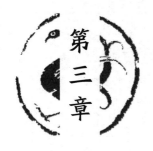

# 第三章

临床常见脾胃相关病辨证思路

# 第一节　胃食管反流病的辨治经验

胃食管反流病（gastro-esophageal reflux disease，GERD）是指胃内容物反流入食管引起的反流相关症状和（或）并发症的一种疾病，其发病原因多样，主要与防御机制减弱有关，其中包括一过性下食管括约肌松弛等。GERD 分为非糜烂性反流病（non-erosive reflux disease，NERD）、反流性食管炎（reflux esophagitis，RE）和 Barrett（BE）食管 3 种类型。胃镜下见食管下端黏膜有糜烂破损的，称为反流性食管炎；未见黏膜改变的，称为非糜烂性反流病；见食管下段复层鳞状上皮被单层柱状上皮所替代的，称为 Barrett 食管。GERD 临床表现以胸骨后烧灼感或疼痛，胃、食管反流，咽下困难及消化道外症状等为主。GERD 是西医学病名，中医无相应的病名，根据其主要临床表现烧心、反酸、胸骨后灼痛、咽喉不适、口苦、嗳气、反胃等症状，可归属于中医学之"嘈杂""痞满""胸痹""反酸""吐酸""吞酸""噎膈""反胃"等病症范畴。《医林绳墨·吞酸吐酸》记载："吞酸者，胃口酸水攻激于上，以至咽溢之间，不及吐出而咽下，酸味刺心，有若吞酸之状也"。《证治汇补·吞酸章》云："吞酸为中气不舒，痰涎郁滞，须先用开发疏畅之品"。《胃食管反流病中医诊疗专家共识意见（2017）》根据胃食管反流病主要症状及病位、病因病机，将其归属于中医"食管瘅"范畴。其临床表现多样，烧心、反酸是最常见的典型症状，胸痛亦是常见症状；其他不典型症状有上腹痛、胃胀、嗳气、恶心等消化不良症状，或同时伴有咽喉不适、吞咽困难、睡眠障碍；食管外症状表现有慢性咳嗽、支气管哮喘、慢性喉炎、牙侵蚀症等，并发症包括上消化道出血、食管狭窄等。

西医学通常采用抑制胃酸、愈合食管炎症、加强抗反流屏障功能、保护胃黏膜、促胃动力等方法治疗 GERD，消除临床症状，防治并发症，提高患者的生活质量，预防疾病的复发。药物治疗主要是联合应用质子泵抑制剂和促胃肠动力药物，其中质子泵抑制剂是目前治疗 GERD 最有效的药物。这些方法可一时缓解症状，但病情时有反复，究其原因，在于目前治疗方法，只是针对其局部炎症治疗，忽略了其发病的病因，即情志不畅的问题，而中医可对其病因病机，进行全面调整，从而既可整体治疗，又可从发病的病因进行调治，更有效地减少复发。

## 一、胃食管反流病之脾虚郁滞

GERD 多由情志不遂、饮食不节、脾胃虚弱等因素导致脾气当升不升，胃气当降不降，肝不随脾升，胆不随胃降，以致胃气上逆，上犯食管而形成本病。并认为本病的病位在食管和胃，与肝、胆、脾、肺关系密切，其基本病机概括为肝胆失于疏泄，胃失和降，胃气上逆，日久表现为脾胃虚弱，胃气上逆而见诸症。《素问·经脉别论》记载："饮入于胃，游溢精气，上输于脾。脾气散精，上归于肺，通调水道，下输膀胱，水精四布，五经并行。"脾胃为人体气机升降之枢纽，脾主运化，胃主受纳，脾胃气虚，气机升降失常，胃气郁滞，胃气上逆而发吐酸病。如《医学求是》云："升降之权，又在中气……中气旺则脾升而胃降，四象得以轮旋，中气败则脾郁而胃逆。"因此，我们认为脾虚郁滞型是胃食管反流病的临床常见证型。

## 二、益气健脾，和胃除痞

根据"脾宜升则健，胃宜降则和"的脾胃升降特点，脾气健则清阳得升，胃气和则浊阴得降，在辨证治疗胃食管反流病时灵活运用该理论，对脾虚郁滞型胃食管反流病提出了益气健脾、和胃除痞的治疗原则，应用自拟益气除痞汤治疗脾虚郁滞型的反流性食管炎。益气除痞汤的组成如下：党参、白术、陈皮、厚朴、半夏、枳实、木香、生麦芽、炒麦芽、鸡内金、海螵蛸、煅瓦楞子。方中党参味甘性平，归脾、胃经，具有健脾益气之功效；白术甘苦性温，归脾、胃经，为补脾胃之要药，脾喜燥而恶湿，白术既可健脾亦可燥湿，党参伍白术为主药，以补中益气，调和脾胃。陈皮归脾、胃、肺经，为理气健脾之要药，和胃降逆，行气宽中，可除中焦之痞满，通脾胃之滞。如《本草纲目》记载："同补药则补，同泻药则泻，同升药则升，同降药则降。脾乃元气之母，肺乃摄气之龠，故橘皮为二经气分之药，但随所配而补泻升降也。"半夏味辛性温，归脾、胃、肺经，辛散消痞，化痰散结，和胃降逆；厚朴宽中行气，化滞除满；枳实下气行痞，泻脾胃之壅滞，调中焦之运化；佐使木香以通调三焦之气，可升可降，更主要的是可以醒脾，以振奋脾气；配以生麦芽、炒麦芽、鸡内金消食和胃；海螵蛸、煅瓦楞子制酸，以助抑酸和胃除痞之功。

## 【医案举例】

陈某，男，30岁。初诊日期：2017年6月19日。

主诉：嘈杂，上腹胀满连及两胁时作近1年，加重1周。

病史：1年前受凉后出现胃中嘈杂，上腹胀满连及两胁，休息后上述症状好转。后因生气、受凉等上述症状时有发作，口服法莫替丁时有好转。1周前生气后嘈杂，上腹胀满连及两胁，食后及情志不畅时加重，时嗳气，纳少，偏瘦，二便尚调，寐尚安。舌质淡红，偏胖大，苔薄黄，根微腻，脉弦细。2016年6月胃镜：慢性非萎缩性胃炎，贲门松弛，Hp（－）。

中医诊断：食管瘅（脾虚气滞）。

西医诊断：胃食管反流病。

治法：益气健脾，行气除痞。

方宗：益气除痞汤化裁。

处方：党参20g，沙参15g，炒白术10g，姜半夏10g，厚朴15g，木香10g，枳壳15g，陈皮15g，炙鸡内金15g，生麦芽15g，炒麦芽15g，神曲10g，柴胡10g，郁金15g，紫苏梗15g（后下），连翘15g，海螵蛸20g，焦栀子5g，炙甘草10g，生姜5g，大枣5g。7剂，水煎服。

二诊：2017年6月26日。嘈杂，上腹及两胁胀满减轻，时嗳气，纳少改善，舌质淡红，偏胖大，苔薄黄，脉弦细。原方加茯苓15g，青皮15g。7剂，水煎服。

三诊：2017年7月6日。无嘈杂，无腹胀、嗳气，偶两胁胀满，纳可，便调，舌质淡红，偏胖大，苔薄白，脉弦细。上方减量木香为5g，青皮10g，枳壳10g。7剂，水煎服。

【按语】 患者主以嘈杂、上腹胀满连及两胁时作近1年，加重1周为主症，中医诊断"食管瘅"。嘈杂，上腹胀满连及两胁，食后及情志不畅时加重，时嗳气，纳少，偏瘦，舌质淡红，偏胖大，苔薄黄，根微腻，脉弦细。中医辨证"脾虚气滞"。患者素体偏虚，加之长期饮食不节，故致脾虚。脾虚不运，则胃失和降，中焦气机不畅，久而气滞。脾虚气滞故见嘈杂，上腹胀满连及两胁，时嗳气，纳少；肝郁助增气滞，故情志不畅时加重；舌偏胖大，根微腻为脾虚有湿之象；舌苔薄黄有化热之象。方中党参、白术、沙参、炙甘草益气健脾，且补而不燥；陈皮理气健脾；厚朴行气宽中除满；木香醒脾，通调三焦之气；枳壳下气除痞，泻脾胃之壅滞；紫苏梗疏肝行气；半夏降逆和胃消痞；鸡内金、海螵蛸、生麦芽、炒麦芽、神曲健胃消食；柴胡、郁金、连翘、焦栀子疏肝解郁、清热散结。二诊虽见效，但症未完全缓解，故进一步加青皮行气疏肝，加茯苓健脾。三诊诸症缓，遂减量辛燥之行气药，防耗气伤津，同时意在注重益气健脾。

益气除痞汤为自拟经验方，方中蕴含异功散、半夏厚朴汤、枳术汤之意。临床对于功能性消化不良、食管炎、各种胃炎等引发的腹胀、嗳气、烧心、反酸等症治疗效果明显。很多患者在出现腹胀等症后，首先选择了服用方便的西医促消化药，促消化药使肠胃持续增强蠕动，久服肠胃功能易紊乱、受损，若肠胃功能本已虚弱，还促使其超负荷运转，则后果更不堪设想。中医则重视整体调整观念，虚实、标本兼顾。益气除痞汤正是秉承这一理论而成方。《医学求是》云："升降之权，又在中气……中气旺则脾升而胃降，四象得以轮旋，中气败则脾郁而胃逆"。益气除痞汤包含了固本与除痞两方面，固本即为益气、健脾，除痞则主要为消除气滞、气郁之标。气郁与气滞可同时存在，虽有轻、重之分，但需小心气郁虽未滞，却易化火、暗耗气血。例如该患，气滞同时有舌苔薄黄，郁而化热之象，处方即加用连翘、焦栀子、郁金等解郁清热之品。

# 第二节　慢性胃炎辨治经验

慢性胃炎是由多种原因引起的胃黏膜的慢性炎性反应，是消化系统常见病之一。该病症状易反复发作，严重影响患者的生活质量，慢性萎缩性胃炎伴肠上皮化生、上皮内瘤变者发生胃癌的危险度增加，在临床上越来越引起重视。慢性胃炎的确诊主要依赖于内镜与病理检查，尤以后者的价值更大。对慢性胃炎的诊断应尽可能地明确病因，特殊类型胃炎的内镜诊断必须结合病因和病理。内镜诊断：①非萎缩性胃炎：内镜下可见黏膜红斑、黏膜出血点或斑块、黏膜粗糙，可能伴或不伴水肿、充血渗出等基本表现；②萎缩性胃炎：内镜下可见黏膜红白相间，以白相为主，皱襞变平甚至消失，部分黏膜血管显露，可伴有黏膜颗粒或结节状等表现；③如伴有胆汁反流、糜烂、黏膜内出血等，描述为萎缩性胃炎或非萎缩性胃炎伴胆汁反流、糜烂、黏膜内出血等。病理诊断：根据需要可取 2 块或以上活检组织，内镜医师应向病理科提供取材的部位、内镜检查结果和简要病史。病理医师应报告每一块活检标本的组织学变化，对幽门螺杆菌感染、慢性炎性反应、活动性、萎缩、肠上皮化生和异型增生（上皮内瘤变）应予以分级。慢性胃炎活检显示有固有腺体的萎缩（包括化生性萎缩和非化生性萎缩），即可诊断为萎缩性胃炎，不必考虑活检标本的萎缩块数与程度。临床医师可结合病理结果和内镜所见，做出病变范围与程度的判断。实验室检查：①幽门螺杆菌是引起慢性胃炎的最重要的原因，建议常规检测；②维生素 $B_{12}$、自身抗体等在诊断萎缩性胃体炎时建议检测；③血清胃泌素 G17、胃蛋白酶 I 和 II 可能有助于判断有无胃黏膜萎缩和萎缩部位。慢性胃炎是胃黏膜的慢性炎性反应，多数慢性胃炎患者可无明显临床症状，有症状者主要表现为非特异性消化不良，如上腹部不适、饱胀、疼痛、食欲不振、嗳气、反酸等，部分还可有健忘、焦虑、抑郁等精神心理症状。消化不良症状的有无及其严重程度与慢性胃炎的组织学所见和内镜分级无明显相关性。

慢性胃炎中医病名诊断以症状诊断为主。以胃痛为主症者，诊为"胃痛"；以胃脘部胀满为主症者，诊为"痞满"。若胃痛或胃脘部胀满症状不明显者，可根据主要症状诊断为"反酸""嘈杂"等病。

## 一、重病因"脾虚"，抓病机"郁滞"

慢性胃炎发病核心在于"脾虚"与"郁滞"。古之人，饥荒战乱，奔波流离，内伤劳倦，故多因虚而滞；今时之人，生活富足安逸，饮食肥甘厚腻，恣嗜烟酒，社会竞争激烈，精神紧张，故多因滞而虚。脾胃乃气机调畅之要地，今有诸般实郁内伤，则脾胃升降失司，纳化不能，则见诸症。又年老之人，长期消谷，磨损脾胃，胃虚脾滞，多虚滞，以虚为主；然年轻之人，实邪伤内，郁滞脾胃，滞脾腻胃，多郁滞，以实为主。故"脾虚"与"郁滞"贯穿病变始终，在病程的不同阶段，其侧重不一，但"脾虚郁滞"则为本病之辨证特点。

邪正的盛衰变化，对于疾病的发生、发展及其变化和转归都有重要的影响，疾病的发生与发展是正气与邪气斗争的过程。治疗的关键是改变正邪双方的力量对比，扶助正气，祛除邪气，使疾病向痊愈的方向转化。对于本病，在扶正祛邪的治疗原则，则更应辨明邪盛与正衰的实质内涵方能有的放矢施治。

## 二、湿伤浊阻，气郁邪滞

脾主运化水湿，胃主腐熟水谷，脾胃易被湿邪所伤而致本病。慢性胃炎邪盛，故多见于湿，但不能一概而论，或饮食肥甘厚味、嗜好烟酒，化生痰湿；过食寒凉、冷饮，则致寒湿内阻；或肝郁气滞，水液代谢失常，致痰瘀互阻；亦有用药不当，直伤脾胃等。此般邪盛皆可影响脾胃的正常生理功能，使脾失健运，胃不化谷，诸症丛生。故诊病之时需谨察其症，以外揣内，慎求其因，免犯"虚虚实实"之患。

## 三、中西互参，"辨证"与"辨病"

慢性胃炎的发病过程历经浅表性胃炎、萎缩性胃炎及萎缩性胃炎伴不典型增生三个阶段。胃镜作为中医望诊的延伸，在本病的诊治过程中起着重要的作用。浅表性胃炎时，镜下见黏膜局部斑片样发红、充血、水肿，此时为诸般实邪郁而化热，以湿热为主，伴糜烂则为湿热灼伤黏膜所致。萎缩性胃炎时，镜下见黏膜色泽苍白，色调不均，萎缩变薄，黏膜下血管网隐见，此时为因滞致虚，以虚为主，或夹寒之时，则胀满、隐痛，此单纯萎缩性胃炎多见；或夹热之时，则灼痛，此为伴有糜烂。萎缩性胃炎伴不典型增生时，镜下见胃固有腺体明显萎缩，又有黏膜层纤维化和散在不规则颗粒、结节及肠上皮化生，从微观辨证即与中医的痰瘀相合，此时属气滞痰郁或痰瘀互结，并有气虚，为虚实夹杂之证。因此，临证时须辨明正邪两者之主次，并明晰正邪盛衰的内涵，扶正与祛邪兼用方可。

## 四、行气除滞，兼顾痰瘀

治疗本病之时，注重消滞健脾，取小承气汤之法，以莱菔子易大黄。盖患病之人多为中老年，不耐大黄之苦寒败胃，故伍厚朴、枳实承顺胃气，消郁滞，调气机，为脾胃气滞之主方。若湿滞脾胃时，则加茯苓、白术以健脾化湿，且可健脾补中，便溏者重用土茯苓、薏苡仁，若病久脾阴虚而便秘者重用生白术。当萎缩性胃炎伴肠化或不典型增生时，其病机乃痰瘀互结，此时仅以健脾化湿之法，效多不佳，需并用祛痰化瘀。祛痰当以半夏燥胃湿化痰，半夏为治痰之要药；化瘀多以元胡、莪术，此二药行气破血，消积止痛，能"治一切气，开胃消食，消瘀血"；若夜间痛剧，瘀血之象为著，则加丹参、失笑散。诸药合用，药应方，方合法，法对证，效更佳。

## 【医案举例】

王某，女，48岁。2016年11月18日初诊。

主诉：脘腹胀满、嘈杂，伴纳差2年余，加重1周。

病史：2年前无明显诱因出现脘腹胀满，嗳气，纳呆，未予治疗。上述症状时有反复，餐后或情志不畅时上症加重，口服多潘立酮时有好转。1周前，生气后出现脘腹胀满、嘈杂、嗳气、纳呆，口服多潘立酮未见明显好转。刻下：脘腹胀满、嘈杂、嗳气、纳呆，并伴有胸胁胀闷，自汗，寐差，二便正常。舌淡红胖大、苔稍腻，脉弦滑。胃镜检查示：慢性浅表性胃炎。

中医诊断：嘈杂（肝郁食积）。

西医诊断：慢性胃炎。

治法：疏肝理气，健脾消食。

处方：生麦芽20g，炒麦芽20g，青皮15g，陈皮15g，牡丹皮10g，栀子10g，神曲10g，炙鸡内金20g，海螵蛸20g，焦山楂10g，百合20g，郁金15g，合欢花15g，炒酸枣仁15g，生龙骨、牡蛎各30g（先煎），五味子5g，浮小麦35g，生黄芪35g，沙参15g，茯苓30g，白术30g，生地黄15g，泽泻10g。7剂，水煎服。

二诊：2016年11月25日。上药服后，患者胃胀、纳差明显缓解，睡眠改善。继服14服，诸症痊愈。

【按语】　患者以脘腹胀满、嘈杂伴纳差2年余为主症，中医诊断为"嘈杂"。2年前无明显诱因出现脘腹胀满，嗳气，纳差，餐后或情志不畅时上症加重并伴有胸胁胀闷，自汗，寐差，二便正常，舌淡红胖大、苔稍腻，脉弦滑。中医辨证"肝郁食积"，可予疏肝理气，健脾消食治疗。肝之疏泄正常，则脾胃之气归和，故用麦芽、青皮、陈皮疏肝气；牡丹皮、栀子泄肝火；予百合、郁金解肝郁；肝郁易致食积化火，生地黄、泽泻、浮小麦滋阴泄热；肝郁气滞，脾胃失和，胃不和则卧不安，合欢花、炒酸枣仁、龙骨、牡蛎、五味子解郁助眠安神；神曲、炙鸡内金、海螵蛸、焦山楂健脾消食；黄芪、沙参、茯苓、白术益气健脾。诸药合用，疏肝顾脾，健脾消食，辨证准确，效果尤甚。《张氏医通·嘈杂》言："嘈杂与吞酸一类，皆由肝气不舒，木挟相火乘其脾胃，则谷之精微不行，浊液攒聚，为痰为饮。"指出肝气郁结，肝脾不调，横逆犯脾胃，脾虚生湿生痰，痰阻中焦，而致嘈杂。

# 第三节 慢性萎缩性胃炎伴肠上皮化生辨治经验

慢性萎缩性胃炎（chronic atrophic gastritis，CAG）是慢性胃炎的一种类型，系指胃黏膜上皮遭受反复损害导致固有腺体的减少，伴或不伴肠腺化生和（或）假幽门腺化生的一种慢性胃部疾病。肠化生（intestinal metaplasia，IM）指胃黏膜固有腺体在病理情况下被肠腺样腺体所替代，当受到刺激时出现杯状细胞和吸收细胞。CAG 伴 IM 具有明显的癌变倾向，被视为胃癌的癌前病变（precancerous lesion of gastric cancer，PLGC）。西医学对 IM 进行过长期临床和实验研究，仍没有治疗 IM 的特效药物，大多采用对症支持治疗，虽能改善患者症状，但未能从分子水平上发生明显逆转，患者发生胃癌的可能并未降低，不能从根本上达到防治胃癌的目的。CAG 的临床表现无特异性，可无明显症状，有症状者主要表现为上腹部不适、饱胀、疼痛等非特异性消化不良症状，可伴有食欲不振、嘈杂、嗳气、反酸、恶心、口苦等消化道症状，其病理的严重程度与症状之间无相关性。

根据多年临床经验，我们认为应将中医宏观辨证及西医胃镜微观辨病相结合，CAG 多由于外感邪气、药食所伤、情志所伤、劳倦太过、素体脾虚所致。病机关键为"脾胃亏虚，气滞血瘀"，为本虚标实之证，即脾胃亏虚为本，气滞血瘀为标。强调脾胃亏虚为 CAG 的病理基础，脾胃同属中焦，为气机升降的枢纽，即"脾通四脏"，"四季脾旺不受邪"，正如仲景所说："五脏元真通畅，人即安和。"脾宜升则健，胃宜降则和，气机通畅，阴阳自和。脾胃亏虚，中焦升降失常，气机阻滞，胃失和降为本病的主要病机。中焦升降失常，气机不畅日久形成血瘀，胃络瘀阻。临床结合舌质、舌下络脉、脉象及胃镜下黏膜表现可发现患者中普遍存在瘀血表现，正如叶天士在《临床指南医案》所言："初为气结在经，久则血伤入络"，"以经主气，络主血"。李东垣《脾胃论》："脾胃不足，皆为血病"。瘀血既是 CAG 发展过程中的病理产物，也是促进该病发展的致病因素。CAG 伴 IM 常见病因为脾胃虚弱、肝郁气滞、寒热错杂，其中脾胃虚弱为根本病因，在临床上常常出现气滞、食积、痰瘀等表现，故"滞"贯穿于疾病始终。因此，我们从滞论治慢性萎缩性胃炎伴肠上皮化生。

## 一、脾虚为本，气滞为先

古代文献中无专门论述 CAG 伴 IM，但根据其临床表现，将本病归属于中医的"痞满""胃脘痛"等范畴，对其病因病机的看法多认为是因为脾胃虚弱、情志不畅、升降失和等因素相关，历代医家多有论述，《景岳全书·嘈杂》曰："中虚则烦杂不饥，脾弱则食不运化……嘈杂一证，多由脾气不和，或受伤脾虚而然。"

《素问·脏气法时论》曰："脾……虚则痛满肠鸣，飧泄，食不化。"阐明脾虚为本病基本病机。《周慎斋遗书·嘈杂》言："嘈杂，是脾虚肝火得以乘聚也。"《杂病源流犀浊·胃病源流》曰："胃痛，邪干胃脘病也……惟肝气相乘为尤甚，以木性暴，且正克也。"指出脾胃虚弱，虚而木乘，或忧思恼怒，思则气结，易形成肝郁脾虚之象。《临证指南医案·脾胃》曰："纳食主胃，运化主脾，脾宜升则健，胃宜降则和"。阐述脾升胃降乃为气机升降之枢纽，失于和降则易生成寒热错杂之象。有学者认为虚实夹杂、脾虚阻络是 CAG 伴 IM 的基本病机，而脾胃虚弱，湿寒之邪气，日久侵袭胃络是导致本病的重要病因和根本病理机制。同时 CAG 伴 IM 的病因可能为中阳不足、痰凝血瘀，可分为中阳虚寒、中虚气滞、寒凝瘀阻及气阴两虚，治以温养中阳、活血止痛。另有部分学者认为本病与肾虚有关，脾滞肾虚、痰瘀阻络为主要病机。肾虚，则温润脾胃之力减弱，故脾胃失养不能化生气血津液充养肾精，变生气滞痰瘀，胃络失养而发为本病。因此，对 CAG 伴 IM 的认识，各位医家既有共识，亦有自己独到的见解。多数医家认为脾虚为本病的根本，但病机总属脾胃虚弱，肝郁脾虚。

《脾胃论》指出"土为万物之母"，因本病病位主要在脾胃，病程缠绵日久，虽本病病机复杂，但仍以脾胃虚弱为本，故应以调理脾胃为基本治法。"见肝之病……当先实脾"，肝郁则气机不畅，脾虚则津液输布失常，津停成饮，聚而生痰，说明情志与本病的关系尤为密切。脾胃为气机升降之枢纽，受损则纳运失司，升降失常，壅滞中焦，渐致脾阳、胃阴亏虚受损，气机升降失司而出现寒热错杂之象。通过临床实践观察认为 CAG 伴 IM 常见病因为脾胃虚弱、肝郁气滞、寒热错杂，其中脾胃虚弱为根本病因，在临床上常常出现气滞、食积、痰瘀等表现，故"滞"贯穿于疾病始终。

## 二、脾胃虚弱，气滞食积

《脾胃论》："老幼元气虚弱，饮食不消，脏腑不调，心下痞闷"。《症因脉治·胃脘痛论》："脾胃素弱，日饮水谷，不能消受，停积中脘，则成痰饮而痛"。脾胃虚弱，纳运无力，食滞内停，痰湿中阻，胃气壅滞，终发为本病。此类患者常表现为胃痛隐隐、胀闷，或食入增剧、食消则减，或痛无定处、时作时止，肠鸣矢气，本病常见于老年，或饮食不节而致脾胃损伤，或久病体虚之人，常以四君子汤为基本方，党参、白术之类健脾益气。通过临床实践对 CAG 伴 IM 的证型研究表明，脾胃虚弱证多见，故健脾理气为本病的基本治法。在临床上常见"瘀、热"之象，兼气滞、瘀血、痰浊等标实之证。

年老或久病体虚、饮食不节日久等因素可导致脾胃功能受损，则易出现脾气不足、脾阳虚衰等而发生气机不畅、食滞中脘。而脾胃虚弱，气滞食积，为本病常见证型，治以健脾益气为主。脾气不足者，以厚朴半夏生姜人参甘草汤加减应用于临床中。体虚日久者多有耗气伤阴之象，故常以党参、沙参代人参益气滋阴，阳气虚弱较重者，党参用量增加，阴虚甚者，沙参用量酌情增加，以防人参燥热之弊端；白术健脾益气，兼便秘者，改用生白术可加强运脾通便之效；脾胃虚弱，痰湿中阻，以性温味苦之厚朴，燥湿温运而腹胀得消；半夏燥湿开结，降气化浊；且党参与半夏配伍可增强降逆化痰之功，使得清阳得升，气机得畅。

脾阳不足为主证者，以小建中汤加减，在临床疗效亦为显著，兼气虚，加生黄芪为黄芪建中汤，温中补虚的同时，补益脾气。同时应注意，患者素有脾胃虚弱，又有食滞中脘，纳呆之象，黄芪味甘，为滋腻之品，应防止用量过大致使患者出现食欲不振加重。阳虚而见腹胀痛者，以乌药、香附温肾散寒，行气止痛。纳运无力，食积中脘，烧心反酸者，以炙鸡内金、神曲、焦山楂之类化食消滞，以海螵蛸抑酸保胃，重者再加煅瓦楞子、儿茶之类加强其作用。

### 三、肝郁脾虚，气机郁滞

《素问·阴阳应象大论》认为：思虑过度，脾气郁结，久则伤正，运化欠常。《张氏医通·嘈杂》："嘈杂与吞酸一类，皆由肝气不舒，木挟相火乘其脾胃，则谷之精微不行，浊液攒聚……"情志不遂，肝气郁滞，疏泄失司，脾气受损则运化不利，胃腑失和则气机不畅，而出现脘腹满闷，胃脘不适，莫可名状，食管有梗阻感，口苦，咽干，善太息，上述症状随情志波动而变化。此类常见于情绪波动较大、急躁易怒的患者，故常以疏肝健脾，行气消滞为主要治疗方法。在针对慢性萎缩性胃炎肝胃不和型的治疗，予疏肝和胃之法，临床上应用柴胡疏肝散化裁进行治疗，取得良好疗效。

临床上，CAG 伴 IM 患者合并精神疾病较为常见，常常有急躁易怒、坐卧不安、敏感紧张等临床表现，而肝木盛则克脾土，故情志因素多影响脾胃功能，再因本病病情错综复杂、缠绵难愈，其易发生癌变的特性使得大多数患者心生恐惧，此类患者的病情与情志变化密切相关，有些患者甚至需要口服抗焦虑药物治疗。现代研究表明半夏厚朴汤在临床上有镇呕止吐、增强胃肠功能、镇静催眠等多种药理作用。通过长期的临床观察表明半夏厚朴汤对此类焦虑状态的患者有很好的疗效。半夏化痰散结、降逆和胃，厚朴行气除满消滞；伴口干、口苦者，联合小柴胡汤化裁增强疏肝解郁之力；肝郁气滞，气机失调而出现胸胁胀满嗳气、腹胀，用颠倒木金散加强疏肝理气之功效；食欲不振者，生麦芽、炒麦芽并用行气消食、健脾和胃。

### 四、寒热错杂，壅滞中焦

脾与胃俱属土，以脏腑言，脾阴而胃阳；以表里言，脾内而胃外；以气化言，脾主运而胃主化。故脾胃功能受损，则脾失运化，胃失受纳，清阳不升，浊阴不降，壅滞中焦，受纳、运化呆滞，渐致脾阳受损，阳气伤则脾失运，胃阴亏虚，阴不足则胃不濡，津液代谢失调，气机升降失司而出现寒热错杂之象。临床上常以心下痞满而不痛，恶心呕吐，肠鸣下利，纳呆，舌淡，苔白腻或微黄，脉弦细数为主要表现，以辛开苦降，寒热平调，疏利中焦为主要治则。

CAG 伴 IM 的患者在临床上虽早期症状多较单一，但病势缠绵难愈，加之误用寒热药物，或久病损阳伤阴，终致寒热错杂，壅滞中焦之象，此类患者在临床上亦多见。半夏泻心汤是《伤寒论》中治疗寒热错杂的经典名方，有寒热平调、补泻同用的组方特点，以此方为基本方治疗寒热错杂之证在临床上取得了明显的效果。半夏苦辛而燥，辛可散结除痞，助脾升清，味苦可助胃降浊，且半夏经姜炮制后，减弱毒性的同时可减弱患者恶心等不适感；黄连、黄芩苦寒清降泄热开痞，通过研究表明，黄连是一种清热解毒且副作用小的广谱抗生素；因本病为较为棘手的慢性病，故治疗上不能一味只求效果显著，更应循序渐进地治疗，一般患者初诊，寒象不是十分明显者，可在方剂中适当加大生姜用量，观察患者服药效果，再考虑是否应用干姜等辛热之品以散寒除痞；炙甘草健脾和中。若患者恶心呕吐明显，李师常配伍吴茱萸，取左金丸之效加强疏肝郁，清胃热，辛开苦降之效。两方联合化裁使用，在临床上疗效显著。

## 五、脾胃亏虚，瘀血阻络

CAG 多由慢性浅表性胃炎逐渐发展而致。常与饮食不节、情志不畅、药物损伤、嗜食烟酒等因素损伤脾胃功能有关，脾以升为和，胃以降为顺，今脾胃升降失常，初期可见气滞、气逆，后期可发展为气虚，脾胃亏虚，气血生化乏源，或中虚气滞血脉不畅，导致胃失所养。胃黏膜腺体萎缩或正气不足，易受外邪侵袭。正如《黄帝内经》云："正气存内，邪不可干"，"邪之所凑，其气必虚"。李东垣在《脾胃论》云："百病皆由脾胃衰而生。"所以，脾胃亏虚是 CAG 病机关键。脾胃亏虚包括脾胃气虚、胃阴亏虚、脾胃虚寒。脾胃气虚因脾不升清，胃失和降，临床可见腹胀、泄泻、胃脘痛、呃逆、嘈杂、吐酸等证，正所谓："清气在下，则生飧泄，浊气在上，则生䐜胀"。胃阴亏虚因"不荣则痛"导致胃脘痛，还可影响脾胃升降功能，引起虚痞。因为"太阴湿土得阳始运，阳明燥土得阴自安。"脾胃虚寒可造成气血运行不畅，导致"不通则痛""不荣则痛"的胃脘痛。

胃镜是中医望诊的延续。目前胃镜在临床应用广泛，中医学对 CAG 认识由中医宏观辨证深入到微观辨病，临床 CAG 患者常表现为舌质紫黯，舌下络脉怒张或舌边有瘀点等瘀血阻络之征。在胃镜下显示：胃黏膜常变薄，呈颗粒状，血管显露，色黯色泽灰黯；脾胃亏虚的患者临床舌质淡苔白，胃镜下显示：胃黏膜色泽灰黯，变薄后血管显象，若胃镜下胃黏膜充血，水肿，糜烂，表面粗糙为 CAG 胃络瘀阻表现，病理或提示肠上皮化生或异型增生或腺体萎缩等 CAG 虚实夹杂表现，正如林佩琴在《类证治裁》说："初病邪在经，久病必入络"。《临证指南医案》言："胃痛久而屡发，必有凝痰聚瘀。"气虚行血无力，血流缓慢日久滞而为瘀，形成瘀血阻于胃络，胃失和降导致不通则痛，从而引起胃脘痛和痞满，可以说瘀血阻络在CAG病变过程中发挥着较为突出作用。

脾胃居中焦联通上下，气机升降出入影响着其他脏腑，而其他脏腑的升降亦可影响脾胃，临证中强调调脾勿忘疏肝，因肝主疏泄助胃和降，肝失疏泄可引起肝脾不和出现腹胀、胃痞、泄泻等症，因此说脾胃亏虚，升降失常是CAG主要病机，故在治疗中重视调脾，重视补气、行气、降气。除调气外，重视瘀血阻络，故治疗强调活血通络，根据患者症状、发病时间，加用活血化瘀药物，常用方剂失笑散、丹参饮等，临床常取得显效。临证中辨证与辨病要有机结合，衷中参西，若患者出现胃痛、烧心、反酸、胃胀、口气，舌质有湿热之象，结合胃镜，认为CAG的发病、肠上皮化生、消化系统的癌变与幽门螺杆菌关系密切，常在健脾行气基础上酌加土茯苓、连翘、蒲公英或黄连、黄芩达到抑制去除幽门螺杆菌的目的。朱良春老先生认为蒲公英遍地皆有，寻常易得，但功用颇为神奇，蒲公英治疗胃脘痛在清代《外科证治全生集》载："本品炙脆存性，火酒送服，疗胃脘痛。"朱老总结前人经验结合自身体会认为："蒲公英的镇痛作用不仅在于它能清胃，还在于它能消瘀。"同时西医药理学认为它具有抗炎作用，虽药性寒凉但不伤胃。

## 【医案举例】

张某，男，50岁。初诊日期：2015年10月9日。

主诉：反复上腹胀满2年。

病史：2年前因上腹胀满于外院行胃镜检查，病理结果示：慢性浅表性胃炎，未重视，未系统用药治疗。9个月前，患者复因上腹胀满伴有疼痛就诊于当地医院，行胃镜提示：浅表性胃炎伴平坦糜烂，十二指肠球部多发浅溃疡，食管炎；病理提示：慢性中度萎缩性胃炎伴中度肠化生。予泮托拉唑和丽珠维三联1个月余，上述症状无好转。后间断接受中药治疗，症状无缓解。为进一步诊治，就诊于门诊。刻下：胃胀胃痛，乏力，纳少，寐欠宁，心烦。舌淡红，苔薄白，脉滑。

中医诊断：痞满（脾虚气滞）。

西医诊断：慢性萎缩性胃炎伴肠上皮化生。

治则：益气健脾，降逆除湿。

方宗：半夏厚朴汤。

处方：姜半夏10g，川厚朴10g，炙鸡内金20g，海螵蛸25g，党参20g，木香10g，生麦芽15g，炒麦芽15g，神曲10g，浮小麦30g，五味子5g，珍珠母30g（先煎），炒酸枣仁10g，焦栀子10g，土茯苓30g，元胡15g，白术10g，煅瓦楞子20g。10剂，水煎服。

二诊：2015年10月19日。服药10剂后，患者仍胃胀胃痛，纳少。上方加紫苏梗15g（后下），连翘10g，炙甘草5g，郁金15g。

患者坚持中药治疗，随症加减，治疗半年余，症状明显缓解。于2016年5月8日复查胃镜提示：慢性萎缩性胃炎轻度；病理诊断：（胃窦）慢性胃炎，轻度炎症，轻度萎缩。

【按语】 患者以反复上腹胀满2年为主症，中医诊断"痞满"。胃胀胃痛，乏力，纳少，寐欠宁，心烦。舌淡红，苔薄白，脉滑。中医辨证"脾虚气滞"。脾虚湿胜，湿阻中焦，而致中焦痞满上逆出现胃胀，脾虚不化出现纳少，因焦虑心烦，另病久邪恋，而略有阴血虚症状。治以益气健脾，除湿降逆。党参和白术益气健脾，增强正气；炙鸡内金、海螵蛸保护胃肠黏膜；半夏和川厚朴为半夏厚朴汤的底方，燥湿化痰降逆；木香配土茯苓，解毒除湿又能行气。患者焦虑又睡眠不好，珍珠母、焦栀子、炒酸枣仁安神。患者胃痛，元胡既能行气又可以止痛。瓦楞子制酸，麦芽、神曲消食，浮小麦、五味子止虚热盗汗。一诊服药10剂后，患者仍胃胀胃痛，纳少，原方加紫苏梗、连翘，紫苏梗配连翘两味药既能清食积湿热，又可杀菌解毒，提高抵抗力。甘草调和诸药，患者焦虑，郁金疏肝行气解郁。

## 第四节　消化性溃疡辨治经验

消化性溃疡（petic ulcer，PU）是临床常见病多发病，严重威胁着我国人民的身体健康。PU主要指胃和十二指肠溃疡，主要病变是黏膜的局限性组织缺损、炎症与坏死性病变，深达黏膜肌层。病变主要与黏膜被胃酸、胃蛋白酶自身消化有关，故称消化性溃疡。按其发生部位及性质分为胃溃疡、十二指肠溃疡及特殊类型溃疡（如隐匿性溃疡、复合性溃疡、幽门管溃疡、球后溃疡、巨大溃疡等）。由于其发病与幽门螺杆菌（Hp）感染、非甾体类抗炎药（NSAIDs）关系密切，故对Hp感染者又称Hp相关性溃疡，对服用NSAIDs者又称NSAIDs相关性溃疡。消化性溃疡的诊断主要依据特征性临床表现、内镜、病理组织学检查、X线钡餐（特别是气钡双重造影）检查、Hp检测。其中，内镜检查是确诊手段。内镜诊断：良性溃疡内镜下分3期6段：活动期（A1、A2）、愈合期（H1、H2）和瘢痕期（S1、S2）。A1期：溃疡呈圆形或椭圆形，中心覆盖厚白苔，可伴有渗血或血痂，周围潮红，充血水肿明显；A2期：溃疡覆盖黄色或白色苔，无出血，周围充血水肿减轻。一些十二指肠溃疡表现为多个散在、浅表溃疡，斑点状或小片状，内镜下酷似白霜覆盖在充血、水肿黏膜上，称为"霜斑样溃疡"，可能是溃疡处于A期进展过程或愈合中的一种表现。H1期：溃疡处于愈合中，其周围充血、水肿消失，溃疡苔变薄、消退，伴有新生毛细血管；H2期：溃疡继续变浅、变小，周围黏膜皱襞向溃疡集中。S1 期：溃疡白苔消失，呈现红色新生黏膜，称红色瘢痕期；S2 期：溃疡的新生黏膜由红色转为白色，有时不易与周围黏膜区别，称白色瘢痕期。实验室检查：H.pylori 为消化性溃疡病重要发病原因和复发因素之一，其检测方法分为侵入性和非侵入性两大类。侵入性检测包括快速尿素酶试验、胃黏膜直接涂片染色镜检、胃黏膜组织切片染色镜检，非侵入性检查为首选方法，主要包括 $^{13}$C 或 $^{14}$C 标记的尿素呼气试验、血清学试验和粪便 Hp 抗原检测。其他检查：对于不能接受内镜检查的患者可考虑进行 X 线钡餐检查，钡剂填充溃疡的凹陷部分所造成的龛影是诊断溃疡的直接征象。

消化性溃疡患者临床表现不一，多数表现为中上腹反复发作性节律性疼痛，少数患者无症状，或以出血、穿孔等并发症的发生作为首发症状。十二指肠球部溃疡的疼痛多位于中上腹部，或在脐上方，或在脐上方偏右处，多发于两餐之间空腹时，持续不减直至下餐进食或服制酸药物后缓解。一部分患者尤其是在睡前曾进餐者，可发生半夜疼痛，疼痛的周期性较为明显，以秋末至春初较寒冷的季节更为常见。胃溃疡疼痛多位于中上腹部偏高处，或在剑突下和剑突下偏左处，发生较不规则，常在餐后 1 小时内发生，经 1～2 小时后逐渐缓解，直至下一餐进食后再重复出现上述规律。根据消化性溃疡具有周期性、节律性上腹部疼痛及反酸、嗳气的临床表现特点，中医病名为"胃痛""嘈杂""胃疡"等。

## 一、辨证与辨病结合

胃溃疡和十二指肠溃疡在发病机制上有所不同，前者主要是防御/修复因素减弱，后者主要是侵袭因素增强。"痈者，壅也，壅肿状"，五脏六腑皆可为痈，《素问·病能论》有"胃脘为痈"之言。沈氏《杂病源流犀烛》中正式有"胃脘痈"之名。中医治疗消化性溃疡从"痈"论治，强调辨证与辨病相结合。胃镜及病理为微观辨证可以提供依据，直接指导临床治疗。消化性溃疡活动期胃镜下可以直观地看到溃疡处的渗出、充血、水肿、坏死的表现，与痈的临床表现红、肿、热、痛极其相似，故结合胃镜检查，提出"胃脘痈"论治，以效测证，审证求因。胃溃疡治胃为主，十二指肠溃疡调脾为要。消化性溃疡的发生和复发与幽门螺杆菌感染密切相关，幽门螺杆菌属中医"邪气"范畴，"邪气所凑，其气必虚"，"正气存内，邪不可干"，扶正祛邪是幽门螺杆菌相关病证的基本治则。中药通过整体调节的方式使易感复感人群的机体免疫力增强，从而抵抗幽门螺杆菌的再度感染。针对病理中炎性细胞的存在，加用清热解毒、除湿药物，如土茯苓、蒲公英等。

## 二、重视时代变迁与疾病的关系

现代社会发展飞速，生活水平极大提高，温饱已得到解决，患病原因多为饮食不节，食滞损伤脾胃，脾胃运化失职，失于和降而发病；而古代战乱频发，人民长处饥荒年代，食物匮乏，时常没有正常的饮食，因此与现代发病病因有异。同时现代情志变化对疾病发生更加起到重要作用，今人工作压力大，家庭负担重，常易忧思恼怒，久则肝失疏泄，横逆犯胃，胃失和降，升降失常，而致本病。

## 三、情志因素影响内脏功能，内脏不适也可以引起情志变化

脑肠轴是中枢神经系统与胃肠道功能相互作用的双向调节轴，精神应激可激活中枢神经系统相关部位的神经活动，同时将信号通过脑肠轴下传，从而改变胃肠道动力。肝主疏泄、调畅情志和协助脾胃运化的功能与脑肠轴的关系密切，因此中医注重调和肝脾，对防止消化性溃疡复发有重要作用。

## 四、分阶段疗法

消化性溃疡的治疗目的在于缓解症状，促进愈合，防止复发。本病病位在胃，与肝、脾密切相关。消化性溃疡始生于胃，受侮于肝，关键在于脾。正如《素问·六元正纪大论》云："木郁达之，火郁发之，土郁夺之，金郁泄之，水郁折之。"消化性溃疡易于反复发作，病程长，易耗伤脾气，故宜健脾益气，以达"四季脾旺不受邪"之功。脾为后天之本，气血生化之源，脾胃虚弱不仅是溃疡发病与转归的关系，也是溃疡愈合与复发的关键，针对消化性溃疡的发生机制，治疗以调理气血、益气健脾为主要原则。

### （一）急性期治疗

急性期即呕吐、吐血、便血时，以西医治疗为主，急则治其标，同时间接配合中医治疗。对有幽门螺杆菌感染者，宜可中西医结合方法进行综合治疗，西药根除幽门螺杆菌，中药蒲公英、土茯苓、连翘等根除幽门螺杆菌。

### （二）恢复期治疗

恢复期（缓解期）时中西医治疗并重。除西药抑酸保护胃黏膜等治疗外，予中药益气健脾、扶正、温中散寒。久病气虚，胃膜失养，则溃疡难以愈合，故中药健脾益气，扶正固本，提高机体免疫力；脾胃为后天之本，气血生化乏源，中焦虚寒，予中药温中散寒止痛。

### （三）消化性溃疡治未病

保持消化性溃疡疾病的稳定，防止疾病复发，以中医治疗为主，以固本治疗；久病必瘀，合并瘀血阻滞之征象，故此时予中药健脾、温经、活血。

### 【病案举例】

徐某，男，77岁。初诊日期：2016年4月14日。

主诉：上腹部胀满疼痛反复发作1年，加重4日。

病史：上腹部胀满反复发作1年。曾间断服用兰索拉唑肠溶片、多潘立酮

片、铝镁加混悬液等药，症状时轻时重，疗效不佳。近4日因进食不慎而上述症状再次发作，自行调整饮食后症状无好转，故来诊。刻下：上腹部胀满疼痛时作，晨起口苦，有时五心烦热，有时烦躁，嗳气，情志不畅时加重，无泛酸及烧心，无两胁部胀满，纳呆，寐可，二便调。舌质淡红，苔薄白，脉弦细。胆囊切除术后8年。2016年3月25日查胃镜示慢性萎缩性胃炎伴糜烂，球部多发溃疡，反流性食管炎。

中医诊断：胃痛（肝郁气滞，脾失健运）。

西医诊断：①慢性胃炎；②消化性溃疡；③胃食管反流病。

治法：行气止痛，健脾和胃，敛疮生肌。

方宗：半夏厚朴汤。

处方：姜半夏10g、厚朴15g、紫苏梗15g（后下）、茯苓25g、炙鸡内金20g、海螵蛸25g、青皮20g、陈皮20g、党参20g、白术10g、生麦芽15g、炒麦芽15g、神曲10g、连翘15g、炙甘草10g、木香10g、郁金15g，生姜、大枣为引。10剂，常规水煎服，1日1剂，三餐后半小时服用。

二诊：2016年4月24日。患者自诉上腹部胀满、口苦好转，仍诉五心烦热，上方加用牡丹皮10g、焦栀子10g，服后诸症明显好转，加减继服2个月，诸症悉除，复查胃镜示慢性萎缩性胃炎，未见糜烂及溃疡。

**【按语】** 患者以上腹部胀满疼痛反复发作1年，加重4日为主症，中医诊断为"胃痛"。患者以上腹部胀满疼痛为主要临床表现，伴晨起口苦，有时五心烦热，有时烦躁，嗳气，情志不畅时加重，无泛酸及烧心，无两胁部胀满，纳呆，寐可，二便调，舌质淡红，苔薄白，脉弦细。中医辨证"肝郁气滞，脾失健运"。本例患者因情志不畅伤肝，肝郁气滞，脾之健运失职，胃失和降而见诸症。治以行气止痛，健脾和胃，敛疮生肌。首诊方在半夏厚朴汤原方基础上，加用麦芽、神曲、炙鸡内金消食化积；生麦芽、青皮疏肝解郁；郁金疏肝解郁降火；木香行气解郁；党参、白术、茯苓、炙甘草、半夏、陈皮有六君子汤之义，用之健脾益气，扶助后天之本；海螵蛸制酸止痛，敛疮生肌；紫苏叶长于解表，故换用紫苏梗行气宽中，助半夏、厚朴调整气机；连翘清热解毒，抑制幽门螺杆菌。其中炙鸡内金与海螵蛸、青皮与陈皮、木香与郁金、紫苏梗与连翘均为对药。鸡内金性甘平，功能消食健胃，涩精止遗；海螵蛸味咸而涩，能制酸止痛，收敛止血，收湿敛疮；两者相配抑酸保护胃黏膜、促胃动力且止血、敛疮促进溃疡面的愈合。青皮疏肝，陈皮调中，二药为肝脾同治之常用组合，配伍应用则升降调和，共奏疏肝和胃、理气止痛之功。木香芳香醒脾开胃，于补益药物中用之，能减轻补益药的腻胃和滞气之弊，有助于消化吸收；郁金药性偏寒，既入血分，又入气分，善活血止痛，行气解郁，长于治疗肝郁气滞血瘀之痛证，二药配伍有颠倒木金散之义。《本草纲目》中记载紫苏梗能"和血温中止痛"。故紫苏梗能顺气宽胸，理气解郁，和血温中。连翘性苦微寒，清热而无伤阴之弊；用之取保和丸之意，其清热散结以清解食、湿郁滞之热；又能疏散风热，以透热外达，故连翘尤宜于清脾胃之热。紫苏梗与连翘相配，理气和血，清热散结，尤其适宜于肺胃气逆，痰气互结，湿郁生热者。二诊时患者仍诉五心烦热，上方加用牡丹皮、焦栀子清热泻火。

## 第五节 溃疡性结肠炎辨治经验

溃疡性结肠炎（ulcerative colitis，UC）是一种由遗传背景与环境因素相互作用而产生的疾病，呈慢性的炎性反应状态，病变呈连续性，可累及直肠、结肠的不同部位，具体病因尚未明确，临床以发作、缓解和复发交替为特点，是常见的消化系统疑难病。典型的 UC 临床表现为黏液脓血便或血性腹泻、里急后重，可伴有腹痛、乏力、食欲减退、发热等全身症状，病程多在 6 周以上。内镜下特征性表现为持续性、融合性的结肠炎性反应和直肠受累，黏膜血管纹理模糊、紊乱或消失，严重者可见黏膜质脆、自发性出血和溃疡形成。病理可见结构改变（隐窝分叉、隐窝结构变形、隐窝萎缩和表面不规则）、上皮异常（黏蛋白耗竭和潘氏细胞化生）和炎性反应表现（固有层炎性反应细胞增多、基底部浆细胞增多、淋巴细胞增多，固有层嗜酸性粒细胞增多）。同时需排除细菌感染性肠炎、阿米巴肠病、肠道血吸虫病、肠结核、真菌性肠炎、人类免疫缺陷病毒感染、缺血性肠病、嗜酸粒细胞性肠炎、白塞病等疾病。

UC 以腹痛、腹泻、黏液脓血便、里急后重为主要临床表现，2009 年中华中医药学会脾胃病分会制定的"溃疡性结肠炎中医诊疗共识意见"将本病归属中医"痢疾""久痢"和"肠澼"等病范畴。本病患者因其所处缓解期或发作期而具有不同的临床表现，且本病具有病程长、易复发的特点，因此，2017 年中华中医药学会脾胃病分会《溃疡性结肠炎中医诊疗专家共识意见》认为"久痢"更能准确地描述本病。

近年来由于社会压力的增加，饮食结构与生活习惯的改变，加之结肠镜、胶囊内镜等在临床中的广泛应用，诊断水平不断提高，其发病率呈逐年上升趋势。有大量证据表明患者基因型、免疫系统和肠道微生物群之间的相互作用在 UC 发病中起着至关重要的作用。临床中将中医望诊与肠镜下所见相结合，辨病与辨证相结合，宏观与微观辨证相结合，采用中药内服整体调治配合中药灌肠治疗溃疡性结肠炎，临床疗效显著。

### 一、脾虚湿蕴是 UC 基本病机，健脾利湿为治疗大法

《黄帝内经》曰："正气存内，邪不可干"。"正气"是人体抵抗疾病，维持正

常生命活动功能的总称。现代免疫学认为，免疫系统主要有免疫防御、免疫自稳、免疫监视三种功能。如果平素工作压力大，持续紧张、高压会使人体处于一种慢性应激状态，使机体免疫监视功能减弱，影响免疫反应，从而导致免疫力下降。免疫防御是机体抵抗各种致病微生物侵袭，维持机体健康的重要生理功能，此与"正气"所指趋同。机体用来防御的正气，即卫气也来源于脾胃运化的水谷精微的充养。现代免疫学认为，脾能直接有效地清除病原体及某些衰老细胞，也能将血小板、白细胞被破坏和死亡后的成分作为原料参与新细胞的生成，使组织细胞不断更新，这与脾主运化的功能相类似。若脾运正常，则能将胃肠道吸收的水谷精微运输并布散全身，以营养濡润周身；而气血津液精微的向上输布，则有赖于淋巴系统的调节。可见脾运的实质是指免疫淋巴系统运输营养物质和调节体液的作用。可见脾与免疫功能息息相关。

溃疡性结肠炎是由遗传易感个体对自身正常肠道菌群的异常免疫反应所引起，而黏膜通透性增加、屏障功能降低亦为重要发病因素。免疫力低下是 UC 发病的主要机制之一。研究表明，溃疡性结肠炎患者使用免疫制剂后，临床症状会明显好转。《金匮要略》云："四季脾旺不受邪"。李东垣《脾胃论》中言："脾胃之气既伤，而元气亦不能充，而诸病之所由生也"。脾胃为后天之本，脾胃健旺是保证机体不受内外之邪侵扰、诸脏腑功能正常的重要因素，故治疗 UC 时健脾、扶正贯穿始终。脾气虚弱是溃疡性结肠炎发病根本，同时溃疡的转归与气血的充足和调畅密切相关。

脾喜燥恶湿，湿邪最易引起腹泻，更易致脾虚，故治疗关键在于健脾利湿。脾用为阳，湿困于阳，脾运不健，脾阳不振，中气不足时，用药当顺其阳气升发之意，予黄芪、党参甘温补脾升阳。脾虚湿蕴为虚中夹实，纯用培土止泻之品乃致补滞难运，故健脾之中佐化湿导滞之砂仁。病初多为湿热内蕴，久病及肾，出现脾肾两虚之证，加入补肾药物，脾肾同调。久痢见口干舌红、苔花剥时，考虑脾阴虚亏，用党参加沙参润燥相济，既加强健脾之功，又不伤脾阴。

## 二、整体与局部相结合

溃疡性结肠炎整体与肝、脾、肾相关，局部病变在大肠。溃疡性结肠炎应从整体上得到有效的治疗，而并不只是类似于西医单纯地针对大肠的炎症治疗而忽视了其他脏器的虚损，这会导致溃疡性结肠炎反复发作，久治不愈，加重了患者的痛苦与负担。湿热是导致溃疡性结肠炎发生的重要病理因素之一。湿热壅滞肠道，气血不调，肠络损伤为溃疡性结肠炎发病的主要病理因素。湿热内蕴，气机阻滞，腑气不通，出现腹痛、里急后重，病在气分；若热壅血瘀，血败肉腐，损伤肠络，下痢脓血，病在血分。《素问·阴阳应象大论》曰："湿胜则濡泻。"《素问·至真要大论》："诸呕吐酸，暴注下迫，皆属于热。"明代张景岳《景岳全书·泄泻论证》："泄泻之本，无不由于脾胃，盖胃为水谷之海，而脾主运化，使脾健胃和，则水谷腐熟而化气化血。以行营卫，若饮食失节，起居不时，以致脾胃受伤，则水反为湿，谷反为滞，精华之气不能输化，乃致合污下降而泻痢作矣"。脾胃同居中焦，升降相因，纳运相得，燥湿相济，共同完成水谷消化吸收输送及促进水液代谢作用。在精神因素方面，部分溃疡性结肠炎患者常在精神应激状态下触发或者复发。肝为刚脏，喜条达主疏泄，既助中焦之运化，又调肠腑之传导。久病及肾，出现脾肾阳虚之证，加用补肾止泻之品温阳培土，助脾气运化。

### 三、肠镜是望诊的延续——从痈论治溃疡性结肠炎

溃疡性结肠炎内镜下特征性表现为持续性、融合性的结肠炎性反应和直肠受累，黏膜血管纹理模糊、紊乱或消失，严重者可见黏膜质脆、自发性出血和溃疡形成。溃疡性结肠炎为发生在肠道内的溃疡，与中医的痈相似，结肠镜检查为中医望诊的延续，观察溃疡面的大小、形态、色泽、分泌物等，局部与整体相结合，有助于临床辨证论治、遣方用药。

中医对痈及肠痈的认识已有着悠久的历史，如《诸病源候论·内痈候》曰："内痈者，由饮食不节，冷热不调，寒气客于内，或在胸膈，或在肠胃，寒折于血，血气留止，与寒相搏，壅结不散，热气乘之，则化为脓，故曰内痈也"；"邪气与营气相干，在于肠内，遇热加之，血气蕴积，结聚成痈，热积不散，血肉腐坏，化而为脓"；"大便脓血，似赤白下利而实非者，是肠痈也"。《医宗金鉴》概括为："痈疽原是火毒生，经络阻隔气血凝"。《外科正宗》曰："肠痈……已溃时时下脓，腹痛不止，饮食无味"，"肠痈者，皆湿热瘀血流于小肠而成也"。《医略》云："以痢之赤白为脓血，即是痈疡之类"，"论痢之证治之理，正与痈疡机宜暗合"。清代医家张锡纯曰："肠中脂膜腐败，由腐败而至于溃烂，是以纯下血水杂以脂膜，即所谓肠溃疡也"。可见历代医家对痈及肠痈的病因病机已有详细的论述和明确的诊断，但因局限于当时医疗水平还未有类似肠镜等技术，只是针对临床症状进行分析、总结。中医对疾病的认识和诊断随着现代技术的应用应该自我完善，才能更有效地指导临床，溃疡性结肠炎根据肠镜所见作为望诊的延续，结合临床观察，与中医对痈肿疮毒的描述非常吻合。

### 四、创制"冰及地榆汤"灌肠治疗溃疡性结肠炎

溃疡性结肠炎早期与活动期常见病理机制为湿热蕴结肠道，此阶段以肠内肉芽组织增生及溃疡形成为主。本病病变95%位于直肠及结肠下段，灌肠可使药物直达病所，直接作用于病变肠黏膜，并避免或减少了消化液和各种消化酶对药物作用的影响和破坏，对细菌产生抑制作用，促使炎症吸收，对抗原刺激进行阻断，治疗作用时间较长，药力起效快，局部浓度较高，治疗效果显著。脾虚

为发病之源，治疗之根，临床不同阶段分别予以清热解毒、除湿止血对应的整体调治，并且针对其临床发病特点，大多表现在左半结肠和直肠炎症病变，采用解毒除湿、止血消肿生肌外治之法，创制经验方冰及地榆汤灌肠治疗以左半结肠病变为主的溃疡性结肠炎。全方共奏解毒除湿、止血消肿生肌之功效，从而达到促进溃疡面愈合的作用。本灌肠方的思路源于中医对痈肿疮毒的认识，蕴含中医外科痈肿疮毒外治剂冰硼散、儿茶散、白及散的临床体会和领悟。

冰及地榆汤处方：冰片2g（冲入），硼砂1g（冲入），生白及、白术、枳实、棕榈炭、海螵蛸各15g，地榆炭30g，儿茶5g，生甘草10g，土茯苓35g。方中冰片具有清热解毒、祛腐生肌的作用。《医林纂要·药性》云"冰片主散郁火……催生，性走而不守，亦能生肌止痛"。现代药理研究证明，冰片局部应用具有一定的抗炎、止痛、增强局部药物吸收的作用。白及有收敛止血、消肿生肌功效；现代药理研究证明白及能增强血小板第三因子活性，显著缩短凝血时间及凝血酶原形成时间，抑制纤维蛋白溶酶活性，减少出血，从而有利于创面的愈合；生白及质地黏腻，水煎后可使灌肠液黏滞，易于保留。地榆凉血止血、解毒敛疮，炒炭用以增强止血作用，共为主药，起解毒除湿、止血消肿生肌功效。配硼砂助冰片解毒、收敛、生肌作用；配儿茶、海螵蛸加强冰片止血生肌敛疮功效；辅以棕榈炭助地榆炭止血、敛疮之作用；佐以生甘草、土茯苓、白术除湿解毒；现代药理研究证明生甘草具有抗炎、镇痛、调节免疫、减低肠管自发性收缩活动等功能。用枳实取其与白术同用，以助行气除滞之效，调节肠道功能。全方共奏解毒除湿、止血消肿生肌之功效，从而达到促进溃疡面愈合的作用。

**【病案举例】**

栾某，女，26岁。初诊日期：2017年9月8日。

主诉：腹泻、黏液脓血便2年，加重1周。

病史：2年前受凉后出现腹痛、腹泻、黏液脓血便，口服黄连素后好转。近2年每于劳累或受凉后出现上述症状，每日排不成形大便4～6次，便后可见黏液脓血便。就诊于当地医院，查肠镜提示"溃疡性结肠炎"。诊断：溃疡性结肠炎（E1，活动期，重度）。口服美沙拉嗪颗粒；交替应用美沙拉嗪栓、激素、甲硝唑、锡类散、云南白药灌肠（合用或单用）。症状时轻时重。1周前，患者受凉后上述症状再次出现。为进一步诊治，就诊于我门诊。刻下：黏液脓血便，伴左下腹部胀痛，痰多，口干，时口苦及乏力，无烦躁，寐可。舌质红，苔薄白略腻，脉弦细。病人平素工作压力较大、喜食辛辣之品。2017年7月31日于山东省某医院查结肠镜示距肛门约15cm远直乙交界处以下直肠黏膜广泛糜烂，部分溃疡形成，白苔覆盖，息肉样增生明显。

中医诊断：久痢（脾虚湿蕴）。

西医诊断：溃疡性结肠炎。

治法：健脾渗湿止泻。

方宗：①参苓白术散加减口服；②"冰及地榆汤"灌肠。

处方：①党参 20g，沙参 15g，枳实 15g，炒白芍 20g，炙甘草 10g，元胡 15g，海螵蛸 15g，地榆炭 15g，土茯苓 30g，棕榈炭 10g，防风 15g，连翘 15g，炒薏苡仁 30g。10 剂，水煎服。

②"冰及地榆汤"灌肠：冰片 2g（冲入），生白及 15g，地榆炭 30g，硼砂 1g（冲入），儿茶 5g，生甘草 10g，棕榈炭 15g，土茯苓 35g，白术 15g，枳实 15g，海螵蛸 15g。10 剂，水煎 150ml，每日 1 次保留灌肠，保留时间 60 分钟以上。

二诊：2017 年 9 月 18 日。脓血便减少，大便 6～8 次/d，小腹胀痛，易乏力，食欲可，寐可，月经期小腹冷痛。舌质淡红，有瘀点，略紫，苔薄白，脉弦。上方减枳实、党参、炒薏苡仁、连翘；炒白芍减至 15g；土茯苓加至 35g；加吴茱萸 5g，白术 10g，生地黄 15g，泽泻 10g，生姜、大枣引。10 剂，水煎服。

三诊：2017 年 9 月 28 日。黏液脓血便 2 次/d，伴里急后重，乏力，痰多，纳可，寐可。舌质淡红，苔薄白，脉弦细。处方：党参 20g，沙参 15g，枳实 15g，炒白芍 20g，炙甘草 10g，元胡 10g，海螵蛸 20g，地榆炭 15g，棕榈炭 10g，土茯苓 50g，防风 10g，薏苡仁 50g，连翘 15g，黄芪 30g。7 剂，水煎服。

四诊：2017 年 10 月 6 日。黏液便明显好转，口苦，口中异味，咽中有痰，纳可。2017 年 10 月 4 日肠镜示溃疡性结肠炎（E1，缓解期）。处方：沙参 15g，防风 15g，吴茱萸 5g，炮姜 10g，地榆炭 15g，棕榈炭 10g，生地黄 15g，泽泻 10g，荷叶 15g，连翘 15g，藿香 5g，土茯苓 35g，生甘草 10g，薏苡仁 30g。10 剂，水煎服。

五诊：2017 年 10 月 19 日。口中异味减轻，纳可，左下腹部不适，咽中有痰，月经正常。舌质淡红，苔薄白，脉弦细。处方：黄芪 30g，党参 20g，沙参 15g，枳实 15g，炒白芍 15g，炙甘草 10g，元胡 15g，海螵蛸 20g，地榆炭 15g，棕榈炭 10g，防风 15g，连翘 15g，吴茱萸 5g，土茯苓 30g，薏苡仁 30g，炮姜 10g。14 剂，水煎服。

六诊：2017 年 11 月 3 日。便调，无里急后重，纳可，寐欠宁，易醒，少许乏力，月经淋漓不尽。舌质淡红，苔薄白，脉沉细。处方：党参 20g，沙参 15g，黄芪 35g，枳实 15g，炒白芍 20g，炙甘草 10g，土茯苓 35g，紫苏梗 15g（后下），连翘 15g，地榆炭 15g，防风 15g，益母草 15g，红花 5g，艾叶 10g，荷叶 15g，元胡 15g。14 剂，水煎服。

七诊：2017 年 11 月 17 日。未再便血，时有黏液便 2 次/d，左下腹疼痛，腹部畏寒，肠鸣，无泛酸及烧心，烦躁，寐欠宁，月经正常。舌质淡红，苔薄白略腻，脉弦细。处方：党参 20g，沙参 10g，姜半夏 10g，防风 15g，炮姜 10g，白术 10g，炙甘草 10g，元胡 15g，炙鸡内金 15g，海螵蛸 20g，地榆炭 10g，棕榈炭 10g，土茯苓 35g，薏苡仁 30g，珍珠母 30g（先煎），夜交藤 15g，木香 5g，郁金 15g，生姜、大枣引。14 剂，水煎服。

八诊：2017 年 11 月 30 日。左下腹隐痛减轻，近期有黏液便，少许脓血，多梦，纳可。舌质淡红，苔薄白略腻，脉弦。上方加砂仁 5g（后下），肉豆蔻 10g，炒酸枣仁 15g；土茯苓、薏苡仁加至 50g。14 剂，水煎服。

九诊：2017 年 12 月 14 日。偶有左下腹胀痛，纳可，少许黏液便，肠鸣，寐可，舌质淡红，苔薄白略腻，脉弦。处方：党参 20g，沙参 10g，姜半夏 10g，炮姜 10g，白术 10g，炙甘草 10g，元胡 15g，防风 15g，海螵蛸 20g，地榆炭 10g，棕榈炭 10g，炙鸡内金 15g，土茯苓 50g，薏苡仁 50g，夜交藤 15g，木香 5g，郁金 20g，生姜 10g，大枣 5g，砂仁 10g（后下），肉豆蔻 10g，菟丝子 15g，炒酸枣仁 15g，炒山药 15g，仙茅 10g，陈皮 10g。14 剂，水煎服。

十诊：2017 年 12 月 28 日。无腹痛，少许黏液便，无脓血便，无烦躁，小腹胀痛，纳可。舌淡黯，苔薄白腻，脉弦细。2017 年 12 月 26 日肠镜示溃疡性结肠炎（E2，缓解期）。上方减木香、郁金，加益母草 15g，炒白扁豆 15g。

病人停药后电话随访多次，病人自诉每日排一次黄色成形便，未再见黏液脓血便，纳可，寐可，无不适症状。

【按语】　患者以腹泻、黏液脓血便 2 年为主症，中医诊断"久痢"。患者以黏液脓血便，左下腹部胀痛为主要临床表现，伴痰多，口干，时口苦及乏力，无烦躁，寐可。舌质红，苔薄白略腻，脉弦细。中医辨证"脾虚湿蕴"。本案患者病因为饮食不节，恣食辛辣刺激之品，酿生湿热；或忧思恼怒，伤肝损脾，脾失健运，湿浊内生，郁化热毒，下注肠间，壅塞气血，损伤脂膜血络，血败肉腐，而成痢、成疡。脾虚而湿热蕴肠为基本病机，治以健脾益气，清热利湿。方中党参、沙参、炙甘草扶正为主，党参健脾益气兼补血，调节胃肠运动、提高抗应激能力、抑制溃疡形成、增强机体免疫功能；沙参益气祛痰；党参加沙参既加强健脾之功，又不伤脾阴，润燥相济，相得益彰；炙甘草补中益气、缓和药性、祛痰止咳，一药三用；临证之时，多注重药物的多用性。土茯苓味甘淡而性平，为利湿解毒的药品；本品清热解毒，兼可消肿散结，如《滇南本草》《积德堂经验方》用之治疗痈肿疮毒；而 UC 从症状、体征、肠镜及病理表现，均与"肠痈类似"，故可"从痈论治"本病。湿热是 UC 泻下的关键致病因素，薏苡仁性偏寒凉，生用为突出清热利湿之功。防风、炒白芍有痛泻要方之义，《医方考》说："泻责之脾，痛责之肝；肝则之实，脾则之虚，脾虚肝实，故令痛泻"；防风燥湿以助止泻，具升散之性，辛解肝郁，香舒脾气；白芍苦酸微寒，寒泻肝火，酸敛逆气，养血柔肝，缓中止痛，敛肝之气，为血中阴药，善于静而敛阴，酸收性合，守而不走，炒则养血且减少寒性。枳实辛行苦降，善破气除痞、消积导滞，用于胃肠积滞，湿热泻痢。《本草纲目》曰："延胡索，能行血中气滞，气中血滞，故专治一身上下诸痛，用之中的,妙不可言。盖延胡索活血化气,第一品药也。"海螵蛸收敛止血,收湿敛疮。地榆炭凉血止血,解毒敛疮。棕榈炭药性平和,味苦而涩,为收敛止血之要药,广泛用于各种出血之证,尤多用于崩漏;因其收敛性强,故以治出血而无瘀滞者为宜。连翘苦寒,主入心经,"诸痛痒疮,皆属于心,"既能清心火,解疮毒,又能散气血凝聚,兼有消痈散结之功,故有"疮家圣药"之称;并有广谱抗菌作用。生姜性味辛温,功能散寒解表,温中和胃。大枣性味甘平,功能补益脾胃;二药相互配用,则外和营卫,内调脾胃,扶助中焦正气。罗东逸《名医方论》曰:"姜枣和脾养胃,所以安定中州者至矣"。二诊时脓血便减少,大便次数较多,土茯苓加量增加祛湿之功;加用生地黄、泽泻分消走泄、利小便而实大便;吴茱萸散寒止痛。三诊时病人仍乏力,加用党参、黄芪加重健脾益气之功;黄芪兼补气生血,扶助正气,托脓毒外出,生肌敛疮之效;白及加海螵蛸止血力强,且促进溃疡面愈合;马齿苋清热解毒、凉血止血止痛。四诊时黏液便明显好转,土茯苓减至35g、薏苡仁减至30g;加用生地黄、泽泻分消走泄;荷叶清暑利湿、凉血止血;吴茱萸、炮姜温中止痛止泻;炙甘草改为生甘草以加强清热解毒之功;病人口苦、口中异味,加用藿香醒脾化湿。五诊时病人左下腹部不适,加用芍药甘草汤缓急止痛;黄芪、党参健脾扶正。六诊时病人月经淋漓不尽,有胞宫虚寒之征,加用益母草、红花、艾叶活血止痛调经、温经散寒止血。七诊时病人烦躁,加用木香、郁金解郁疏肝;夜寐欠宁,加用珍珠母、夜交藤镇静安神。八诊时病情反复,见黏液便,湿邪加重,故加大土茯苓、薏苡仁药量祛湿;加用炒酸枣仁养心安神;砂仁、肉豆蔻暖脾固肠止痢。九诊时加用仙茅、山药补肾除湿。本病病初多为湿热内蕴,久则及肾,出现脾肾两虚之证。十诊时病人无烦躁,减木香、郁金。加用益母草活血祛瘀止痛;加用炒扁豆健脾化湿。病人在整个治疗过程中能够坚持服药,配合饮食及情志的调整,故预后良好。

## 第六节 术后胃肠功能障碍辨治经验

术后胃肠功能障碍是外科手术中常见的并发疾病,与手术创伤、应用麻醉剂及镇痛药物、腹腔内炎症、电解质紊乱、残留积血或引流管的机械刺激等诸多因素有关,临床表现主要为食欲降低、腹胀、腹痛、恶心、呕吐、排便及排气困难或频繁等胃肠功能紊乱症状,严重者可出现手术伤口愈合不良及全身炎症反应、多器官功能衰竭而危及生命,远期可导致肠粘连、肠梗阻、营养障碍、菌群失调,不仅影响生活质量,甚至有二次手术或反复手术的可能。因此促进术后胃肠功能恢复,对患者康复和预后至关重要。中医药在治疗术后胃肠功能障碍上具有独特优势,并逐渐得到国内外医学界的认同。

术后胃肠功能障碍主要类型有：术后胃瘫、术后麻痹性肠梗阻、术后单纯恶心呕吐和术后腹泻。术后胃瘫（PGS）是手术后出现的以非机械梗阻因素引起的以胃排空迟缓为主要特征的一种功能性疾病，临床上表现为上腹部疼痛、腹胀、恶心呕吐、反酸烧心、食欲下降等不适症状。术后麻痹性肠梗阻（POI）是腹部或非腹部手术之后，因动力性原因肠道不能有效传输其内容物所致的以恶心、呕吐、腹胀、腹痛、排气排便延迟等表现为主要临床症状的一种疾病。典型影像学表现为全肠段积气。术后单纯恶心呕吐是除外术后胃瘫、肠梗阻等原因，以恶心、呕吐为主要表现的疾病。术后腹泻是术后常见并发症之一，以大便次数增多，粪质溏薄或完谷不化，甚至泻出如水为主要表现。根据其临床表现，术后胃肠功能障碍属于中医脾胃病。在临床实践中，非腹部手术术后也可出现胃肠功能障碍，我们也将其归属于术后胃肠功能障碍范畴。

## 一、术后胃肠功能障碍病因病机

### 1. 术后体虚，外邪侵里

术后正气亏虚，气血耗损，卫外不固，腠理开合，外感六淫之邪极易滞留术区或感染邪毒而致脏腑功能失调。正如《素问·皮部论》所言："是故百病之始生也，必先于皮毛，邪之中则腠理开，开则入客于络脉，留而不去，传入于经，留而不去，传入于腑，廪于肠胃。"同时，服用药物损伤脾胃（如寒凉或辛热药物服用太过，术后静脉点滴过量导致寒痰湿浊滞于体内等）及现代饮食谱（如过食生冷寒凉、辛辣炙煿等）的变化，也会导致脾胃功能失常。

### 2. 禁食久卧，损及后天

术后禁食和平卧制动影响了脾胃功能的恢复，脾胃运化不利，气机升降失调，大小肠传化功能失司。"久坐伤肉，久卧伤气"，脾气虚则中焦气机升降斡旋停滞，脾不升清，胃不降浊，脾胃气机升降失司，就会"清气在下，则生飧泄，浊气在上，则生䐜胀"。

### 3. 术中失血伤气或手术创伤，瘀血内阻

术中失血伤气，气虚影响脾胃运化。同时，手术创伤，瘀血内阻。古人谓："离经之血便是瘀"，"血行脉外则为瘀"。术中金刃伤及皮肉筋骨，血溢脉外，致瘀留滞，此为有形之邪，阻滞气机，腑气不通，而致腹部胀满、食欲不振、恶心呕吐、大便不通等。

### 4. 情志失调，脾胃功能障碍

术后情绪抑郁，患者对病情的忧虑及术后不适的紧张情绪使得情志失调。肝失条达，肝郁气滞，横逆犯胃，胃气上逆；忧思伤脾，脾失健运，食停难化，痰湿阻滞。

## 二、术后胃肠功能障碍辨治规律

术后早期的胃肠功能障碍患者以实证中的腑气不通为主,远期辨证以虚证中的脾虚为主。壮年新病者多实,年高重病者多虚。失血伤津者多虚。手术尤其是腹部手术直接损伤中焦脾胃脉络,脉络受损,血溢脉外,所以初发首先病在手术部位,胁肋、两侧少腹多属肝经病证,大腹多属脾胃病证,脐腹多属大小肠病证,脐以下小腹多属肾、膀胱、胞宫病证。之后可因情志不遂累及肝,耗伤气血累及脾,和降失司累及胃,泌浊传导不能累及大小肠,久病命门火衰累及肾。外受寒凉或过食生冷而发病或加重,得温熨或饮热则减,病势绵绵,口淡不渴或渴饮而不欲咽者属寒;烧灼感、病势急迫,得冷饮或冷熨则减,口干渴或口苦者属热。

对于术后胃肠功能障碍需重视脾的运化功能,众法不忘"运"脾,根据辨证要点以行气通腑或健脾益胃为重,佐以补气养血、疏肝解郁、祛湿化浊、活血化瘀。同时注意根据四种主要分型各有侧重:治疗术后胃瘫主要从健脾和胃、调理气机、消癥散结和攻下通腑角度辨证立法;治疗术后麻痹性肠梗阻主要从补气养血、行气通腑和润肠通便辨证施治;治疗术后单纯性恶心呕吐以疏肝和胃、祛湿化浊和降逆止呕为主;治疗术后腹泻常重在健脾益气、温阳运脾、升阳止泻、渗湿止泻、温中止泻、涩肠固脱,并注意肾阴阳同补。其余术后胃肠功能障碍,四诊合参,辨证论治。

【医案举例】

贾某,男,57岁。初诊日期:2016年10月10日。

主诉:上腹胀伴烧心近3个月。

病史:患者于3个月前无明显诱因出现上腹部隐痛,余无不适,查上腹部CT提示胰腺癌,行手术治疗(具体数值不详)。术后上腹部隐痛好转,渐出现上腹胀伴烧心,口服奥美拉唑,未见明显好转。为进一步诊治,就诊于我门诊。刻下:反酸,嗳气,上腹部胀满不适,疲乏,手凉,时口干,寐欠安,纳呆,大便1次/d,稍不畅。舌淡红,苔白,脉细缓。

中医诊断:痞满(脾虚气滞)。

西医诊断:胰腺癌术后。

治法:健脾和胃,理气化滞。

方宗:异功散化裁。

处方:党参20g,沙参10g,茯苓30g,生白术10g,陈皮15g,炙甘草10g,炙鸡内金20g,海螵蛸20g,煅瓦楞子25g(先煎),儿茶5g,紫苏梗15g(后下),连翘15g,厚朴10g,生麦芽15g,炒麦芽15g,珍珠母30g(先煎),夜交藤15g,木香10g,土茯苓25g。7剂,水煎服。

二诊：2016 年 10 月 18 日。上腹胀明显缓解，烧心、嗳气略缓解，乏力稍改善，时反酸，手凉，纳少，寐欠安。舌淡红，苔薄白，脉细缓。上方加神曲 10g，蒲公英 20g，酸枣仁 15g，菟丝子 10g。7 剂，水煎服。

三诊：2016 年 11 月 4 日。偶食后腹胀，烧心减轻，时反酸，无嗳气，手凉、乏力减轻，纳可，仍口干，寐欠安较前略改善，大便偏干，1 次 /d。舌淡红，苔薄白，脉缓。上方加玉竹 10g，玉米须 15g，生白术加量为 25g。7 剂，水煎服。

四诊：2016 年 11 月 14 日。近日饮食不慎后出现烧心、反酸加重，无明显腹胀，偶嗳气，时心悸，纳可，寐欠安，手凉、乏力缓，口干减轻，大便干缓，1 次 /d，舌淡红，苔薄白，脉缓。上方去玉竹，加麦冬 15g，五味子 5g，姜半夏 10g，吴茱萸 5g，黄连 5g。7 剂，水煎服。

五诊：2016 年 11 月 22 日。烧心明显缓解，偶反酸，无腹胀、嗳气，纳可，寐尚安，乏力、手凉改善，口干减轻，二便调。上方去儿茶，木香减量为 5g。7 剂，水煎服。

**【按语】** 患者主因上腹胀伴烧心近 3 个月为主症，故中医诊断为"痞满"。上腹胀伴烧心，时反酸，嗳气，纳少，乏力，手凉，时口干，寐欠安，大便 1 次 /d，稍不畅，舌淡红，苔薄白，脉细缓。中医辨证为"脾虚气滞"。患者既往饮食不规律，日久伤脾，加之术后耗气忧思，故发脾虚气滞。脾虚不运，升清不能，胃失和降，中焦气滞则腹胀；胃失降浊，郁而化热并上逆，故见烧心、反酸、嗳气；脾虚气血生化乏源，则乏力；气虚阳亏，不达四末，则手凉；脾胃亏虚，化生、上输津液少，加之胃内郁热，故见口干；脾胃不和则寐欠安；苔白为脾虚不运有湿；脉细缓为脾虚气滞之象。虚中有滞，若以四君子汤则易形成呆补，故予异功散化裁。方中党参、沙参、茯苓、生白术、甘草补气健脾；陈皮、厚朴、木香、土茯苓理气消滞化湿；鸡内金、海螵蛸、生麦芽、炒麦芽、瓦楞子、儿茶和胃制酸消食；紫苏梗、连翘疏肝下气清热；珍珠母合夜交藤安神。二诊纳少加神曲消食；蒲公英清热制酸。《本草新编》曰："蒲公英……亦泻胃火之药，但其气甚平，既能泻火，又不损土"，《本草纲目》曰：蒲公英，"乌须发，壮筋骨"。酸枣仁安神除烦；手凉加菟丝子温阳。三诊仍口干，健脾胃治本同时加玉竹养阴生津，加玉米须利尿；大便偏干加量生白术运脾阳通便。四诊烧心、反酸因饮食不慎加重，加姜半夏和胃降逆，加黄连、吴茱萸泻火疏肝制酸；口干缓，去玉竹防腻胃影响进食；气血亏虚不能养心则心悸，故加麦冬、五味子，合党参、沙参益气养阴。五诊诸症缓，去儿茶，减量木香，防辛燥伤津耗气。

胰腺癌术后影响了胰液参与消化，故出现腹胀、烧心、反酸等消化不良症状。中医秉承"脾胃为后天之本，气血生化之源"，"胃主受纳，脾主运化"的理论思想，四诊合参、辨证论治，以健脾和胃为主要治则，或酌以理气，或酌以清热，或温里等，往往效如桴鼓。

# 第七节 "从滞论治"功能性胃肠病

《罗马Ⅳ：功能性胃肠病 肠-脑互动异常》中，功能性胃肠病又被称之为肠-脑互动异常，新的定义强调其症状产生与动力紊乱、内脏高敏感性、黏膜和免疫功能的改变、肠道菌群的改变以及中枢神经系统（CNS）处理功能异常有关。功能性胃肠病（functional gastrointestinal disorders，FGIDs）是消化系统的常见病，根据罗马Ⅳ标准分类包括食管疾病、胃十二指肠疾病、肠道疾病、中枢介导的胃肠道疼痛病、胆囊和 Oddi 括约肌疾病、肛门直肠疾病。FGIDs 发病率极高，国内外流行病学调查均有报道超过 50%，国内该病患者已占消化内科病房及门诊就诊患者的 40%～60%。西医学对 FGIDs 病因和发病机制目前还不明确，临床治疗以缓解症状、提高生活质量为目的，整体调节、个体化为原则，对症支持及心理治疗，而无特效药物。中医药在治疗 FGIDs 上具有独特优势，并逐渐得到国内外医学界的认同。

## 一、功能性胃肠病中医病名

FGIDs 主要临床症状有胸骨后不适、非心源性胸痛、腹胀、腹痛、腹泻、便秘等，包括了食管至肛门之间的任何消化道部位。FGIDs 患者常具有胃肠道外症状，如呼吸困难、心慌、慢性头痛、肌痛等。中医无 FGIDs 病名，根据其临床表现，当属于中医"痞满""胀满""嘈杂""反胃""胃脘痛""腹痛""泄泻""便秘"等脾胃系统疾病范畴。

## 二、功能性胃肠病病因病机

FGIDs 的确切发病机制尚不清楚，目前研究认为，脑-肠轴调控失调、内脏高敏感、遗传易感性、肠道屏障机制受损、胃肠运动功能障碍、肠道既往感染诱发的炎症反应、肠道菌群失调、心理-社会因素等多种因素之间的交互作用相关。FGIDs 发病部位在脾胃，此处胃包括大小肠，正如《灵枢•本输》所言："大肠、小肠皆属于胃"。脾胃功能失常的因素包括了中医病因学说的外因、内因、不内不外因。即陈无言《三因极一病证方论》"医事之要，无出三因"，将复杂的疾病分为"内因"，即内伤于七情：喜、怒、忧、思、悲、恐、惊；"外因"，即外感于六淫风、寒、暑、湿、燥、火；"不内外因"，包括饮食饥饱、叫呼伤气及虎、狼、毒虫、金疮等之类。随着时代发展，导致 FGIDs 发病"现代三因"内涵进一步扩大，"现代外因"还应包括冬季取暖设备过热导致火邪，而夏季空调过冷导致的寒邪等；"现代不内外因"中饮食饥饱应包括服用药物致病（如中药寒凉或辛热药服用太过，西药副作用伤脾胃之气血阴阳），而现代各类术中术后导致 FGIDs 发病的相关因素皆可归于"不内不外因"，如术中失血伤气，术后久卧伤气，术后情绪抑郁，术后静脉点滴过量导致寒痰湿浊滞于体内，放化疗后伤气伤血、气滞血瘀等。

脾主运化。运，即转运输送；化，即消化吸收。脾主运化，是指脾具有把水谷（饮食物）化为精微，并将精微物质转输至全身的生理功能。《素问·经脉别论》："饮入于胃，游溢精气，上输于脾，脾气散精，上归于肺，通调水道，下输膀胱，水精四布，五经并行。"《医学求是》所云："升降之权，又在中气……中气旺则脾升而胃降，四象得以轮旋，中气败则脾郁而胃逆。"心肺在上，在上者宜降；肝肾在下，在下者宜升；中焦脾胃居中，通连上下，有升有降，故为诸脏气机升降之枢。在"现代三因"反复作用下，脾胃虚弱，气机升降失常，而"脾胃虚滞"是FGIDs基本病机。FGIDs"脾胃虚滞"即"虚滞"寓含脾胃虚弱、因虚而滞之意。《说文解字》言："滞，凝也。"表示水流受到约束而不流通。此处之"滞"当为脏腑、经络之气阻滞不畅之意。《丹溪心法》言："中焦者，脾胃所属。凡六淫七情、劳逸太过，必使所属脏器功能失调。当升者不升，当降者不降，终日犯及脾胃，中气必为之先郁。"丹溪此处之"郁"可作"滞"解。

FGIDs的基本病机当为"脾胃虚滞"，然而在临床实践中，在"现代三因"作用下及患者本身体质的不同，FGIDs患者症状重叠现象极为常见，在中医整体观及辨证论治思想的指导下，FGIDs的临床常见八滞：虚滞、气滞、血滞、热滞、湿滞、痰滞、食滞、寒滞，而FGIDs八滞常相兼为病。

虚滞：脾胃虚弱，因虚而滞，脾胃气机升降失常是为FGIDs虚滞，临床常见FGIDs气虚滞、FGIDs阴虚滞。FGIDs气虚滞，脾运化水谷精微物质及水湿功能减弱，可见面色萎黄，倦怠乏力，纳差，脘腹胀满，食后胀甚，或饥时饱胀，形体消瘦，或肥胖、浮肿，大便稀溏或泄泻，小便不利，四肢困倦、呕恶等症状，舌淡苔白，脉缓或弱；FGIDs阴虚滞，胃阴虚，胃失濡润，脾胃气机升降失常，可见胃脘嘈杂，饥不欲食，或痞胀不舒，隐隐灼痛，干呕，呃逆，口燥咽干，大便干结，小便短少等症状，舌红少苔乏津，脉细数。

气滞：情志失和，肝失疏泄，横犯脾胃，而致肝胃不和或肝脾不和，是为FGIDs"气滞"。气血阻滞而致胃脘疼痛，连及两胁，攻撑走窜；或见脘腹痞塞胀闷不舒，连及两胁，嗳气则舒；或见呃逆连声，胸胁胀满，肠鸣矢气，或呼吸不利，或恶心嗳气，脘闷食少；或大便干结、欲便不出，腹中胀满，伴见胸胁满闷，嗳气呃逆，食欲不振，肠鸣矢气，便后不畅等症状，苔厚脉弦，或苔白脉缓。《素问·举痛论》曰："怒则气逆，甚则呕血及飧泄。"《类证治裁》曰："暴怒伤肝，气逆而痞"。

瘀滞：气滞日久，血行瘀滞，或久痛入络，胃络受阻，或胃出血后，或术后，离经之血未除，以致瘀血内停，胃络阻滞不通，是为FGIDs"瘀滞"。临床可见胃脘疼痛，如针刺、似刀割，痛有定处，按之痛甚，痛时持久，食后加剧，入夜尤甚，或见吐血黑便等症状，舌黯有瘀点瘀斑，脉弦涩。《临证指南医案·胃脘痛》言："胃痛久而屡发，必有凝痰聚瘀。"

火滞：情志不遂，肝郁化火，横逆犯胃，是为 FGIDs"火滞"。临床可见呕吐或干呕，吞酸嗳气频作，胸胁胀满，胃脘不适，肠鸣矢气，每遇刺激或情绪波动则症情加剧等症状，舌红苔薄黄，脉弦或带数象。《证治汇补·吞酸》曰："大凡积滞中焦，久郁成热，则木从火化，因而作酸者，酸之热也，若客寒犯胃，顷刻成酸，本无郁热，因寒所化者，酸之寒也。"

湿滞：久病后或饮食不节，致脾气血亏虚，运化失司，湿浊内生，是为 FGIDs"湿滞"。临床可见脘腹胀满，口腻纳呆，泛恶欲呕，口淡不渴，腹痛便溏，头身困重，或小便短少，肢体肿胀，或面目及肌肤淡黄，或发皮疹，或四肢乏力等症状，舌体淡胖，舌苔白滑或白腻，脉濡缓或沉细。《湿热论》言："太阴之表四肢也，阳明也；阳明之表肌肉也，胸中也。故胸痞为湿热必有之症，四肢倦怠、肌肉烦疼，亦必并见。"

痰滞：情志不遂，气郁化火，灼津为痰，痰浊或痰热内扰，是为 FGIDs"痰滞"。临床可见泛吐痰沫涎水，失眠多梦，烦躁不安，胸胁闷胀，善太息，头晕目眩，或心悸，短气等症状，舌淡红或红，苔白腻或黄滑，脉弦缓或弦数。《三因极一病证方论》言："心胆虚怯，触事易惊，梦寐不祥，或异象感惑，遂致心惊胆摄，气郁生涎，涎与气搏，变生诸证，或短气悸乏，或复自汗，四肢浮肿，饮食无味，心虚烦闷，坐卧不安"。

食滞：饮食不节，过饥过饱，损伤脾胃，胃气壅滞，不通则痛，是为 FGIDs"食滞"。临床可见脘腹胀满疼痛、拒按，厌食，嗳腐吞酸，呕吐酸溲食物，吐后胀满得减，或腹痛，肠鸣，矢气臭如败卵，泻下不爽，大便酸腐臭秽等症状，舌苔厚腻，脉滑或沉实。《医学正传·胃脘痛》云："致病之由，多由纵恣口腹，喜好辛酸，恣饮热酒煎煿，复餐寒凉生冷，朝伤暮损，日积月深……故胃脘疼痛"。

寒滞：脾阳虚衰，失于温运，阴寒内生，可致胃脘气机阻滞，不通则痛，此当为 FGIDs"寒滞"。临床可见食少，腹胀，腹痛绵绵，喜温喜按，畏寒怕冷，四肢不温，面白少华或虚浮，口淡不渴，大便稀溏，甚至完谷不化，或肢体浮肿，小便短少等症状，舌淡胖或有齿痕，舌苔白滑，脉沉迟无力。《兰室秘藏》云："或多食寒凉及脾胃久虚之人，胃中寒则胀满，或脏寒生满病。"

## 三、基于"滞"的观点探讨功能性胃肠病辨治规律

"脾胃虚滞"是 FGIDs 基本病机。FGIDs 临床常见八滞是虚滞、气滞、血滞、火滞、湿滞、痰滞、食滞、寒滞。针对 FGIDs 八滞的治法有健补脾胃祛滞法、疏肝理气祛滞法、活血化瘀祛滞法、泻肝行湿祛滞法、燥湿运脾祛滞法、理气化痰祛滞法、消食化痰祛滞法、温胃散寒祛滞法。

健补脾胃祛滞法：脾气虚而滞用四君子汤益气健脾，补气祛滞；胃阴虚而滞用一贯煎合芍药甘草汤，养阴益胃，和中止痛祛滞。虚滞兼食滞、纳差者，加莱菔子、鸡内金、焦三仙；虚滞兼寒滞四肢不温、便溏甚者，加山药、肉豆蔻、藿香；虚滞久泻不愈肛门下坠重者，加柴胡、黄芪、升麻。

疏肝理气祛滞法：FGIDs 气滞用柴胡疏肝散疏肝解郁，理气止痛祛滞。气滞兼虚滞，而出现腹泻，可用痛泻要方加减；气滞兼火滞口中异味、口干甚者，加黄芩、黄连、栀子；气滞兼湿滞大便黏滞、便下不爽者，加藿香、厚朴、佩兰。

活血化瘀祛滞法：FGIDs 血滞用失笑散化瘀活瘀，理气止痛祛滞。血滞兼气虚滞，出现四肢不温，可加党参、黄芪；血滞兼阴虚滞口燥咽干，舌光无苔，加生地黄、麦冬、百合。

泻肝行湿祛滞法：FGIDs 火滞用左金丸泻肝火，行湿，开痞结祛滞。湿滞兼血滞，胸胁刺痛，舌有瘀斑，加桃仁、红花；火滞兼痰滞，眩晕恶心，加半夏白术天麻汤。

燥湿运脾祛滞法：FGIDs 湿滞用平胃散燥湿运脾，行气和胃祛滞。湿滞兼气滞，嗳气不止，加旋覆花、代赭石、枳实、沉香；湿滞兼痰滞，腹部胀满而盛，加枳实、紫苏梗、桔梗，或合半夏厚朴汤；寒热错杂，加用半夏泻心汤。

理气化痰祛滞法：FGIDs 痰滞用温胆汤理气化痰，和胃利胆祛滞。痰滞兼气滞，嗳气不止，加旋覆花、代赭石、枳实、沉香；痰滞兼火滞，口苦，嘈杂不适，加左金丸。

消食化痰祛滞法：FGIDs 食滞用保和丸消食化痰，导滞止痛祛滞。食滞较重，加鸡内金、谷芽、麦芽；湿滞兼气滞，脘腹胀满较甚，加枳实、木香、槟榔；食滞兼虚滞，便溏腹泻，加白术、白扁豆。

温胃散寒祛滞法：FGIDs 脾阳虚而滞之寒滞用黄芪建中汤健补脾胃，温中健脾，和胃止痛祛滞；如脾阳本身不足，又感受外寒，可用香苏散合良附丸温胃散寒，行气止痛祛滞。寒滞兼火滞，泛酸呕吐，加黄连、吴茱萸、乌贼骨、煅瓦楞子；寒滞兼肾阳虚，形寒肢冷，腰膝酸软，可用附子理中汤；寒滞兼湿滞，可用香砂六君子汤；寒滞兼痰滞，呕吐清水痰涎，胃中辘辘有声，加苓桂术甘汤。

在临床实践中，FGIDs 患者症状重叠现象极为常见，上消化道症状（反酸、烧心、嗳气、上腹部胀、上腹痛等）与下消化道症状（下腹胀、下腹痛、便秘、腹泻等）重叠，与此相对应的是上消化道与下消化道的功能性疾病之间的重叠，其中功能性消化不良重叠肠易激综合征最为常见。同时，FGIDs 患者常具有胃肠道外症状，如呼吸困难、心慌、慢性头痛、肌痛等。在临床实践中，FGIDs 在虚滞的基础上，八滞可相兼为病，而祛滞八法亦可相兼为用。进一步探讨和研究"脾胃虚滞"理论及从"滞"论治 FGIDs 理论，对现代 FGIDs 及脾胃相关病的防治具有重要的临床指导意义。

**【医案举例】**

崔某,女,69岁。初诊日期:2018年5月5日。

主诉:排便困难10年,加重1年余。

病史:10年前无明显诱因出现排便不畅,未予以重视,常反复发作,每因劳累、情绪等因素加重,近1年来便秘加重,常需服用番泻叶方可排便。为进一步诊治,就诊于我门诊。刻下:大便干或不甚干燥,隔日一次,排出困难,每次排便时间较长,伴有口苦,胃中嘈杂,脘腹胀满,食少纳呆,眩晕时作,夜寐梦多,胁肋隐痛,小便清长。舌质红,苔白腻,中有裂纹,脉弦细。

中医诊断:便秘(湿滞兼夹阴虚滞)。

西医诊断:功能性便秘。

治法:燥湿运脾合健补脾胃祛滞。

方宗:半夏泻心汤合益胃汤。

处方:姜半夏10g,黄芩10g,黄连5g,北沙参15g,枳壳15g,厚朴15g,陈皮15g,青皮15g,郁金20g,百合20g,决明子30g,煅瓦楞子25g(先煎),海螵蛸15g,紫苏梗15g(后下),生地黄15g,泽泻10g,槲寄生10g,蒲公英25g。14剂,水煎服。

二诊:2018年5月19日。大便不甚干燥,隔日一次,排便时间缩短,仍有排便困难,口苦减轻,嘈杂,时有泛酸,脘胀不著,食后胀甚,夜寐欠佳,少腹冷痛,小便量多。舌质红,苔白润,中有裂纹,脉弦细。上方去煅瓦楞子、海螵蛸、蒲公英,加连翘15g,杏仁15g,吴茱萸5g。14剂,水煎服。

三诊:2018年6月16日。仍时有排便困难,大便不甚干燥,每日一次,口苦、嘈杂、泛酸减轻,偶有食后胀甚,夜寐欠佳,少腹隐痛不适,小便调。舌质淡略红,苔薄,中有裂纹,脉弦细。上方加当归15g,石斛15g。14剂,水煎服。

随诊,患者便秘症状完全缓解。

**【按语】** 患者以排便困难10年,加重1年余为主症,中医诊断"便秘"。大便干或不甚干燥,隔日一次,排出困难,每次排便时间较长,伴有口苦,胃中嘈杂,脘腹胀满,食少纳呆,眩晕时作,夜寐梦多,胁肋隐痛,小便清长,舌质红,苔白腻,中有裂纹,脉弦细。中医辨证"湿滞兼夹阴虚滞"。久秘误行泻下,损伤中阳,导致中焦脾胃失和,气机升降失常,从而出现寒热错杂、虚实相兼之"滞",故见大便干或不甚干燥,隔日一次,排出困难,每次排便时间较长等;中阳被伤,少阳邪热乘虚内陷,以致寒热相兼、虚实夹杂之象,故见口苦,胃中嘈杂,脘腹胀满,食少纳呆,眩晕时作,夜寐梦多,胁肋隐痛,小便清长,舌质红,苔白腻,脉弦细等。治以燥湿运脾合健补脾胃祛滞,以半夏泻心汤合益胃汤加减。方中用辛温之半夏散结除痞,降逆止呕;黄芩、黄连之苦寒泄热开痞;枳实下气破结；厚朴行气除满；紫苏梗疏肝降气解郁；青皮、陈皮理气和胃，调节中焦之气滞；郁金、百合行气解郁，安神除烦；海螵蛸、瓦楞子制酸，治疗嘈杂，保护胃膜；决明子清热解毒，缓解便秘；沙参、生地黄取益胃汤之意，作用养阴生津；槲寄生、泽泻补肾利湿泄热；蒲公英清热解毒，散结通利。诸药合用体现了苦辛并进以调其升降、补泻兼施以治其虚实的配伍特点。二诊肝经郁火未除，去煅瓦楞子、海螵蛸、蒲公英，加连翘清热解毒消导；杏仁提壶揭盖以宣通降气；并少佐吴茱萸，取左金丸之意，以热药反佐方中黄连、黄芩等苦寒之味，入肝降逆，使肝胃调和。三诊防止久病伤阴，故加当归养血润肠通便；石斛清养脾胃之阴。

半夏泻心汤的主症是"呕而肠鸣，心下痞"。本方多用于寒热错杂之痞证，并未提及有治便秘之用，那么为什么可以用来治疗便秘呢？因为本案究其病因是由中阳损伤，肠胃失和，升降失常所致。临床首先应当把证候作为处方的基本思路，认真辨别寒热虚实，根据脏腑经络的不同，以缓解患者主症为组方的目标，对症下药，临证加减时要参考疾病的特点、发病阶段、病史势况和转归的不同酌情增减药味和调整药量，方可收到显效。

## 第八节　脾胃相关杂病论治经验

### 一、消渴

消渴病是现代社会中发病率甚高的一种疾病。在我国，发病率达 11% 左右。西医仅针对血糖高应用胰岛素、降糖药治疗。针对消渴病发病原因，中医更能发挥强大的优势，在控制血糖的同时，更能从本质上全面调整机体功能，从而让消渴病人健康长寿。

消渴之病名始见于《素问·奇病论》，《黄帝内经》根据病机及症状不同，又有"消瘅、肺消、膈消、消中"等名称记载，认为五脏虚弱，过食肥甘，情志失调是消渴的病因，而内热是主要病机。《素问·阴阳别论》曰："二阳结谓之消"，强调阴虚热结是消渴病病机。《临证指南医案·三消篇》说："三消一证，虽有上、中、下之分，其实不越阴亏阳亢，津涸热淫而已。"20 世纪 70 年代之前治则多以阴虚立论，大多采用滋阴清热、过于苦寒滋腻之品，但在 20 世纪 70 年代后，许多学者认为脾虚、肝郁、瘀血均可致消渴，开始从脾、肝、瘀论治消渴，其中尤以脾虚致消渴越来越被广大中医学者认可。为什么脾虚致消渴能得到广大中医同道的推崇呢？《灵枢·五变》曰："五脏皆柔弱者，善病消瘅。"五脏之中尤以脾肾两脏为主，特别以脾为主。《灵枢·本脏》指出："脾脆，则善病消瘅。"脾脆，即脾气虚弱，李东垣在《脾胃论》曰："百病皆由脾胃衰而生也。"又认为："脾气不足，则津液不升，故口渴欲饮。"清代李用粹《证治汇补·消渴》曰："手阳明大肠，主津液，足阳明胃，主气血，津血不足，发为消渴"，"五脏之精，悉运于脾，脾强则心肾交，脾健则津液自化"。脾胃同属中土，一主升清，一主和降，为气机升降枢纽，保持人体良好的代谢消化功能。正如《素问·经脉别论》云："饮入于胃，游溢精气，上输于脾，脾气散精，上归于肺，通调水道，下输膀胱，水精四布，五经并行。"而若脾虚水谷之精不化气，清气不升，失于游溢。"散精"，食物无以运化则郁而化火，又不能为胃行津液，从而导致消渴。正因为有很多古典书籍的理论依据，因此脾虚致消渴为致病之本，越来越得到重视。总之，消渴病虽与肺燥、胃热、肾虚有关，其病机关键在于脾气不足，脾失健运，中气虚陷。从以上论述中可以看到脾气虚弱与消渴病病因病机关系密切。

临床中我们也可以观察到大多数消渴病人"三多一少"症状并不明显，常见倦怠乏力，食欲欠振，食后胃胀，舌质淡胖有齿痕，或者苔薄白，有的薄黄而腻，部分患者有大便溏薄，易出汗等，脾虚或兼有脾虚生湿、湿久郁热的表现。消渴病人本应多食，但反见食欲不振，也和脾虚有关。我们中医的脾相当于西医的消化系统，而非指"脾"这一单纯的脏器。脾气虚则运化水谷精微功能失常，则可出现纳差，腹胀，便溏，身体困重等表现，与西医诊断之糖尿病胃肠病变相隶属。大多数患者在消渴病病程中有不同程度的脾虚表现，或以脾气虚弱为主，或在他证中兼有脾虚，因此治疗消渴，滋阴清热固然重要，但对健脾益气也必须予以足够重视，使后天之本旺，气血津液运化输布正常才是治本之法，正所谓："四季脾旺，则不受病"。

**【病案举例一】**

从某，女性，64岁。初诊日期：2014年3月5日。

主诉：口干多饮、尿频反复发作5年余，加重2个月。

病史：糖尿病史5年，目前皮下注射门冬胰岛素30注射液。近2个月自觉小便频症状加重，夜尿次数多，来诊。刻下：小便频量多，夜尿2～3次，腰酸痛，疲乏倦怠，心烦寐不安，口渴多饮，易出汗，大便调，无食欲亢进，舌质淡黯，苔少，脉沉细而涩。空腹血糖7.8mmol/L，尿常规：葡萄糖（−），酮体（−），糖化血红蛋白7.3%。

中医诊断：消渴病（气阴两虚）。

西医诊断：2型糖尿病。

治法：健脾益气养阴。

方宗：玉液汤。

处方：党参20g，黄芪30g，天花粉15g，葛根15g，山药20g，五味子5g，炙鸡内金20g，牡丹皮10g，焦栀子5g，桑寄生15g，炒酸枣仁20g，浮小麦20g，夜交藤 20g，陈皮 15g。10 剂，水煎服。

二诊：2014 年 3 月 5 日。服上方后，诸症好转，仍睡眠质量稍差。上方加珍珠母 30g，去浮小麦、牡丹皮、焦栀子。7 剂，水煎服。

随诊 3 个月，诸症悉减。

【按语】 患者以口干多饮、尿频反复发作 5 年余，加重 2 个月为主症，中医诊断"消渴"。便频量多，夜尿 2～3 次，腰酸痛，疲乏倦怠，心烦寐不安，口渴多饮，易出汗，大便调，无食欲亢进，舌质淡黯，苔少，脉沉细而涩。中医辨证"气阴两虚"。《慎斋遗书•渴》曰："盖多食不饱，饮多不解渴，脾阴不足也"。说明养脾阴针对消渴治疗是重要的。现代研究认为健脾益气养阴改善消渴病患者临床症状有明显疗效。张锡纯认为"消渴……起于中焦而极于上下"，创玉液汤治疗消渴病。方中黄芪、山药、鸡内金、党参健脾益气，天花粉、葛根清热生津，补脾养阴，具有升清作用，牡丹皮、焦栀子清三焦之热，陈皮乃于补药之中加行气之品使补而不滞，失眠加炒酸枣仁、夜交藤、珍珠母，镇静安神，汗多加浮小麦敛汗，腰膝酸软加桑寄生、杜仲、牛膝，皮肤瘙痒加地肤子、白蒺藜，双目干涩加枸杞子等，随证加减，每获良效。

【医案举例二】

张某，男性，60 岁。初诊：2014 年 5 月 20 日。

主诉：口干多饮反复发作 3 年，加重伴口有异味 2 个月余。

病史：糖尿病史 3 年，现口服盐酸二甲双胍每次 0.5g，每日 3 次，血糖控制不佳，平素不控制饮食，形体胖，2 个月前口干欲饮加重，同时口有异味就诊。刻下：口干多饮，口有异味，夜尿频，双下肢酸软无力，活动后汗多于常人，大便黏腻，食欲佳，体重指数 28.1kg/m²，舌质红，舌体胖大有齿痕，苔薄黄，脉濡滑。即刻血糖 16.7mmol/L，尿常规：GLU（++），PRO（-）。

中医诊断：消渴病（脾虚湿热）。

西医诊断：糖尿病。

治则：健脾益气，除痰化浊。

方宗：藿朴夏苓汤。

处方：藿香 5g，川厚朴 10g，姜半夏 10g，土茯苓 20g，荷叶 10g，炒白术 10g，薏苡仁 20g，炒杜仲 20g，牛膝 10g，黄连 5g，丹参 10g，天花粉 15g，黄芪 30g。20 剂，水煎服。

二诊：2014 年 6 月 10 日。症状明显缓解，但仍觉夜尿多，原方加桑螵蛸 20g，生龙骨 20g，生牡蛎 20g，益智仁 20g。15 剂，水煎服。

随访夜尿 1 次或不起夜。

【按语】 患者以口干多饮反复发作 3 年，加重伴口有异味 2 个月余为主症，中医诊断"消渴"。口干多饮，口有异味，夜尿频，双下肢酸软无力，活动后汗多于常人，大便黏腻，食欲佳，体重指数 28.1kg/m²，舌质红，舌体胖大有齿痕，苔薄黄，脉濡滑。中医辨证"脾虚兼有湿热"。治以健脾益气，除痰化浊，以藿朴夏苓汤化裁。《素问·奇病论》曰："此肥美之所发也，此人必数食甘美而多肥也……转为消渴。治之以兰，除陈气也"，说明肥胖之人易发生消渴，要用芳香化湿之佩兰、藿香、苍术等中药。肥人多痰湿，湿邪困脾，脾虚气化不利气不布津，津不上承则口干，湿困于脾，脾虚不运，水谷精微随小便下流则夜尿量多，不能充养四肢骨骼则乏力，因此，张景岳在《景岳全书·求本论》中说："直取其本，则所生诸病，无不随本皆退"。既往认为阴津亏耗，燥热偏盛多见消渴病。治疗上多采用益气滋阴清热之法，但临床上确有部分患者燥热之象不明显，三多症状不典型。要重视脾在消渴病发病中的地位，治疗上采取补脾气、补脾阴、运脾阳、除湿等法，以知常达变，临床疗效显著。

## 二、抑郁症

抑郁症在中医学中并无此病名，相关描述散见于"郁病""百合病""脏燥"等疾病中。临床辨证多隶属于"郁病"范畴。随着现代生活竞争及工作学习压力增大，抑郁症的发病越来越多，被许多学者称之为精神障碍中的"普通感冒"。据世界卫生组织统计，抑郁症发病率占世界人口发病率 3%～5%，有 1.2 亿～2.0 亿人，在我国，抑郁症的发病率也是逐步上升。抑郁症是一种常见的情绪障碍病，多以睡眠障碍为突出表现，大多伴有烦躁，情绪低落，食欲不振，有自杀倾向，严重影响日常生活及工作，甚至危及本人及他人生命。

《金匮要略》对抑郁症临床表现进行了描述，如《金匮要略·百合狐惑阴阳毒病脉证治》云："百合病……常默默，欲卧不能卧，欲行不能行，欲饮食，或有美食，或有不闻食臭时，如寒无寒，如热无热……如有神灵者"。在临床上，抑郁症的表现呈现多样化，躯体症状复杂多变。如《伤寒论》云："胸胁苦满，默默不欲饮食，心烦喜呕，或胸中烦而不呕，或渴，或腹中痛，或胁下痞硬，或心下悸，小便不利"。但躯体的病变常与情志关系非常密切，《景岳全书》指出："凡五气之郁，则诸病皆有，此因病而郁也。至若情志之郁，则总由乎心，此因郁而病也。"《灵枢》中也有"忧思伤心""忿怒伤肝""思虑伤脾""喜怒不节伤五脏"等描述，阐述了情志过激对人体的危害。因此，历代医家认为情志因素可导致脏腑阴阳气血失调，是抑郁症发病的病机。《丹溪心法》云："气血冲和，百病不生，一有怫郁，诸病生焉。故人身诸病多生于郁。"《张氏医通》也指出："郁症多缘于志虑不伸，而气先受病。"均说明情志不畅可引起气机失调，气血受阻，瘀血内阻，神明不内守，发生精神抑郁。正如《伤寒论》说：下焦蓄血，"其人如狂"。《杂病源流犀烛·诸郁源流》中论："诸郁，脏气病也，其原本于思虑过深，更兼脏器弱，故六郁之病生焉。六郁者，气、血、湿、热、食、痰也。"在当今社会，紧张而繁忙的工作学习，快节奏的生活均可导致以情志变化为主的气、血、痰、火、湿、食之郁。《医碥》提出："百病皆生于郁……郁而不舒，则皆肝木之病矣"。肝藏血，主疏泄，喜条达而恶抑郁，肝条达才能保持气血通畅，通而不滞，散而不郁。同时气血运行，津液输布，脾胃升清降浊，情志调畅均取决于肝。《素问·六微旨大论》："出入废则神机化灭，升降息则气立孤危。"再次强调气机升降出入，周流畅达的重要性。

综上所述，气机郁滞是抑郁症的病机关键，病位初在肝，可累及于心、脾、肾。但临床就诊的中青年患者以肝郁兼心脾两虚居多，老年人以肝郁兼肝肾阴虚居多。因抑郁症就诊的中青年患者群呈上升趋势，严重影响其生活工作，患者甚为苦恼，临床主要表现为精神抑郁，闷闷不乐，情绪不宁，食欲不振，失眠多梦，大便溏薄，女子多伴有月经不调，舌质淡，苔白，脉弦。关于抑郁症的中医治疗，《素问·六元正纪大论》指出："木郁达之。"达者通畅之意。清代李用粹《证治汇补·郁证》说："郁证虽多，皆因气不周流，法当顺气为先。"在临诊工作中，大多从疏肝理气、健脾安神入手，调理脏腑气血阴阳。因本病的病情一般较长，所以用药不宜峻猛，如华岫云对《临证指南医案·郁》的按语所云："不重在攻补，而在乎用苦泄热而不损胃，用辛理气而不破气，用滑润濡燥涩而不滋腻气机，用宣通而不揠苗助长"。故在临证中要注意治实时要理气而不耗气，活血而不破血，清热而不败胃，祛痰而不伤正；治虚应补益心脾而不过燥，滋养肝肾而不过腻。同时精神治疗对于本证具有重要意义，要让病人正确认识和对待自己的病情，积极排除致病诱因，增强治愈疾病的信心，保持良好的心态，做到合理的起居调摄，对促进病情的康复和痊愈都甚有裨益。正如《临证指南医案》所说："郁证全在病者能移情易性。"

**【医案举例】**

梁某，男，60 岁。初诊日期：2016 年 4 月 15 日。

主诉：心烦，易惊 1 个月。

病史：1 个月前受惊吓后出现心烦易惊，夜寐欠佳，于家中服用谷维素 1 周，未见显效，近日上述症状加重来诊。刻下：心烦郁闷，伴头昏、头痛，健忘，心悸易惊，不耐寒热，纳差，肢体沉重，倦怠乏力，夜寐梦多，时时惊醒，口苦，口干，大便 3～4 日 1 次，便干结。舌红，苔淡黄略腻，脉弦细略数。既往有甲亢病史 15 年；慢性糜烂性胃炎、食管胃黏膜异位症、慢性结肠炎病史 3 年，服西药控制病情稳定。

中医诊断：郁证（痰火郁结，神机失养）。

西医诊断：焦虑状态。

治法：清热化痰除烦，镇惊解郁安神。

方宗：柴胡加龙骨牡蛎汤。

处方：柴胡10g，黄芩15g，姜半夏10g，防风15g，生龙骨35g，生牡蛎35g，川黄连5g，生地黄15g，山茱萸5g，浮小麦25g，五味子5g，炙鸡内金20g，海螵蛸25g，煅瓦楞子25g（先煎），紫苏梗15g（后下），连翘15g，吴茱萸5g，生姜5g，大枣5g。7剂，水煎服。

二诊：2016年4月22日。仍觉烦躁，惊恐，性情易怒，时胸闷、气短，自觉口苦，口干，反酸，偶有烧心，肢倦沉重，时烘热汗出，睡眠好转，大便日一次，大便初硬后溏。舌黯红，苔淡黄略腻，脉弦细。上方去连翘、吴茱萸，加牡丹皮10g，焦栀子10g，沙参15g，槲寄生10g。7剂，水煎服。

三诊：2016年4月29日。偶有烦躁，胸部闷胀不适，仍时有烘热汗出，手足心热，倦乏减轻，余症得解，舌质淡略黯，苔薄黄，脉细弱。上方去牡丹皮、栀子，加郁金15g，地骨皮10g。7剂，水煎服。

【按语】　患者主因心烦，易惊1个月为主症，中医诊断"郁证"。心烦郁闷，头昏、头痛，健忘，口苦，口干，心悸易惊，不耐寒热，纳差，肢体沉重，倦怠乏力，夜寐梦多，时时惊醒，大便3～4日1次，便干结，舌红，苔淡黄略腻，脉弦细略数。中医辨证"痰火郁结，神机失养"。患者既往患有甲亢病史15年，患慢性糜烂性胃炎、食管胃黏膜异位症、慢性结肠炎病史3年，致正气亏虚，邪气乘虚而入，故见心烦郁闷，头昏痛，口苦，口干，便干结之少阳枢机不利、胆火内郁之象；肝火上炎，横逆犯胃，心神不宁，则见健忘，心悸易惊，夜寐梦多，时时惊醒；少阳三焦决渎失常，气机无以正常运行，则不耐寒热，纳差，肢体沉重，倦怠乏力，综观舌脉，共辨为痰火郁结，神机失养之候。治以清热化痰除烦，镇惊解郁安神之法，用柴胡加龙骨牡蛎汤加减。方中用柴胡、黄芩、川黄连和解少阳枢机，以治心烦郁闷、头昏痛、口干、口苦、便干结等症：姜半夏和胃降逆；吴茱萸疏肝下气，助阳散寒；夜寐梦多，时时惊醒用生龙骨、生牡蛎、五味子养阴护肝，重镇安神；纳差、倦怠乏力用紫苏梗，连翘清热解毒，理气降逆；鸡内金、海螵蛸、煅瓦楞子健脾助运，保护胃黏膜；生地黄、浮小麦、山茱萸清热除烦养阴；肢体沉重用防风疏风通络祛湿；另以生姜、大枣为引，能顾护胃气，以增疗效。二诊加牡丹皮、焦栀子加强解郁除烦之力，加沙参，槲寄生补肝肾，益气阴。三诊去牡丹皮、栀子防止清泻过度，加郁金解郁安神，地骨皮养阴清热。

对郁证的治疗，要充分理解其证中"郁"字的含义；它不但包含了疾病的特征，也阐述了疾病的病因，"郁"中含概了"积""滞""蕴"的含义。郁证是由精神因素所引起的，以气机郁滞为基本病机，临证应用中药可收到较为理想的效果。柴胡加龙骨牡蛎汤出自《伤寒论》，《伤寒论》第107条云："伤寒八九日，下之，胸满，烦惊，小便不利，谵语，一身尽重，不可转侧者，柴胡加龙骨牡蛎汤主之。"原文记载本方主治表里俱病、伤寒误下、邪热内陷及烦惊谵语者，其功效在于对阴阳予以调和，且调气祛痰，安神定志。故《绛雪园古方选注》中提出："柴胡加龙骨牡蛎汤……柴胡引阳药升阳，大黄领阴药就阴；人参、炙草助阳明之神明，即所以益心虚也；茯苓、半夏、生姜启少阳三焦之枢机，即所以通心机也；龙骨、牡蛎入阴摄神，镇东方甲木之魂，即所以镇心惊也；龙、牡顽钝之质，佐桂枝即灵；邪入烦惊，痰气固结于阴分，用铅丹即坠。至于心经浮越之邪，借少阳枢转出于太阳，即从兹收安内攘外之功矣。"柴胡加龙骨牡蛎汤为中医治疗精神神经疾病的常用方剂。西医学主要用本方治疗心身疾病，如抑郁症、失眠症、癫痫、眩晕、心脏神经官能症及早泄等，均有一定效果，故而该方应用广泛。但郁证在治疗中要严守病机，对症论治，对实证者予以理气、活血、清热、祛痰；虚证者予以补益心脾、滋养肝肾等法。

### 三、肥胖

肥胖症是指身体中含有过多的脂肪组织，一般在成年女子身体中的脂肪含量超30%，成年男子超过20%～25%，即可确认为肥胖。已经证实，肥胖与死亡五重奏（高血压、高脂血症、冠心病、脑卒中、糖尿病）有密切的关系。所以，肥胖已远不止是个体形象问题，其对健康的影响使得很多国家已将其列为可预防性死亡的主要原因之一。中医认为，肥胖是由于过食、缺乏体力活动等多种原因导致体内膏脂堆积过多，使体重超过一定范围，或伴有头晕乏力、神疲懒言、少动气短等症状的一种疾病，是多种其他疾病的基础。西医学中的单纯性（体质性）肥胖、代谢综合征等属于本病范畴。

如果人体因某些功能失职，或过多地摄食肥甘厚味，会造成体内脂膏过多，积蓄于体内，进而化为痰湿脂浊，阻滞于经脉，充斥于肌肤、腠理及脏腑三焦，从而发为肥胖病。目前的研究认为，肥胖病主要与饮食、劳逸、体质、遗传、年龄、性别、工作性质、精神情志及地域等因素有关。《素问·示从容论》早就指出肥胖病的病机是"肝虚、肾虚、脾虚，皆令人体重烦冤"，古人并有"肥人多气虚""肥人多痰湿"等对肥胖病病机的高度概括。人体阳气虚弱，气化失职，脏腑功能失调，运化疏泄乏力，气机郁滞，升降失司，血行失畅，脂浊痰湿堆积体内是肥胖病的主要病理机制。脏腑功能失调，尤其是脾胃功能失调，可导致脂膏水湿无以运化、排泄、转输，从而停积为脂浊痰湿，形体发肥而身重。人体脂膏的运化、转输、排泄，有赖于气机条达，升降正常，血行畅通；如果气机不利，血行不畅，则体内的脂膏不能被正常利用与排泄，堆积体内，又反过来影响气机之条达升降，阻滞血脉之运行，并使脂浊痰湿日积渐多，如此恶性循环，则发为肥胖病。

肥胖症治疗以调理脾肾和脾胃为主，根据临床表现兼化湿、祛痰、利水、活血、润导、疏肝利胆、健脾、温阳等法，这与西医的治法采用控制饮食、加强运动、提高能量消耗、促进脂肪动员与分解等方法，本质上是一致的。中医药（含针灸）健脾化湿法能有效减肥,其机制涉及调控饮食中枢,调节糖脂代谢,改善胰岛素抵抗,拮抗炎症反应等。

门诊常见年轻男女要求服中药减肥或者有担忧体重增加的患者,临证避免补气养血之药,临证加用健脾温肾,利湿消痰之中药。少用健脾消食,理气导滞之中药,以防止增进食欲,导致肥胖;方剂中稍加荷叶、泽泻、茯苓等利水祛湿之中药,消痰祛脂,临床收效尚可。

**【医案举例】**

刘某,女,23 岁。初诊:2017 年 5 月 5 日。

主诉:形体肥胖,身体沉重 1 年,伴排便困难。

病史:无明显诱因出现形体肥胖,身体沉重,肢体倦怠,脘痞胸满,腹胀,排便无力,无便意,伴面部痤疮散发,面部少泽,手足怕冷,无烦躁,小腹胀,偶打嗝。舌尖红,苔白微腻,脉缓。近 1 年体重增加 10kg,而饮食量较前无明显增加。痛经,月经量少,月经推迟 3～4 天。

中医诊断:肥胖(脾虚痰滞)。

西医诊断:单纯性肥胖。

治法:运脾祛滞。

处方:枳实 15g,炒白芍 20g,生甘草 10g,川厚朴 10g,杏仁 15g,益母草 15g,蒲公英 15g,连翘 15g,当归 15g,炒决明子 25g,桃仁 10g,沙参 15g,紫苏梗 15g(后下),合欢花 15g,荷叶 15g,淫羊藿 15g。10 剂,水煎,分 3 次服用。

二诊:2017 年 5 月 15 日。服上药后,身体沉重倦怠好转,大便较前好转,但仍不畅。上方加莱菔子 30g。10 剂,水煎,分 3 次服用。

三诊:2017 年 5 月 25 日。体重较服用中药前下降 3kg,患者心情愉悦,上述症状皆明显好转。效不更方,前方续服 10 剂。

**【按语】** 患者以形体肥胖,身体沉重 1 年,伴排便困难为主症,中医诊断"肥胖"。无明显诱因出现形体肥胖,身体沉重,肢体倦怠,脘痞胸满,腹胀,排便无力,无便意,伴面部痤疮散发,面部少泽,手足怕冷,无烦躁,小腹胀,偶打嗝。舌尖红,苔白微腻,脉缓。中医辨证"脾虚痰滞"。患者脾虚痰湿内盛,留于体内,阻滞气机,形体肥胖而体重,怕冷。《景岳全书》言"肥人多气虚"。治以运脾祛滞化湿。患者怕吃中药增肥,以沙参代党参补气;杏仁、桃仁通便,不用半夏、厚朴,以防止食欲亢进。

## 四、过敏性疾病

过敏性疾病临床上以过敏性鼻炎、过敏性哮喘、食物过敏及湿疹、特异性皮炎等疾病最常见。中医无过敏性疾病病名,根据其临床表现,但属于"鼻渊""感冒""鼻鼽""哮喘""斑""疹""水疱""漆疮""瘾疹"等,涉及中医疾病范围较广。《诸病源候论·漆疮候》曰:"人有禀性畏漆,但见漆,便中其毒,喜面痒,然后胸、臂……皆悉瘙痒","若火烧漆,其毒气则厉,着人急重。亦有性自耐者。终日烧煮,竟不为害也"。漆疮可归类于现在的接触性皮炎,是因漆刺激而引起的皮肤炎症反应。《东垣十书》亦载道:"皮毛之元阳本虚弱,更以冬月助其令,故病善嚏,鼻流清涕。"《杂病源流犀烛·鼻病源流》曰:"有鼻鼽者,鼻流清涕不止,由肺经受寒而致也。"鼻鼽相当于西医学的过敏性鼻炎。《医宗金鉴》言"此证俗名鬼饭疙瘩。由汗出受风,或露卧乘凉,风邪多中表虚之人。初起皮肤作痒,次发扁疙瘩,形如豆瓣,堆累成片。"相当于西医的荨麻疹。当代医家王琦教授将易患过敏性疾病患者的体质归属于"过敏体质"。

### (一)过敏性疾病病因病机

过敏性疾病的发病与胃肠密切相关,即与中医脾胃密切相关,正如《灵枢·本输》所言:"大肠、小肠皆属于胃"。脾胃功能失常所导致的过敏性疾病发病的因素包括了中医病因学说的外因、内因、不内不外因。即陈无言《三因极一病证方论》所言"医事之要,无出三因",将复杂的疾病分为"内因",即内伤于七情:喜、怒、忧、思、悲、恐、惊;"外因",即外感于六淫风、寒、暑、湿、燥、火;"不内外因",包括饮食饥饱、叫呼伤气及虎、狼、毒虫、金疮等之类。随着时代发展,导致过敏性疾病发病"现代三因"内涵进一步扩大,"现代外因"还应包括冬季取暖设备过热导致火邪,而夏季空调过冷导致的寒邪等;"现代不内外因"中饮食饥饱应包括服用药物致病(如中药寒凉或辛热药服用太过,西药副作用伤脾胃之气血阴阳)、受污染的食物(如非时令蔬菜水果,受药物影响的蔬菜肉类,如蔬菜家禽家畜抗生素、激素等的使用过度),而现代各类术中术后导致过敏性疾病发病的相关因素皆可归于"不内不外因",如术中失血伤气,术后久卧伤气,术后情绪抑郁,术后静脉点滴过量导致寒痰湿浊滞于体内等。

脾主运化,是指脾具有把水谷(饮食物)化为精微,并将精微物质吸收转输至全身各脏腑组织的作用。《素问·经脉别论》言:"饮入于胃,游溢精气,上输于脾,脾气散精,上归于肺,通调水道,下输膀胱,水精四布,五经并行。"《医学求是》所云:"升降之权,又在中气……中气旺则脾升而胃降,四象得以轮旋,中气败则脾郁而胃逆。"心肺在上,在上者宜降;肝肾在下,在下者宜升;中焦脾胃居中,通连上下,有升有降,故为诸脏气机升降之枢。在"现代三因"反复作用下,脾胃虚弱,气机升降失常,脾胃之气呆滞。《说文解字》言:"滞,凝也。"表示水流受到约束而不流通。此处之"滞"当为脏腑、经络之气阻滞不畅之意。《丹溪心法》言:"中焦者,脾胃所属。凡六淫七情、劳逸太过,必使所属脏器功能失调。当升者不升,当降者不降,终日犯及脾胃,中气必为之先郁。"丹溪此处之"郁"可作"滞"解。因此,我们将各种原因导致的脾胃气机升降失常过敏性疾病病机称为"滞伤脾胃"。同时,"滞伤脾胃"包涵了脾胃气机升降失常带来的一系列过敏性疾病。脾胃气机呆滞的临床症状,如纳呆食少、脘腹胀闷、腹痛腹泻、身重倦怠等。

脾主运化,同时包括了运化水湿,是指脾对水液的代谢作用。脾通过对水液的吸收、转输作用,与肺、肾、三焦、膀胱等脏腑,共同调节和维持人体水液代谢的平衡。脾位于中焦,在人体水液代谢中起着重要的枢纽作用。《素问·经脉别论》曰:"食气入胃,浊气归心,淫精于脉,脉气流经,经气归于肺,肺朝百脉,输精于皮毛,毛脉合精,行气于府。"在"现代三因"作用下,脾运化水液功能失常,会产生过敏性疾病相应临床表现。

滞伤脾胃,首先是脾运化水谷精微功能失常,体内各种组织器官失去水液的滋润和濡养,从而产生头痛、头晕,鼻咽干燥,喘息咳嗽、干咳无痰,皮肤干燥、瘙痒、脱屑,大便干燥等临床症状。其次,脾运化水液的功能失常,必然会导致水液在体内停滞,从而产生水湿、痰饮、湿毒、浊毒等病理产物。水湿、痰饮、湿毒、浊毒停留部位不一,从而产生相应的过敏性疾病临床症状,如头痛、头晕、耳鸣、耳胀、目痒、目痛、口甜、口黏、胸闷、胁胀、脘痞、腹胀、身重、麻木、大便溏结不调,小便短涩不通、带下、遗精,肤黄水肿、斑疹水疱。现代研究表明,过敏性疾病包括了过敏性皮肤病(荨麻疹、湿疹、过敏性皮炎)、过敏性呼吸系统疾病(哮喘、变异性咳嗽等)、过敏性耳鼻喉疾病(过敏性鼻炎、药物变态反应性口炎、过敏性咽炎)、过敏性消化系统疾病(肠易激综合征)、血管变态反应性疾病(过敏性紫癜)、过敏性其他系统疾病(过敏性亚败血症、免疫性不育)等。过敏性疾病临床变化多端,我们将过敏性疾病的基本病机总结为"滞伤脾胃,百病乃生"。

血与水皆属阴,两者相互倚行,互宅互生。《血证论》中有"盖在下焦,则血海膀胱,同居一地,在上焦,则肺主水道,心主血脉,又并域而居,在躯体外,则汗出皮毛,血循经脉,亦相倚而行"。水瘀相关所论"血与水本不相离,病血者未尝不病水,病水者未尝不病血"。滞伤脾胃,湿浊内蕴中焦,阻滞气机,既可郁而化热,而导致水热蕴结,亦可因湿而从寒化,出现水湿困脾;久病阳伤及阴,或湿热内盛,湿聚热郁,热耗阴津,阴虚血热;久则气血凝滞,隧道壅塞,瘀血水结。过敏性疾病久病产生水饮、痰湿、湿毒必然影响气血的运行,久病入络,最终形成水饮、痰湿、湿毒、浊毒、瘀血、阴伤、风证、阳虚,寒热错杂、气血同病、相互交织的局面,从而导致过敏性疾病"滞伤脾胃,百病乃生,变证丛生"。

过敏性疾病的发病往往是内外合邪而发病。《灵枢·百病始生》曰:"风雨寒热,不得虚,邪不能独伤人"。或从皮肤而入,或从口鼻而入,外邪引动内邪痰湿、水饮、血瘀、湿毒而发病。如《诸病源候论》云:"邪气客于皮肤,复逢风寒相折,则起风瘙瘾疹"。《食疗本草》发现这些易过敏的食物,都具有偏寒、偏热或动风的特点，"牛乳，寒，患热风人宜服之"，"鸡子治大人及小儿发热"，"大豆，寒"；"虾，平，动风发疮疥"，"蟹主散风热"，"羊肉，温，主风眩瘦病，小儿惊痫，丈夫五劳七伤，脏气虚寒"，"黄牛发药动病，黑牛尤不可食"。说明物质的寒热偏性是诱发过敏的重要原因。外在邪气引动内邪，内外合邪，变证丛生。

### （二）过敏性疾病的治疗

过敏性疾病基本病机是"滞伤脾胃，百病乃生"，所以，对于过敏性疾病的治疗，首先是健脾，恢复脾胃功能。《景岳全书·论脾胃》："……凡先天之有不足者，但得后天培养之力，则补天之功，亦可居其强半，此脾胃之气所关于人生者不小"。滞伤脾胃，祛湿药中加入健脾益气，醒胃消导之品，如茯苓、生薏苡仁、砂仁、蔻仁、山楂、神曲、麦芽等。湿邪重浊黏滞，气机不畅，伍以理气行滞之品：枳实、厚朴、大腹皮、陈皮、藿香梗、杏仁、桔梗。

湿与三焦气化功能关系密切。《素问·灵兰秘典论》中说："三焦者，决渎之官，水道出焉"。《难经·三十一难》也说："三焦者，水谷之道路，气之所终始也。"《沈氏尊生书·海藏》则进一步指出："上焦如雾，雾不散则为喘满；中焦如沤，沤不利则留饮不散，久为中满；下焦如渎，渎不利则为肿满"。对于过敏性疾病湿的治疗，需三焦分化，给邪以出路，分消走泄，畅通三焦为法。叶天士在《温热论》中提到："再论气病有不传血分，而邪留三焦，亦如伤寒中少阳病也。彼则和解表里之半，此则分消上下之势，随证变法，如近时杏、朴、苓等类，或如温胆汤之走泄。"开创了用分消走泄法治疗三焦湿热证之先河。"治上焦如羽，非轻不举"，上焦之湿治以辛香宣透，芳化湿浊，常用药物如藿香、白芷、紫苏叶、香薷、佩兰等。"治中焦如衡，非平不安"，中焦之湿治以辛温开郁，苦温燥湿常用药物：半夏、苍术、蔻仁、草果、厚朴、大腹皮、白术等。下焦之湿，治以淡渗利湿，常用药物如滑石、通草、茯苓、生薏苡仁、泽泻、猪苓、车前子。

对于过敏性疾病，平素需健脾扶脾，而当感受外邪，内外合邪之时，变证丛生，这个时候需注意标本缓急，随证变法。《丹溪心法》中提出哮病治则为："未发以扶正气为主，既发以攻邪气为急"。过敏性疾病久病形成水饮、痰湿、湿毒、浊毒、瘀血、阴伤、风证、阳虚，寒热错杂、气血同病、相互交织的局面，治疗需如《素问·至真要大论》所言"谨守病机，各司其属，有者求之，无者求之，盛者责之，虚者责之"。因此，健脾扶脾同时也应根据具体情况注意祛湿、消食、清热、滋阴等，如此，健脾之功才能事半功倍。

根据过敏性疾病患者的体质、性别、年龄等的不同，治疗的方法有所不同。胖人多湿，用药时胖人应多用祛湿药。瘦人多火。瘦弱的人多见阴虚火旺，用药时注意滋阴降火。妇女有经带胎产的情况，治疗用药时应加以考虑，适逢月经期，对于活血化瘀、滑利走窜、苦寒败胃之品，应用非常谨慎。儿童脏腑娇嫩，病理产物相对单纯，易化寒化热，所以用药轻灵。

北方寒冷干燥，南方炎热潮湿，地域不同，过敏性疾病用药也有所不同。在北方感受寒邪从而引发过敏性疾病，中药偏于温散寒邪；在南方湿热环境中引发的过敏性疾病的用药偏于化湿清热。

自然界的六气与季节的更替有一定的对应关系，如春风、夏暑（火）、长夏湿、秋燥、冬寒。而人体的阴阳亦可随季节阴阳消长而发生规律性的改变，而用药要根据四时之气的变化进行调治。《脾胃论》言："诸病因四时用药之法，不问所病，或温或凉，或热或寒。如春时有疾，于所用药内加清凉风药；夏月有疾，加大寒药；秋月有疾，加温气药；冬月有疾，加大热药"。对于过敏性疾病而言，脾湿重，湿疹夏天容易加重，宜加大化湿药力度；瘾疹阴虚血燥者，如在秋冬两季易加重，适当予以滋阴凉血之药；哮喘寒痰伏肺者，冬日容易加重，可予以温肺散寒之药。

**【病案举例】**

耿某，男，11岁。初诊：2018年10月16日。

主诉：流涕伴头晕，头痛1个月，加重1周。

病史：1个月前受凉后出现鼻塞，流涕，自服感冒药后好转，此后经常流涕，并伴头晕，头痛，不能正常学习，就诊于外院，查头部磁共振未见明显异常，鼻窦磁共振未见明显异常，予清热解毒治疗（具体药物不详），未见明显好转。近一周天气变凉后上述症状加重来诊。刻下：流黄涕，头晕，头痛，偶有鼻出血，双手皮疹、手心热，脚痒，寐欠安，口干欲饮，纳可，便溏2～3次/d，舌质红苔略黄，脉弦细。平素喜食肉食，不喜蔬菜。既往湿疹病史5年，常于饮食不适，劳累后反复，外用药物如凡士林、氯米松软膏、羌活软膏等控制，疗效不满意。

中医诊断：鼻鼽（风寒袭肺，湿热困脾）。

西医诊断：①过敏性鼻炎；②头痛原因待查？③湿疹。

治则：祛风宣透，清热祛湿。

处方：土茯苓15g，薏苡仁15g，防风10g，蝉蜕5g，生地黄10g，泽泻5g，荷叶10g，怀牛膝5g，牡丹皮10g，连翘10g，沙参10g，柴胡10g，天麻10g，钩藤10g，石菖蒲10g，远志5g。10剂，1剂水煎至300ml，早晚餐后口服。

二诊：2018年10月26日。患者自诉诸症缓解，仍见双手皮疹，手心热，脚痒，舌脉同前。上方土茯苓、薏苡仁增至30g，加桑叶10g，黄柏5g，荆芥5g。10剂，水煎服。

三诊：2018年11月12日。症状平稳，流涕，偶头晕，头痛，双手皮疹减轻，时有手心热，脚痒。上方加蒲公英10g，菊花5g。10剂，水煎服。

**【按语】** 患者以流涕伴头晕，头痛1个月，加重1周为主症，中医诊断"鼻鼽"。患者流黄涕，头晕，头痛，偶有鼻出血，双手皮疹、手心热，脚痒，寐欠安，口干欲饮，纳可，便溏2～3次/d，舌质红苔略黄，脉弦细。中医辨证"风寒袭肺，湿热困脾"。该患者平素喜食肉食，脾虚湿滞，化生痰湿，浊毒，流于肌表，发为湿疹。脾虚湿盛，久则蕴热，天冷感受风寒之邪，肺为寒邪所束，体内湿热更甚，上扰头目，头痛、鼻塞、流涕等加重。《东垣十书》载道："皮毛之元阳本虚弱，更以冬月助其令，故病善嚏，鼻流清涕。"《医方辨难大成》又云："鼻窍属肺，鼻内属脾"。过敏性疾病乃"滞伤脾胃，百病乃生；内外合邪，变证丛生"，即各种原因导致的脾胃气机升降失常所致过敏性疾病发生或加重，如《丹溪心法》言："中焦者，脾胃所属。凡六淫七情、劳逸太过，必使所属脏器功能失调。当升者不升，当降者不降，终日犯及脾胃，中气必为之先郁。"脾运化水液功能失常，则会产生过敏性疾病的临床表现，如流涕，头晕，头痛，皮肤皮疹，瘙痒，便溏等，故方中以土茯苓、薏苡仁、石菖蒲除湿健脾；防风祛风解表；蝉蜕疏风透疹外出；生地黄、泽泻、荷叶透邪，使邪气从下焦而出；加牛膝活血、引血下行而又可利湿，透邪外出；牡丹皮，连翘清热解毒凉血，消痈散结；沙参益胃生津；柴胡疏肝解郁，调畅气机；天麻，钩藤清热平肝息风；远志合石菖蒲可安神，诸药合用疗效明显。二诊土茯苓、薏苡仁增量，加强除湿之力；加桑叶疏风清热，使邪透达；黄柏清热燥湿；荆芥祛风解表。三诊加蒲公英、菊花，清热解毒利湿。

## 五、不孕

多囊卵巢综合征（polycystic ovary syndrome，PCOS）是女性常见内分泌紊乱性疾病，是不孕常见病因之一。胰岛素抵抗（insulin resistance，IR）是PCOS核心病理机制，约75%的PCOS患者合并IR，肥胖与PCOS互为因果，肥胖型患者IR程度、PCOS内分泌及代谢紊乱更为严重。中医古籍并无肥胖型多囊卵巢综合征伴胰岛素抵抗不孕病名，中医认为本病属"不孕""全不产"等范畴。《素问玄机原病式》曰："肥人……腠理致密而多郁滞"，《医宗金鉴》言："女子不孕之故……因体盛痰多，脂膜壅塞胞中而不孕"，《丹溪心法》云："肥白人多痰湿"，"人之气道贵乎顺，顺则津液流通，决无痰饮之患"，"肥白之人，沉困怠惰是气虚"。可见，"气郁""脂浊"与肥胖型多囊卵巢综合征伴胰岛素抵抗不孕关系密切。

### （一）从气郁探析肥胖型PCOS-IR不孕的病因病机

#### 1. "阳气虚"而阴成形

《素问·阴阳应象大论》曰："积阳为天，积阴为地，阴静阳躁，阳生阴长，阳杀阴藏，阳化气，阴成形"。《黄帝内经素问集注》张志聪注曰："天主生物，地主成物。故阳化万物之气，而吾人之气由阳化之；阴成万物之形，而吾人之形由阴成之"，《景岳全书》云："肥人多有非风之证，以肥人多气虚也"，"阳动而散，故化气，阴静而凝，故成形"，阐述了阴阳为万物之始，为人体化生之根本，阳躁主动，易散而化气，阴静易凝而成形。"阳气微"，气虚无以化气，气血津液运行无力推动，阻滞经脉凝聚成瘀成痰；脾阳气虚，无以升清运化，水谷精微运化障碍，肾阳亏，无以温煦气化，气血津液疏布失调，脏腑功能减退，分解代谢不足，水饮痰瘀膏脂形成，淤积滞留于内。"阴成形"太过，或因平素嗜食肥甘厚腻，摄入过足，远超所需，脾胃难化之，剩余物质积聚为痰饮，痰饮随脾胃之气以四讫，聚于肚腹经络，致腹型肥胖；或因素体虚寒，贪凉饮冷，脾胃阳虚不能温煦气化，水谷精微失于输布，滞留过久，形成痰湿淤积。两者互依互用，"痰浊"内盛，表现为肥胖；疏布代谢失衡，表现为新陈代谢紊乱，即糖、蛋白质、脂肪代谢紊乱；脏腑功能减退，痰浊郁积日久，凝敛成形过度，瘀血在经络脏腑之间，则结为癥瘕，表现为子宫肌瘤、子宫内膜息肉、子宫内膜异位症、癌肿等。与《素问•阴阳应象大论》："阴胜则阳病，阳胜则阴病"，《难经•五十五难》："积者，阴气也"的观点相符。

"气化"是"阳化气，阴成形"的生理表现，是维持生命活动的根本；"阳化气"不及而"阴成形"太过是肥胖型 PCOS-IR 不孕的本质；"阳气危"而阴成形为基本病因病机。阳气危，无以气化、升清、温煦；或气虚致郁，失于推动气化疏布，郁结于内；或平素阴成形太过，"脂浊"（即痰饮、血瘀、痰阻、湿盛、癥瘕）盛于内，皆可发为本病，涉及脾胃、肾。

### 2. "肝气郁"而痰浊生

《女科要旨•种子》言："妇人之病，多起于郁"，"妇人无子……皆由内有七情之伤所致"。孙思邈亦言："女子……慈恋爱憎嫉妒忧恚，染着坚牢，情不自抑，所以为病根深，疗之难差"。"郁"为病之始，女子善思妒易悲怒，内伤七情，情志易郁，肝气不舒，发为不孕。朱丹溪云："人之气道贵乎顺，顺则津液流通，决无痰饮之患。失其宜，则气道闭塞，停饮聚于膈上，结而成痰"。《女科切要》："肥白妇人，经闭而不通者，必是湿痰与脂膜壅塞之故也"。"气"为一身之根本，气顺则津液畅达，气机失调则痰浊生，发为肥胖。朱丹溪又云："气有余便是火"。《素问•痿论》曰："悲哀太甚，则胞络绝"。《傅青主女科•种子》云："嫉妒不孕"，"妇人有怀抱素恶不能生子者……其郁而不能成胎者，以肝木不舒，必下克脾土而致塞带脉之气既塞，则胞胎之门必闭，精既到门，亦不得其门而入矣"。肝气郁，疏泄失调，津液聚气血阻则痰湿血瘀生，肝气太过或气郁日久"肝木"化火，炼阴成痰淤，加重"痰浊"，难于摄精成孕。现代研究提示，情志因素与不孕症关系密切，不孕多伴抑郁、焦虑、多疑等情志特点；肝郁是排卵障碍基本病理环节，是不孕症的病理基础之一；病变以肝郁气结为中心，病因病机为肝郁气滞、肝郁化火、肝郁血虚等，治疗之法关键在于抓住病机，从肝入手。

"肝气郁"为本病根本，"肝气郁"而痰浊生为基本病因病机。肝气郁滞，气机不畅；或肝气郁结化火，炼液成痰，灼血成瘀；或素体痰湿盛，"痰浊"（即脂膜、痰湿、血瘀）内盛，影响胞宫及卵子，发为本病，涉及肝、肺、肾。

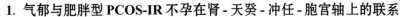

## （二）气郁与肥胖型 PCOS-IR 不孕的联系

### 1. 气郁与肥胖型 PCOS-IR 不孕在肾 - 天癸 - 冲任 - 胞宫轴上的联系

"肾 - 天癸 - 冲任 - 胞宫"生殖轴系于肾，月经来潮有赖于肾气的充盛，卵泡发育成熟及排出有赖于肾阴、肾阳，临床治疗多以肾为主，而忽略"气郁"的重要性。肝气郁，子病及母，伤及于肾，肝藏血，肾藏精，精血同源，则影响卵子发育成熟及排出。肝气郁，日久郁热化火，灼伤阴血，瘀血阻滞，脏腑失养，阴阳失调则卵子发育排出障碍；肝郁化火，炼液成痰，又肝旺克脾，伤及于脾，脾主运化功能失调，痰饮停聚，痰浊内盛影响卵子排出；肝气郁，郁热内伏冲任，灼津伤络，直损胞宫。

肝气郁，可引发肾气衰、天癸竭、冲任损、精血亏、胞宫伤等一系列病理变化，即气郁可直接或间接影响肾 - 天癸 - 冲任 - 胞宫轴的每一个环节。

### 2. 气郁与肥胖型 PCOS-IR 不孕在下丘脑 - 垂体 - 卵巢（HPO）轴上的联系

气虚致郁或肝郁气滞，均可导致"气郁"，气机不畅，气血津液运行不畅，"脂浊"停聚于内，溢余周身，引发肥胖。过量脂肪堆积，大量脂肪细胞因子引起体内多种物质变化，刺激下丘脑弓状核，且气郁本身亦可影响下丘脑功能，从而影响黄体生成素释放激素（LH-RH）和卵泡素释放激素（FSH-RH）的产生，导致HPO 轴功能紊乱，引起 FSH 与 LH 分泌失常，无法促进卵母细胞成熟。现代研究发现，肥胖与 LH/FSH 水平呈相关性，进而影响下丘脑 - 垂体 - 性腺轴（HPG轴），最终影响生殖功能。

"气郁"可引起肥胖，并间接或直接通过生殖内分泌变化，刺激下丘脑，进而影响 HPO 轴，引发排卵障碍；"脂浊"通过对 LH/FSH 的干扰，进而影响 HPO 轴、HPG 轴，引起卵泡发育障碍，影响生殖。

### 3. 气郁与肥胖型 PCOS-IR 不孕在下丘脑 - 垂体 - 肾上腺（HPA）轴上的联系

《类证治裁》言："诸病多自肝来"，《灵枢》又言："夫百病之始生也，皆生于风雨寒暑，阴阳喜怒，饮食居处，大惊卒恐，则血气分离，阴阳破败，经络厥绝，脉道不通，阴阳相逆，卫气稽留，经脉虚空，血气不次，乃失其常"。提示病起于肝，外感风寒，内伤七情等引起的阴阳气血等内环境的变化与疾病的发生关系密切。女子以肝为先天，肝主疏泄，调节气机。肝气郁，气机不畅，则阴阳失衡，气血不畅，停聚瘀积；疏泄失调，改变内环境，进而影响 HPA 轴，扰乱机体激素平衡，从而引起肥胖，诱发不孕，故肝气郁与肥胖、不孕关系密切。这与现代应激源理论和内环境稳态学说相一致。现代研究证实，HPA 轴异常是腹内脂肪积聚及性激素改变的起源，精神应激激发促肾上腺皮质释放激素（CRA）过度释放，使促肾上腺皮质激素（ACTH）分泌增加，皮质醇分泌亢进，增加内脏脂肪积累；抑制促性腺激素释放激素，造成低促性腺激素、低雄激素，低雄激素下调 β肾上腺素能受体，使腹内脂肪分解减少，形成腹型肥胖。

"气郁"可通过对气机升降的调控，影响阴阳气血运行，引起肥胖；可通过对内环境、激素水平的改变，影响 HPA 轴的功能，形成腹型肥胖，即"气郁"导致 HPA 轴功能异常是导致内脏型肥胖的病因之一。

### 4. 气郁与肥胖型 PCOS-IR 不孕在脑-肠轴上的联系

《素问·热论》曰："阳明受之，阳明主肉，其脉挟鼻，络于目，故身热……不得卧也"，《灵枢·经脉》云："足阳明之脉……是动则病……善呻、数欠、颜黑……甚则欲上高而歌，弃衣而走"，《伤寒论》言："阳明病，其人多汗，以津液外出，胃中燥，大便必硬，硬则谵语"，分别阐述阳明胃经受邪可导致失眠、善呻、谵语等情志变化，《难经》曰："见肝之病，则知肝当传之与脾，故先实其脾气"。肝藏血，脾主运化水谷精微而生血，《景岳全书》亦曰："怒气暴伤，肝气未平而痞"，情志不畅，肝气郁结，横逆脾胃，可出现脘腹痛、嗳气、纳呆、腹胀等症状，皆提示胃肠道变化与情志变化有联系，即脑肠相关性。现代研究发现，下丘脑是食欲调节的中枢，胃肠道产生的外周信号通过周围神经系统实现脑-肠的相互调节。胃肠道通过胃肠激素中的脑肠肽，影响下丘脑，产生饥饿和饱腹感信号，调控食欲、食量，参与到脑-肠互动。当胃肠激素发生变化时，食欲与食量异常，诱发肥胖和 PCOS 形成，终致生殖与代谢的紊乱。肠道菌群是脑-肠轴通路的核心，通过介导脑-肠轴之间的信息交流，影响人体的生理代谢和病理过程。同样，大脑可通过中枢神经系统调节肠道微菌群的组成与行为，肠道菌群-肠-脑轴为双向应答机制。相关研究提示，情志因素刺激经脑-肠轴的神经免疫和神经内分泌反应，肝主疏泄、调畅情志通过调节脑-肠轴上多种因子变化而使机体内环境维持稳定；胃肠激素的变化及肠道菌群失调，影响脑-肠轴，与肥胖、IR、PCOS 的发生关系密切。

气郁与肥胖型 PCOS-IR 不孕可通过脑-肠轴调控影响，互为因果。

### 5. 气郁与肥胖型 PCOS-IR 不孕激素变化的相关性

（1）气郁对卵子内外的阴阳转化影响：孕激素通过中枢神经系统有升温作用，排卵后基础体温可升高，类似中医"阳"的作用。雌激素能促进其效应组织如子宫肌肉、内膜、阴道等细胞加速蛋白合成，引起组织增生肥厚，排卵时雌激素水平高，促进子宫颈管腺上皮分泌黏液多、稀薄，以利精子穿透；而卵巢功能低下，雌激素水平降低，则出现五心烦热等"阴虚"症状，类似"阴"的作用。月经周期雌、孕激素的周期性变化特点体现了阴阳消长转化过程。本研究发现，不孕症患者卵泡期雌二醇（E2）、孕酮（P）均升高，说明机体的阴、阳均处于亢盛的状态，阴阳在较高水平维持相对的平衡。然此种平衡是阴阳动态常阈平衡遭到破坏而出现的阴阳皆盛的病理状态下的相对平衡，处于这种病理状态下的肾、冲任及子宫中的阴阳二气就不能按照人体正常的生殖周期节律发生相应的变化。

（2）气郁对糖代谢和脂代谢的影响：基于"阳化气，阴成形"的观点，古医家通过观察推测人体由气化产生的能量维持正常生命活动。气化是人体功能状态的反映，主宰着人体形质的变化。现代研究显示，抑郁、焦虑等精神疾病在 PCOS 患者中发生率显著增加，与其发病关系密切；抑郁与肥胖相互影响、互为因果；六郁可致代谢综合征，提示"气郁"等情志因素与 PCOS、肥胖的发生关系紧密。PCOS 多伴有中心性肥胖。IR 是指外周组织对胰岛素（INS）的敏感度下降。胰岛细胞代偿性分泌更多胰岛素，以维持血糖稳定，引发高胰岛素血症。胰岛素可诱发卵泡多度募集、生长停滞及无排卵；还可直接作用于卵泡膜细胞，促进雄激素生成；促进垂体促黄体生成素（LH）分泌，与高 LH 协同刺激卵巢合成雄激素，引发高雄激素血症。由于高雄状态，约 40% 的 PCOS 患者存在内脏型肥胖。同时，脂肪组织由含脂质（TG）的脂肪细胞组成，对调节机体糖脂代谢及免疫有作用。过量进食产生 TG 远超消耗后，多余的 TG 堆积，引起肥胖。其体内含大量脂肪细胞因子抵抗素，抑制 INS 作用；肥胖可抑制肝脏合成性激素结合球蛋白（SHBG），促进雄激素、INS 分泌，导致 IR 和高雄激素血症，而高 INS 和雄激素水平进一步加重脂肪分布异常；肥胖通过提高脂肪组织氧化应激水平，激发炎症通路，增加脂肪细胞炎症因子表达，延长 PCOS 患者慢性炎症，加重 PCOS 代谢异常，更易发生 IR 并加重 IR，引发恶性循环。相关研究提示，精神情志与 PCOS 发病及发展密切相关，58% 抑郁症患者可发生肥胖甚至并发 2 型糖尿病。由此，从发病根源"气郁"出发，有效控制体重，避免并纠正肥胖、PCOS、IR，调节激素水平，有助于排卵。

### （三）从气郁论治肥胖型 PCOS-IR 不孕

#### 1. 扶助阳气，温阳调阴

《石室秘录》曰："肥人多痰，乃气虚也，虚则气不能运行，故痰生之，则治痰焉可仅治痰哉，必须补其气，而后带消其痰为得耳。"指出气虚致肥胖，益气则痰消。肥胖型 PCOS-IR 不孕之肥胖，非单纯气虚所致，单纯益气健脾化湿易加重滞胀。本病"痰浊"、水肿所致肥胖，总属"阳气衰"而不化水饮停聚所为，应以扶阳温阳为主，扶助阳气，以助推动气血津液运行，温阳以化阴翳，达到化痰祛浊之效。正如《金匮要略》云："病痰饮者，当以温药和之"，"治湿不远温"。《扁鹊心书》曰："阳精若壮千年寿，阴气如强必毙伤"，清末伤寒学家郑钦安言："气者阳也，阳行一寸，阴即行一寸，阳停一刻，阴即停一刻，可知阳者，阴之主也"，"阳旺一分，阴即旺一分，阳衰一分，阴即衰一分……阳气流通，阴气无滞"，《黄帝内经》曰"阳生阴长，阳杀阴藏"阐述了阳精壮则体健，阴气盛则病损，阴赖于阳之主宰。故而，治疗"阳气衰"而阴成形导致的肥胖，从"阳气"而治，扶助阳气、温而化饮乃治疗之根本。与卢铸之《阳气盛衰论》："病在阳者，扶阳抑阴；病在阴者，用阳化阴"的观点相一致。相关研究证实，温阳益气活血方加减能明显改善肥胖 2 型糖尿病患者症状及血脂代谢，调节其肠道菌群失调。

### 2. 行气解郁，活血养血

《质疑录》曰："木郁则达之是也，然肝藏血，入夜卧血归于肝，是肝之所赖以养者血也"，《类证治裁》云："肝病用药不宜刚，而宜柔，不宜伐而宜和。"阐述了肝藏血，赖血以养，肝气郁，宜舒达肝气，然肝为刚脏而不可伐，故宜柔肝养血；《素问玄机原病式》："肥人……腠理致密而多郁滞，气血难以通利"，《医学入门》言："痰乃津血所成，随气升降，气血调和则流行不聚，内外伤则壅逆为患"，说明"气郁"所致气血津液所聚之痰，行气解郁则痰浊得化。然此类药物易耗阴津，若滋阴又不利于疏郁及气机舒畅。因妇人常"血"不足而"气"有余，肝之阴血亏，无以濡养肝阴，阴不养阳，肝之气机升降失调，加重"郁"滞，故养血活血以柔肝养阴，少佐补肾之品亦可"滋水涵木"；活血养血以滋养胞宫，增厚内膜，改善子宫容受性，促进受孕。与《傅青主女科•种子》："精满则子宫易于摄精，血足则子宫易于容物"的观点相符。相关研究提示，补肾活血疏肝法治疗 PCOS 所致不孕，可恢复月经周期，提高卵巢功能，促进卵泡发育、排出，改善子宫内膜容受性，提高排卵率、妊娠率。

### 3. 分消走泄，化脂祛浊

《景岳全书》曰："五脏之病虽俱能生痰，然无不由乎脾肾。盖脾主湿，湿动则为痰，肾主水，水泛亦为痰，固痰之化，无不在脾，而痰之本，无不在肾"指出痰湿之本在脾肾；吴鞠通言："湿之为物也……包含于土中者为湿。其在人身也，上焦与肺合，中焦与脾合，其流于下焦也，与少阴癸水合"论述了湿之为患在上在于肺，中在于脾，下在于肾。肝气郁结于内，日久"郁热"化火，上侮于肺，中阻脾胃，下灼肾阴、损冲任、扰胞宫，脂浊内蕴，故当分消走泄，化脂祛浊。上宣肺气，中运脾湿，下利肾水，分消宣通上、中、下三焦气机，化痰利水，除湿祛浊，通经下瘀。现代研究提示，从整体观念出发，以横向、纵向两个角度，分为上、中、下三部，以通调三焦气机为顺，分消走泄，治疗多囊卵巢综合征之湿热及痰湿阻滞，疗效显著。

肥胖型多囊卵巢综合征伴胰岛素抵抗（PCOS-IR）不孕，"气郁"为其发病根源，"脂浊"乃其病理产物；"阳气危"而阴成形，"肝气郁"而痰浊生，是其核心病因病机。气为人体一身之本，"气化"是"阳化气，阴成形"的表现形式，是维持机体平衡的核心动力。"气郁"则诸病生，气血津液运化失调，影响脏腑功能，改变激素水平及内环境，扰乱肾 - 天癸 - 冲任 - 胞宫轴、HPO轴、HPA轴、脑 - 肠轴，终致肥胖型 PCOS-IR 不孕的发生。从气郁论治，与现代"生物 - 心理 - 社会"医学模式所提倡的"身心同治"思想不谋而合。

### 【病案举例】

徐某，女，31岁。初诊日期：2017年10月27日。

主诉：结婚4年，性生活正常，未避孕，未孕2年余。

病史：月经先期2年余，12岁初潮，月经8/21～27天，经量中等，色黯红，有血块，经来第一天小腹冷痛喜按，得温痛减，严重时伴恶心呕吐，需服止痛药，经期腰酸痛，末次月经：2017年10月19日（促排卵周期）。于大连市某医院生殖中心就诊提示排卵障碍，近3个月余人工周期治疗未孕，遂来中医门诊就诊。刻下：心情抑郁，易烦躁，偶有胁肋胀闷，平素喜冷饮，手足不温，大便黏腻不爽。舌淡，苔薄白，略有齿痕，脉沉细。婚育史：结婚4年，0-0-0-0。既往史：反复尿路感染，慢性盆腔炎。分泌物Ⅲ度。BMI：29。基础内分泌：E2：67.97pg/ml，LH：5.51mIU/ml，FSH：5.39mIU/ml，T：0.088ng/ml，PRL：22.76ng/ml，TSH：2.69μIU/ml（2017年8月）。输卵管检查：右侧输卵管通畅，左侧输卵管通而不畅（2017年7月）。生殖道病原体DNA检查三项、HPV、血TORCH（IgM）等正常。今晨就诊于大连市某医院生殖中心B超示，左卵巢见囊泡27.2mm×20mm，右卵巢卵泡21mm×17mm，内膜5.8mm，查血示E2：164.6pg/ml，LH：7.3mIU/ml，正于来曲唑+注射用尿促性素方案促排治疗。

中医诊断：不孕（肝郁肾虚证）。

西医诊断：①原发不孕；②排卵障碍。

治则：疏肝理气，阴阳同调。

处方：柴胡10g，枳壳15g，郁金20g，炒白芍15g，炒白术15g，土茯苓30g，当归20g，川芎10g，丹参15g，熟地黄10g，黄精10g，菟丝子15g，仙茅15g，肉苁蓉15g，淫羊藿15g，炙甘草5g。7剂。嘱其减轻体重。

二诊：2017年11月2日。烦躁略减轻，胁肋胀闷消失，大便黏略缓解、量略有增加。舌淡，苔薄，脉弦细。2017年10月29日B超示，左卵巢见囊泡34mm×25mm，右卵巢卵泡22mm×18mm，内膜：8.5mm；2017.10.30B超示，左卵巢见囊泡37mm×27mm，右卵巢已排卵，内膜：8～9mm。前方去川芎、丹参，改当归15g、菟丝子10g，加女贞子15g、覆盆子15g，加紫河车颗粒。

三诊：2017年11月10日。月经将至，食欲略增加，无烦躁，大便正常。舌淡，苔薄白，脉弦。前方去肉苁蓉，改土茯苓35g，加白花蛇舌草15g、党参10g。

四诊：2017年11月17日。经来第2天，量中，有血块，小腹冷痛喜按，尚无恶心呕吐，无烦躁易怒。前方去女贞子、覆盆子，加川芎15g、丹参15g、益母草20g、小茴香15g。

五诊：2017年12月14日。诉已怀孕。

【按语】患者以结婚4年，性生活正常，未避孕，未孕2年余为主症，中医诊断"不孕"。患者心情抑郁，易烦躁，偶有胁肋胀闷，平素喜冷饮，手足不温，大便黏腻不爽。舌淡，苔薄白，略有齿痕，脉沉细。中医辨证"肝郁肾虚"。予疏肝理气，阴阳同调。患者长期不孕，思虑过度，气机郁滞，不得疏泄，阳气内郁，不达四末，致手足不温，以四逆散之柴胡为君，疏肝解郁，升发阳气，透邪外出；臣以柔肝养血敛阴之白芍，条达肝气，加强柴胡升散疏肝之力，又无耗伤阴血之弊；佐以枳壳、郁金，一升一降，并奏升清降浊之功，与白芍相配，又能理气和血，气血调畅；使以炙甘草，调和诸药，益脾和中。患者 BMI 为 29，形体偏胖，舌边略齿痕，大便黏腻不爽，结合"肥人多痰湿"及《丹溪心法·子嗣》："若是肥盛妇人，禀受甚厚，恣于酒食之人，经水不调，不能成胎，谓之躯脂满溢，闭塞子宫，宜行湿燥痰"的特点，以炒白芍、炒白术疏肝健脾除湿，土茯苓利水除湿，分消走泄；然《严氏济生方》云"善治痰者，不治痰而治气"，故以柴胡、枳壳、郁金疏肝解郁引领全方，痰随气而升降，气雍则痰聚，气顺则痰消。相关研究指出：30～39 岁的不孕症卵巢体积和 BMI 呈负相关，随着体重质量的增加生育能力降低。经期暗耗经血，以"妇科第一方"四物汤养血调经，月经量中，有血块，不通则痛，辅以丹参行气开郁，活血调经，青皮、陈皮疏肝破气行血，取"气行则血行"之意，益母草、小茴香理气散寒，活血调经止痛，破气活血行滞，有助于消囊泡，改善输卵管通而不畅，促进受孕。又在月经将至时，考虑经期前后免疫力低，炎症易反复，既往反复尿路感染、慢性盆腔炎，以常用药对土茯苓、白花蛇舌草除湿解毒，既可预防治疗，又避免了鱼腥草味腥难喝的弊端，且以少量党参扶正祛邪，提高免疫力。

## 六、痤疮

痤疮又名粉刺，临床以年轻女性多见，是一种慢性炎症性皮肤病，因其病程较长，易反复发作的特性，对人们的外观、社交和心理产生不良影响。痤疮多发生在面部和胸背等皮脂溢出部位，常表现为黑白粉刺、丘疹、脓疱、结节、瘢痕。现代研究发现，痤疮的发生和遗传、皮脂大量分泌、毛囊皮脂腺导管角化、痤疮丙酸杆菌繁殖、炎症和免疫反应有关。西医多针对某种病因进行单方面诊疗，虽取得一定成效，但其副作用不少，治愈率低，复发率较高。中医药发挥辨证论治、同病异治的优势，且副作用小，成为治疗本病的特色。我们认为痤疮的发生和肺、肝、脾三脏最为相关，肺气郁闭、肝郁化火、肝郁痰瘀、脾虚生湿均可导致痤疮。

古今外医家学者对痤疮有较全面的认识，但在中医古籍中并没有痤疮病名，根据其临床症状总属"痤痱""面疱""面皶疱""面疱疮"等范畴。早在《黄帝内经》中就有对本病病机的详细描述，云"劳汗当风，寒薄为皶，郁乃痤"，"汗出见湿，乃生痤痱"，指出此为汗出遇风寒湿聚凝结而成。《外科大成·酒刺》云："肺风由肺经血热郁滞不行而生酒刺也。"《万病回春》云："肺风粉刺，上焦火热也。"指出风热袭肺、喜摄辛辣之品蕴热，或素来血热导致肺经郁热内生发为痤疮。《外科正宗》云："盖疮全赖脾土，调理必要端详。"表明痤疮跟脾的关系，脾胃为气血生化之源，脾失健运，气血不充，卫外失司，痰湿凝聚，而发为痤疮。《素问·至真要大论》曰："诸痛痒疮，皆属于心。"可见，痤疮的发生跟心有关，心主血脉，心血瘀阻，营卫不和，痤疮乃生。现代医家根据临床经验，亦从不同角度论述了其病因病机。倪诚认为，痤疮的发生跟湿热体质相关，湿热郁伏为导致本病的病机关键。丁旭拓展了"郁乃痤"的理论，认为阳郁是痤疮发病关键，同时，也存在阳气耗伤的阴证、寒证的情况。罗瑞静等认为，肾阴不足，脾失运化，脾肾同病是发为痤疮的关键病机。李小娟教授认为，痤疮的发生和湿、热、瘀、毒等实邪都有关系，和五脏功能失调也都有密切联系。综上，对痤疮的认识，仁者见仁，智者见智，既有共识，亦有不同见解。基本观点为，痤疮乃体内湿、热、痰、瘀的积聚，跟五脏功能失调均有关。

### （一）肺气郁闭，宣肺解表散邪

《杨氏家藏方》曰："肺壅气不升降……面赤生痤，神思不爽。"为从肺论治痤疮提供了理论基础，肺主宣发肃降失常，肺气郁闭，产生痤疮。肺其华在毛，在体合皮，痤疮发生的部位即为肌肤表皮腠理，所以痤疮的发生和肺密切相关。肺的生理功能为主宣发肃降，调畅机体气机，调节腠理开合，肺的功能正常，机体包括肌肤腠理的气机畅达，腠理开合正常，不至于郁闭成痤疮。肺为娇脏，当受风、寒、湿邪侵袭，进而影响肺调畅气机的功能，肺气郁闭，腠理开合失常，汗泄不畅，甚至郁而化热，发为痤疮。此类痤疮以炎性丘疹为主，少有脓包，伴有痒感，色泽较红。邪气外束，肌肤腠理开合失常是此类痤疮发病的关键，治以宣肺解表散邪，外开皮毛，泄肺气而通腠理，解郁结而利气滞。用药方面，遵循《黄帝内经》中的"其在皮者，汗而发之"，多选用辛散透达药物，顺势利导，使外邪随汗出肌表。第一，如若风寒袭肺，以辛温发散为主。常用的药对为荆芥配防风。辛能发散，温能散寒，解表散邪以宣畅气机。第二，如若风热袭肺，以辛凉透散为要。根据病势发展的不同阶段或者程度，用药亦有差别。当病势较轻，红肿热痛不明显，予以桑叶配菊花辛凉透泄，热随汗泄。当肿势明显，出现丘疹、脓疱或者白头感染征象，予以紫苏梗配连翘，或金银花、蒲公英，辛凉透卫，清热解毒，共奏透汗散邪之效，通调肌肤气机。第三，当有过敏征象，加以僵蚕配蝉蜕，两者辛散咸寒，宣散风热的同时，还可以抗过敏调节机体免疫。第四，当出现肺胃郁热，热邪入里，须内清外透，在内清透热邪，如黄芩、黄连，甚则予以石膏辛寒清透，透热邪出肌表，对外宣肺解表散邪，并佐以生地黄、泽泻或决明子、杏仁导邪热随二便而出，杏仁尚归肺经，宣肺润肠通便，效果绝佳。同时，辛散药物用量不易过大，以防汗出过多耗散正气，对大黄等峻泄药物，应谨慎使用，防寒凉伤脾。

### （二）肝郁化火，清肝泻火解毒

肝为刚脏，体阴而用阳，喜条达而恶抑郁，易受外界环境的干扰气郁化火，古人云"女子以肝为先天"，此类型患者女性居多。随着经济的不断发展，生活节奏的加快，人们对生活的追求不断提高，面临的压力逐渐增大，情绪易受外界影响，从而产生肝郁体质。肝主疏泄，调畅气机，当郁怒的情绪得不到及时的疏泄，往往产生肝气郁滞体内，久之郁而化热，上蒸头面，或肝郁化火，火热入血分，进而蕴结肌肤，发为痤疮。加之生活条件的提升，过食辛辣刺激油腻之品，助长热邪，及年轻人本身的活力旺盛，阳盛则热，更诱发或加重痤疮。此类患者以年轻女性居多，多伴有工作或者家庭方面的压力，性格急躁易怒，失眠多梦，口苦咽干，五心烦热，善太息，便秘等明显肝郁火热征象。皮损多以丘疹、囊肿、结节并见，或有瘢痕，情志抑郁、月经前后及饮食辛辣刺激时加重。此类患者需以疏肝郁、清肝火为治则，常用丹栀逍遥散。当伴随枢机不利而致的胸胁苦满、恶心呕吐、口苦咽干、脉弦，加用小柴胡汤，和解少阳，疏肝和胃，泄肝胆之热；脾胃属土，肝属木，属相克关系，当肝郁化火袭胃，肝胃郁热，出现胁肋疼痛，嘈杂吞酸，恶心呕吐等症状，加用左金丸，清肝火泄胃热；肝郁化火，灼伤津液，耗伤气血，当出现肝郁血虚时，加用四物汤，以生地黄代替熟地黄，既可以防熟地黄滋腻，又能清热凉血；肝郁化火，炼液成痰，痰热扰神失眠，用竹茹、黄连、夜交藤、合欢皮，疏肝郁，祛痰热，助眠安神。

### （三）肝郁痰瘀，疏肝祛痰化瘀

《灵枢·经脉》曰："肝足厥阴之脉，起于大趾丛毛之际……上入颃颡，连目系，上出额，与督脉会于巅。其支者，从目系，下颊里，环唇内。其支者复从肝，别贯膈，上注肺。"可见，痤疮发生的部位大多为肝经循行之处，因此，从肝论治痤疮有其根据。气血的运行流动依靠气机的推动，肝主疏泄，调畅机体气机，恶抑郁，当情志愉悦，肝气条达，周身气血畅通，五脏得养，百病不生。当情志抑郁，一方面，肝郁气滞，气血流通受阻，津液输布异常，肌肤气血瘀滞，痰凝积聚，孔窍壅塞，发为痤疮。另一方面，肝旺乘土，影响中焦脾胃的运化，进而或气滞湿阻，或痰凝血瘀，相继为患发为本病。究其原因，此类痤疮以肝气郁结为根本，加之肝郁犯胃、外邪侵袭，久病必瘀，合而为病。此类患者以年轻女性居多，痤疮多呈结节状，性情郁怒，面色晦暗，月经色黯，有血块，舌质黯，一派血瘀之象。此类痤疮需标本同治，疏肝郁，祛痰湿，化瘀血，并且嘱患者畅情志，尤其需要嘱患者慎用具有刺激性的护肤品，以免加重病情。常用逍遥散或者小柴胡汤加减。当痛经明显，月经不调，血块较多，舌黯等瘀血较重时，加益母草、红花、艾叶活血化瘀；当出现舌苔厚腻，大便黏腻不爽，肢体困重等痰湿较重时，加大剂量炒薏苡仁、土茯苓、炒山药燥湿化痰；当痤疮质硬，明显疼痛者，加丹参、牛膝活血通络；当瘙痒明显，有过敏征象，加白蒺藜、地肤子祛风止痒。此类型的痤疮最易留瘢痕，嘱患者避免抓挠，温水洗脸。口服中药的同时，用药水自制中药面膜睡前敷脸，药渣煮水泡脚，标本同治，增强疗效。

#### （四）脾胃虚弱，扶正健脾利湿

《外科证治全书》云："肌肉不能自病，脾胃病之"。《诸病源候论》云："脾主肌肉，内热则脾气温，脾气温则肌肉生热也；湿热相搏，故头面身体皆生疮"。可见，外生痤疮是内在脾胃脏腑功能失调，湿热相搏而致。痤疮的发生和脾胃直接相关，脾主肌肉，气血生化之源，脾胃功能正常，气血充足，肌肤濡养光泽。无论内伤饮食还是外受邪气损伤脾胃，均有可能导致痤疮发生。第一，脾胃气虚，卫外失司，腠理不固，汗液更易外泄，再遇风寒湿邪，凝聚成痤疮。第二，脾主运化水湿，随着生活条件的提高，过食辛辣刺激、肥甘厚味，损伤脾胃，体内痰湿积聚，蕴结皮肤，发为痤疮。第三，脾胃主升清降浊，脾胃功能受损，通降之力失常，加之气虚推动无力，腑气不通，体内湿气粪便堆积不下，久而久之，积而化热，胃热上蒸，发为痤疮。第四，脾胃湿热痤疮，不懂辛凉外透，过用清热苦寒之药，反而冰伏其邪，痤疮久治不愈。第五，脾胃虚弱，气血不充，抗邪力减，不利于痤疮的愈合及康复。此类痤疮为本虚标实，特点为肿势较轻，色泽较浅，呈囊肿或结节状，多伴有脾胃功能失调的临床表现，乏力纳差，气短懒言，面黄肌瘦，手足不温，口舌生疮，便秘或便溏。扶正健脾利湿为治疗此类痤疮的第一要务，佐以辛散透达药物。用药方面，单纯的脾胃气虚，李老师多以香砂六君子加焦三仙益气扶正助消化，佐以荆芥、防风或者桑叶、菊花；当脾虚湿胜较明显，头面油垢较多，多用藿朴夏苓汤加三仁汤，芳香化湿，分消走泄利湿；当伴有口舌生疮、口臭等脾胃虚火征象，在益气健脾基础上，加用黄芩配黄连，牡丹皮配焦栀子，丹参配当归清热凉血之品。当出现热结肠胃的便秘，加用决明子、杏仁或大黄等消导之品。

#### 【病案举例】

石某，女，25 岁，在读研究生。初诊日期：2017 年 4 月 6 日。

主诉：面部痤疮伴有痒痛感 7 年余。

病史：面部痤疮伴有痒痛感 7 年余。曾外用药膏无效，既往口服中汤药出现腹痛、腹泻而中止。刻下：患者心情抑郁，烦躁不安，口罩遮面，摘掉口罩可见红斑遍布整个面部，玉米粒大小，呈红肿结节状，些许有白色脓头，隐约可见瘢痕，伴有明显痒痛感，明显痛经，有血块，每当月经后症状有所缓解，疲乏无力，纳差，寐欠宁，便干，2～3 日一行，舌淡黯，苔黄白腻，脉弦滑。

中医诊断：粉刺（肝郁肺热痰瘀）。

西医诊断：痤疮。

治法：疏肝泻火祛痰瘀，兼以宣肺散邪。

处方：沙参 15g，牡丹皮 10g，焦栀子 10g，紫苏梗 15g（后下），连翘 15g，杏仁 15g，决明子 15g，益母草 15g，丹参 15g，牛膝 10g，柴胡 10g，生地黄 15g，泽泻 10g, 荷叶 15g, 蒲公英 25g, 菊花 10g, 桑叶 15g, 白蒺藜 15g。7 剂, 水煎服。

二诊: 2017 年 4 月 13 日。痤疮明显扁平消退, 色泽变淡, 无新起。服药第 2 剂起, 便 1 次 /d, 服药期间恰逢月经, 血块较前减少。上方去决明子、柴胡, 加土茯苓 30g, 继服 1 个月。近愈, 脸痘印逐渐消退。

【按语】 患者以面部痤疮伴有痒痛感 7 年余为主症, 中医诊断"粉刺"。患者心情抑郁, 烦躁不安, 红斑遍布整个面部, 玉米粒大小, 呈红肿结节状, 些许有白色脓头, 隐约可见瘢痕, 伴有明显痒痛感, 疲乏无力, 纳差, 寐欠宁, 便干, 2~3 天一行, 痛经史, 月经血块, 舌淡黯, 苔黄白腻, 脉弦滑, 中医辨证"肝郁肺热痰瘀"。患者长期情绪抑郁, 加之学习压力较大, 肝主疏泄功能失司, 气血流通不畅, 郁结体内, 一方面痰瘀壅盛, 更阻肌肤腠理, 宣泄不通, 发为痤疮; 另一方面, 肝郁久之化火, 火热和粪便搏结, 阻滞肠道, 邪无出路, 加重痤疮。此病案的关键在于疏肝泻火祛痰瘀。全方柴胡疏肝郁, 调畅气机; 丹参、牛膝、益母草活血化瘀通络, 不仅祛除体内瘀血, 尚能软斑散结, 消除面部红斑及残留痘印; 生地黄、泽泻、荷叶是李老师用来祛除痰湿的常用组合, 淡渗利湿, 使湿邪从小便而出; 杏仁、决明子通导泄热, 使湿热顺势从大便而出; 肺主宣发肃降, 李老师尤重从肺论治痤疮的观点, 擅用宣肺的方式, 打开肌肤孔窍, 给邪以出路, 予桑叶、菊花、紫苏梗、连翘、蒲公英、白蒺藜辛凉透表, 宣肺散邪; 牡丹皮、焦栀子凉血活血, 以消肝郁之火热; 加少许沙参益气扶正。全方辨证精确, 用药巧妙, 立起沉疴。

## 七、酒渣鼻

酒渣鼻是一种发生于鼻周和颜面中央为主要病变部位的慢性皮肤病, 以丘疹、皮肤颜色潮红、毛细血管扩张、脓疱为主要临床特征。酒渣鼻西医治疗多为对症治疗, 感染时口服抗生素, 局部选用克林霉素凝胶、过氧化苯甲酰凝胶等, 毛细血管扩张者激光治疗, 鼻赘期手术切割。该病易于发复发作, 且发生于颜面部, 严重影响患者外貌的美观, 从而对工作、学习、社交生活造成困扰。

### (一) 酒渣鼻病因病机

酒渣鼻病因尚不十分清楚, 西医认为毛囊虫及局部反复感染是发病重要因素, 嗜酒、吸烟、刺激性饮食、消化道功能紊乱、内分泌功能失调、高温工作、日晒、寒冷、风吹等均可诱发和加重本病。中医基础理论奠基之作《黄帝内经》中有关于酒渣鼻病因病机最早论述, 《素问·热论》载"脾热病者, 鼻先赤", 指出脾热会导致酒渣鼻发生。脾热来源, 多强调与饮酒相关, 朱丹溪《格致余论》言"酒性善行而喜升, 大热而有峻急之毒。多酒之人, 酒气熏蒸面鼻, 得酒血为极热, 热血得冷为阴气所抟, 污浊凝结, 滞而不行, 宜其先为紫而后为黑也。"清代郑玉坛《彤园医书》言"酒糟鼻, 生于鼻准及两翅, 由胃火熏肺, 兼风寒外束, 血瘀凝结，故先红后紫，久变为黑，最为缠绵"，强调了胃火熏肺，更因风寒外束，血瘀凝结，发为酒渣鼻。

《素问·刺热》言"左颊为肝，右颊为肺，额为心，颏为肾，鼻为脾。"《素问·金匮真言论》言："肺开窍于鼻，藏精于肺"。酒渣鼻发病部位为鼻周和颜面中央，与脾胃肺密切相关。现代人多过食肥甘厚味、辛辣及油炸、酒酪等燥热之品，或暴饮暴食，从而影响脾胃运化，日久脾热内生；或生活工作压力大，肝郁气滞，肝气横逆犯脾，影响脾胃运化，郁久化热，脾热亦生。《素问·经脉别论》有云："饮入于胃，游溢精气，上输于脾，脾气散精，上归于肺"。因此，脾热亦会循经上归于肺，从而引起肺热。脾肺热盛，热毒蕴肤，从而鼻周和颜面中央皮肤发热发红，脓疱、丘疹；营血热盛，久病入络，结节性损害，鼻赘由生。因此，我们可以认为，酒渣鼻的基本病机是脾肺热盛，热毒蕴肤，营血热盛，久病入络。

《外科大成》说："酒渣鼻……先由肺经血热内蒸，次遇风寒外束，血瘀凝结而成，故先紫而后黑也。治须宣肺气，化滞血，使荣卫流通，以滋新血，乃可得愈。"《格致余论》言"须用融化滞血，使之得流，滋生新血，可以运化，病乃可愈。予为酒制四物汤加炒片芩、茯苓、陈皮、生甘草、酒红花、生姜，煎调五灵脂末饮之；气弱者加酒黄芪，无有不应者。"《郑彤园医书四种》言"当宣肺中郁气以化滞血，初服麻黄宣肺酒，间服凉血四物汤。"酒渣鼻的基本病机是脾肺热盛，热毒蕴肤，营血热盛，久病入络。对于酒渣鼻的治疗，李老师采用清肺脾之热、泄毒凉血之法为主。凉血针对酒渣鼻营血之热，泻毒是个人治疗方法和体会，泄含有分消走泄之意，又有邪有出路，引邪外出，因火性炎上，易引发向上，酒渣鼻病反复发作，不能单独凉血解毒，更要泻毒，使火毒热邪不能反复炎上发作。因此，对于酒渣鼻的治疗，同时强调因势利导，给邪气以出路。叶天士在《外感温热篇》云："再论气病有不传血分，而邪留三焦，亦如伤寒中少阳病也。彼则和解表里之半，此则分消上下之势，随证变法"。

### （二）酒渣鼻的治疗

针对酒渣鼻之热毒宜分消走泄，上焦则宣通肺气，宣肺清热；中焦则健脾清热燥湿；下焦补肾淡渗利湿。同时，在酒渣鼻的发病过程中，在各种致病因素作用下，或者在该病治疗过程中会服用大量寒凉药，都会损伤脾胃。所以，我们在治疗过程中始终要顾护脾胃之气，脾胃当以运化为顺。如果酒渣鼻反复发作，久病入络，增生形成鼻赘，以活血软坚治之。并注意血分之热，注重凉血解毒。同时，酒渣鼻应少食肥甘厚味、辛辣及油炸、酒酪等燥热之品，缓解和消除精神压力，祛除脾热之源。诚如《医方考》所言："若不绝酒而徒用药抱薪救火，何益于事？"根据多年的临床经验，自拟凉血泄毒除糟汤加减治疗酒渣鼻。凉血泄毒除糟汤：紫花地丁 10g，蒲公英 15g，薏苡仁 30g，连翘 15g，丹参 15g，牡丹皮 10g，生地黄 15g，地肤子 10g，白鲜皮 15g，沙参 15g，泽泻 10g，蒺藜 15g，煅瓦楞子15g,生甘草5g。方中紫花地丁清热解毒,凉血消肿,清热利湿;蒲公英清热解毒,散结;薏苡仁利水渗湿,健脾,解毒散结;连翘清热,解毒,散结;丹参活血祛瘀,凉血消痈;牡丹皮清热凉血,活血化瘀;生地黄清热凉血;地肤子清热利湿,祛风止痒;白鲜皮清热燥湿,祛风止痒,解毒;沙参养阴清肺热;泽泻渗湿,泄脾热;蒺藜活血祛风,止痒;煅瓦楞子消痰化瘀,软坚散结;生甘草补脾益气,清热解毒,调和诸药。诸药配合,各尽其用,清肺脾之热、解毒凉血、活血软坚,同时顾护脾胃。如果肺热较盛,可加炙枇杷叶,地骨皮凉血,清肺降火;脾湿热偏盛,可加荷叶,利湿散瘀,健脾升阳;瘙痒明显,可加荆芥祛风,解表,止痒。该方针对酒渣鼻之热毒分消走泄,给邪以出路,引邪外出,上焦则宣肺清热,药用枇杷叶、杏仁、连翘;中焦则健脾清热利湿,药用蒲公英、薏苡仁、地肤子、白鲜皮;下焦补肾利湿,药用生地黄、泽泻。

**【病案举例】**

夏某,男,50岁。初诊日期:2018年4月10日。

主诉:鼻头红肿、瘙痒反复发作10余年,加重7天。

病史:10年前无明显诱因出现鼻头红肿、丘疹、瘙痒,伴烦躁,易汗出。就诊于外院,予抗感染治疗后好转。之后每因劳累、紧张、饮酒后上述症状反复,均予对症治疗后好转。3年前,患者鼻尖部外观肥大,并有大小不等的隆起性结节。近7天上述症状加重,并出现腹部胀满不适。饮酒史,平素喜食肥甘厚味,并且工作压力较大。刻下:鼻尖部外观肥大、鼻头潮红斑片,并有大小不等的隆起性结节,自觉瘙痒,面部痤疮(以口鼻周围为主,瘙痒,红肿),自觉面部及四肢肿胀,上腹部闷胀不适,口干口苦,口中异味,手掌泛红。唇色黯紫,舌黯红,苔薄白,脉弦数。

中医诊断:酒渣鼻(脾肺热盛,热毒蕴肤阻络)。

西医诊断:酒渣鼻。

处方:紫花地丁10g,蒲公英15g,薏苡仁30g,连翘15g,丹参15g,牡丹皮10g,生地黄15g,地肤子10g,沙参15g,泽泻10g,蒺藜15g,海螵蛸15g,生甘草5g。水煎服,6剂。

二诊:2018年4月16日。服用中药6剂后,上述症状有所减轻,自觉四肢肿胀。唇色黯紫,舌黯红,苔薄白,脉弦数。守上方加土茯苓50g,荷叶15g,荆芥15g,地骨皮15g,10剂。

2018年4月26日三诊:服用上药后,上述症状明显减轻,但口中异味仍明显,四肢胀满,舌红,苔薄白,脉弦。薏苡仁由30g加至50g,蒲公英由15g加至25g,14剂。

2018年5月11日四诊:服用上药后,口中异味明显减轻,四肢胀满感好转,鼻头自觉瘙痒。舌红，苔薄白，脉弦。上方加白鲜皮 15g，川牛膝 15g，14 剂。

2018 年 5 月 23 日五诊：鼻尖部外观肥大变小，鼻头潮红斑片减少，隆起性结节减少，面部痤疮明显减少，上腹部闷胀不适感消失，大便略干燥。舌红，苔薄白，脉弦数。上方加炒杏仁 15g，炙枇杷叶 20g，14 剂。

2018 年 6 月 16 日六诊：上述症状明显好转，腰略酸软，上方加桑寄生 10g。

【按语】 该患者以鼻头红肿、瘙痒反复发作 10 余年，加重 7 天为主症，中医诊断"酒渣鼻"。中年男性，鼻尖部外观肥大、鼻头潮红斑片，并有大小不等的隆起性结节，自觉瘙痒，面部痤疮，自觉面部及四肢肿胀，上腹部闷胀不适，口干口苦，口中异味，手掌泛红。唇色黯紫，舌黯红，苔薄白，脉弦数。饮酒史，平素喜食肥甘厚味，并且工作压力较大。中医辨证为"脾肺热盛，热毒蕴肤，营血热盛，久病入络"。该患者平素多过食肥甘厚味、辛辣及油炸、酒酪等燥热之品，影响脾胃运化，日久脾热内生；同时，工作压力大，肝郁气滞，肝气横逆犯脾，影响脾胃运化，郁久化热，日久脾热内生。日久，脾热上归于肺，从而引起肺热。脾肺热盛，热毒蕴肤，从而鼻周和颜面中央皮肤发热发红，脓疱、丘疹、结节性损害多，久病入络，鼻赘产生。运用凉血泄毒除糟汤清肺脾之热、解毒凉血，对热毒分消走泄，同时顾护脾胃。该患者肺热较盛，加炙枇杷叶、地骨皮凉血，清肺降火；脾湿偏盛，加荷叶利湿散瘀，健脾升阳；瘙痒明显，加荆芥祛风，解表，止痒；四肢肿胀明显，加薏苡仁、土茯苓除湿解毒。诸药合用，共奏清肺脾之热、解毒凉血、活血软坚之功效。

## 八、慢性肝病辨治经验

慢性肝病包括病毒性肝病（乙、丙型肝炎等）和非病毒性肝病（酒精性、药物性、脂肪性等），是危害人类健康的最主要疾病之一。情绪是人对外界环境变化从心理及外在的一种表现。慢性肝病患者的情绪障碍问题较突出，其影响因素包括有患者年龄、疾病严重程度、传染性、治疗效果等，主要表现为抑郁、焦虑等。在临床中发现，慢性肝病患者的发病经常与情绪波动有关，其病情可随情绪好坏而变化，不稳定的情绪可直接影响疾病的转归；另外，情绪波动也是慢性肝病患者的一种病理表现，两者相互作用。慢性肝病患者如何调畅情志，摆脱不良情绪的困扰，是目前治疗的一个重点。

### （一）中医对慢性肝病的认识

西医学的肝病是以解剖形态学为基础的肝脏器官的疾病，而在传统"中医肝病学"这个学术体系中，"肝"是传统中医学所论之肝，除小部分含解剖学概念外，更重要的是属于一种功能活动体系。即肝属木，喜条达，藏血，司疏泄，主筋，其华在爪，开窍于目，与胆相表里，连属足厥阴肝经。慢性肝病患者普遍存有焦虑、抑郁等情绪表现，其心理问题的发生率高于正常人群。《景岳全书·郁证》谓："凡五气之郁，则诸病皆有，此因病而郁也；至若情志之郁，则总由乎心，此因郁而病也。"正是基于疾病与情志的密切相关性，一个人身体不适一定会影响到心情，而过度的不良情绪也一定会刺激身体产生疾病，这就是中医强调的情志致病。

肝的主要生理功能是主疏泄，性喜条达而恶抑郁，疏即疏通、疏导、疏畅，泄即宣泄，含有疏通畅达之义，以通为要。气机是人体生理病理活动的基础，肝的疏泄对气机调畅具有重要作用，凡精神情志之调节功能，与肝密切相关，五脏六腑之气机都依赖于肝脏的疏泄条达，正如《素问·灵兰秘典论》曰："肝者，将军之官，谋虑出焉"。肝脏的疏泄功能正常，则五脏六腑之气机才能调达通畅，全身之气血津液才能正常运行，百病不生；若肝气郁滞，失于疏泄，则可影响全身气机的升降出入，导致机体各脏腑系统的气血阴阳平衡失调，百病丛生。慢性肝病，病情缠绵难愈，久则情绪不畅，致肝失疏泄，气机不调，肝气郁结；肝内寄生相火，寓一阳生化之气，寄居肾中真阳，病理情况下多表现为升动无制，肝气偏亢，久郁化火等症。

慢性肝病患者因病情迁延难愈、容易复发，且易演变为肝硬化、肝癌等，一旦心理不能承受，即表现为焦虑与抑郁。此与中医学肝主疏泄、调达情志的生理功能异常相吻合。肝主疏泄的理论首见于《黄帝内经》，"疏"即疏通，"泄"即发泄。肝疏泄太过则情绪激动，心情焦虑；疏泄功能减弱则肝气郁结，心情抑郁。所以慢性肝病患者应该正确面对现实，要有康复信心，适时调节情绪，保持积极乐观的人生态度，使身体早日康复。正如《黄帝内经》曰："恬淡虚无，真气从之；精神内守，病安从来？"

### （二）从郁而论对慢性肝病的认识和干预治疗

肝为藏血之脏，性喜条达，主疏泄，体阴而用阳；胃为阳土，性喜润降，得阴始安，体阳而用阴。胃为多气多血之府，又为气血生化之源。胃病患者，情志不遂所致者甚多，或性情抑郁，或暴躁易怒。日久则肝胃阴血暗耗，肝之阴血不足，致肝气偏旺，肝失条达，疏泄失职，横逆犯胃，胃气郁滞，和降失常则胃脘胀痛，或连两胁，此即叶天士所说："肝为起病之源，胃为传病之所。"而胃之阴血不足，则胃失濡润，通降失司，也可致胃脘疼痛。因此，对于肝胃阴血亏虚者，常以当归、白芍同用，盖当归味甘，辛温而润，补血和血，润燥止痛，为血中气药，长于动而活血，辛香性开，走而不守，《本草正》云："当归，其味甘而重，故专能补血，其气轻而辛，故又能行血，补中有动，行中有补，诚血中之气药……"甚合肝之特性；白芍苦酸微寒，养血柔肝，缓中止痛，敛肝之气，为血中阴药，善于静而敛阴，酸收性合，守而不走。《本草求真》云："气之盛者，必赖酸为之收，故白芍号为敛肝之液，收肝之气，而令气不妄行也……肝气既收，则木不克土……"《本草纲目》云："白芍药益脾，能于土中泻木"。二药合用，辛而不过散，酸而不过收，一开一合，动静相宜，能养血柔肝，滋润胃腑，收敛肝气，通行气滞而土木皆安，胃痛自止。对肝胃阴虚、气机不畅的患者，常有较好疗效。

女子以肝为先天，更易见肝血、肝阴不足，故用当归与芍药配伍最宜，若兼有月经不调，当归尚有养血调经功能，再据证配用香附、小胡麻、月季花，则有疏养调经之功，对妇人胃病效佳。若伴有便秘者，又可据证配伍，偏阳虚者，则可伍以肉苁蓉，阴虚者，再加以枸杞子。

此外，当归、芍药配伍常可用于治疗慢性肝炎、肝硬化等肝病患者，慢性肝病常表现有肝阴亏虚的症状，如胁肋隐痛，头晕耳鸣，目涩口干，夜寐多梦，舌红少苔，脉细数等，肝阴宜养，法当柔润，"柔肝"一法最为适宜，并可加用枸杞子、女贞子、石斛、山萸肉等以助养肝柔肝，对有阴虚阳亢之候者，尚有滋水涵木之功。《金匮要略》云："见肝之病，知肝传脾，当先实脾"，若治疗肝病时尚应据证配用太子参、白术、茯苓、甘草等健脾益气之品。若肝经郁热者，又可配桑叶、牡丹皮、山栀子等。

### （三）结合自身临床经验对慢性肝病的认识和治疗

#### 1."见肝之病，当先实脾"

中医治疗一直是我国防治慢性肝病的主要措施之一，中医认为肝为刚脏，喜柔润条达，当湿热疫毒侵袭，蕴蒸肝胆使疏泄失司，脾胃阻遏而运化失常，因此慢性肝病患者中以肝郁脾虚为主要病机。肝属木，主疏泄，性喜条达，主调畅气机，疏泄正常则气机运行，气血调和经络通利，官窍、脏腑、形体等功能活动也稳定有序，机体能抵御外邪而不易致病。若疏泄不利，则脏腑失和，肝失条达，气阻经络，又"不通则痛"，则发为胁痛；肝气横逆，克伐脾胃，则脾失健运，久则水湿内停，气、血、水壅结脉络受阻，血行不畅，而成积聚、鼓胀；又肝病多郁，肝病易郁的病理特点与肝性升散的生理特性相对。郁者，滞而不畅也，在肝与疏泄相对，郁即不疏，疏则无郁。情志、六淫等作用于肝，大多数首先影响肝的疏泄功能，导致气机不畅、郁滞不通遂成肝郁，可因郁致病，或可因病而郁。而病肝必病脾，《金匮要略》云"见肝之病，知肝传脾，当先实脾"，可见肝与脾的关系十分密切。正如《血证论》中所说："木之性主于疏泄，食气入胃，全赖肝木之气以疏泄之，而水谷乃化；设肝之清阳不升，则不能疏泄水谷，渗泄中满，在所不免。"

肝藏血而主疏泄，脾主运化为后天之本。肝与脾之间的关系在于肝的疏泄功能和脾的运化功能相互影响，脾的运化有赖于肝的疏泄，肝失疏泄则会影响脾的运化功能；脾气健运生血有源则肝有所藏，脾虚气血生化乏源则可导致肝血不足。肝木克土，当先实脾，脾属土，为万物之母，生化之源，后天之本，四运之轴，五脏之中心。脾胃健旺，可以权衡五脏，灌溉四旁，生心营，养肺气，柔肝血，滋肾精。正如金代李东垣《脾胃论》指出："内伤脾胃，百病由生"。慢性肝病，病位虽在肝，实则累及脾肾，然以脾虚为本。临证之时，不能只着眼于治肝，而应首先考虑实脾，以"先安未受邪之地"，增强机体免疫力，防止病情进一步加重，此乃慢性肝病治疗的关键。

### 2. 滋水涵木

间接补法指不能直接补其气血阴阳或某脏腑之虚，而是根据中医气血、阴阳、脏腑之间的生理病理、相生相依的关系，另辟蹊径，通过补其所生，而间接达到补养虚损的一种治疗方法，是与直接补法相对而言的。滋水涵木又称滋肾养肝、滋补肝肾，即是根据中医五行相生理论确定的一种间接补法。

李中梓《医宗必读·乙癸同源论》曰："东方之木，无虚不可补，补肾即所以补肝"。"滋水涵木"是根据五行相生理论而确定的滋肾阴以润养肝阴的方法，适用于肝肾亏损而肝阴不足或肝阳偏亢之证。慢性肝病根本原因是本虚标实，病情加重之时，后天之本无以供养，转耗先天之本，而致肾阴亏损，肾水无以制肝阳，则肝肾同病，此时治以滋水涵木最宜。吴良村教授认为，滋水涵木法乃滋养肾阴，肾阴足则肝体得养，肝阴足，肝气调畅，肝阳得潜，阴足则阳潜，阳平不灼阴。故本法乃肝肾同治、标本兼治之策。

肝肾同居下焦，肝藏血，肾藏精，肝肾同源，精血相互滋生，肾为肝之母，滋水即能涵木，使肝之阴血充足，以柔肝木刚悍之性，而制约肝阳过亢；肾精又赖肝血的不断补充而化生，使肾精充足以维持肾阴、肾阳的协调稳态。"乙癸同源"是肝肾相关的理论基础，"肾肝同治"是协调肝肾的治疗法则。滋水涵木法是根据"肝肾乙癸同源"理论而衍生的治病法则。五行归类中，肝属木，肾属水，水能生木，肾肝为母子关系。肝主藏血，体阴而用阳，主升主动；肾主藏精，协调全身脏腑之阴阳。精血同源，相互化生，肾精滋养肝阴，使肝血充足，共同制约肝阳，则阳不偏亢；肾精又赖肝血化生，使肾精充足以维持阴阳平衡。中医学认为"肝肾同源"，说明肝肾两脏在生理和病理上联系都非常密切。肝病在其漫长的病理过程中，或过用疏理之品，或肝郁日久化热，或邪毒伤阴，均可造成阴津亏耗，出现肝阴不足，穷则及肾。

肝肾同源，滋水涵木乃是肝病治肾的体现，盖虚则补其母也。慢性肝病，因湿热不化者，可致脾失健运，脾气虚损；因情志抑郁者，可致肝之疏泄功能失调，气机阻滞，瘀血形成；久病及肾者，可致肾阴亏损，水不涵木，为本虚标实之证。所以治疗慢性肝病，不但要从脾治，而且要从肾治，滋水涵木即通过滋养肾阴以涵养肝木、潜纳肝阳，使肝肾功能协调平衡，从而维持人体的正常生理功能。肝郁之时多用疏肝理气之药，虽有祛邪之功，但亦有攻伐之过，有损伤脾胃，耗伤精血之弊，对久病脾胃虚弱、肾虚之体，滋水既可补其肾气，又可补救药物之偏性。钱英教授治疗慢性肝病提出"见肝之病，其源在肾，亟当固肾"的观点。"肝病固肾"的理论基础是"肝肾同源"，肝藏血，其性喜阴柔，"肝血易损，肝阴易伤"是慢性肝病的重要病因之一。

### 3. 从临床实践观察慢性肝病，在早中期进行中医干预治疗

现代人职业竞争激烈，工作学习生活压力大，常常所欲不遂，思虑过度，导致肝气郁结，疏泄失衡，久病及脾，进而导致肝郁脾虚，这是慢性肝病主要的中医临床证型。近年来研究表明，肝郁脾虚证患者绝大多数表现为自主神经功能障碍，尤其表现为交感、副交感神经功能同时亢进，出现双向紊乱；其次，肝郁脾虚证患者存在着小肠吸收功能障碍，这就是肝郁脾虚患者之所以会出现困倦、纳呆、腹胀、便溏等消化吸收代谢紊乱症状的原因。肠道菌群失调的外因多为情志刺激，内因为脾胃虚弱，以脾虚为本，病位在大小肠。而肝失条达，横逆克脾，脾失健运，肠不能分清泌浊、传化糟粕，为肠道菌群失调的主要病理变化过程。脾为后天之本，气血生化之源，与机体的免疫功能和营养状况密切相关。慢性肝病的形成是由于机体免疫功能低下和肝炎病毒复制共同作用的结果。中医认为本病发生的原因是情志不遂，郁怒伤肝，肝失疏泄，横乘脾土，脾失健运，肝郁脾虚相互作用，脏腑功能失调。疫毒为其主要致病因素，其发病取决于病邪与人体正气相互作用的结果。

肝为刚脏，属木应春，性喜条达而恶抑郁，有赖脾之运化、散精以濡养；脾胃属土，腐熟运化水谷精微，乃气机升降之枢，有赖肝之疏泄。五脏之中肝与脾关系最为密切，生理上相互为用，病理上相互影响，肝脾同病在慢性肝病中极为常见，肝郁脾虚是慢性肝病发病的基本病机。肝郁脾虚作为慢性肝病的重要病机有其自身重要特点：一是此证出现早；二是它的持续时间较长，很多患者在整个病程中都存在着肝郁脾虚的病机；三是极为广泛，几乎所有病例在临床过程中都出现过肝郁脾虚的证候，有的甚至贯穿病程始终，对疾病结局和转归有着至关重要的影响。中医的"肝主疏泄"理论和西医的脑肠肽理论有着异曲同工、殊途同归的地方，两者都注重有机整体，相互影响。中医的肝是机体调节脑肠肽的核心。运用疏肝健脾法，可以调节"肝主疏泄"功能失调的状态，改善肝郁脾虚证慢性肝病患者的临床症状的同时，还可以对脑-肠轴产生一定的影响。

肝脏是一个代谢器官与免疫器官，任何肝病的发生均存在着肝组织和肝细胞结构与功能的改变，存在着代谢与免疫功能的双重紊乱，单一药物难以达到预期的治疗效果。慢性肝病病位既在肝，亦在脾，病机为肝郁脾虚，故疏肝健脾、益气解毒为其主要治则。疏肝健脾方包括柴胡、白芍、丹参、党参、白术、炙甘草等。肝为体阴用阳之脏，以血为体，以气为用，故用柴胡顺其疏达之性，以顺为补，柴胡疏肝解郁，外而清宣透达、内而疏肝利胆、内外间和解少阳，上能升举清阳、下可开郁降浊；白芍适其柔润之体，以补为顺，白芍、丹参柔肝止痛，并养肝阴以防柴胡疏肝耗阴之弊；肝脏易动难静，善干他脏，肝病及脾是其重要的病变病机，故用党参、白术和中益气、健运脾胃，强化机体免疫力；炙甘草调和诸药等。现代药理表明：柴胡能抗肝炎病毒引起的细胞病变，促进炎性反应

的消除，并有诱导干扰素的作用；白芍有抗炎和显著的双向免疫调节作用；白术能促进肝功能恢复，提高血清特定补体含量；丹参具有促进微血管扩张、抗肝脏纤维化等。诸药共用具有疏肝健脾、益气解毒等作用，使肝脏疏泄，脾气健运，气血旺盛，标本兼治。理气药多耗伤正气，本虚标实之病者用之须谨慎，使用不当损伤后天之本，造成邪未去而正已衰。慢性肝病之治，若在益气健脾药之中，适当配以理气活血之品，则有固本生新之作用。疏肝健脾方不仅遵循了中医学的配伍原则，且与现代药理学相结合，包含了《金匮要略》"见肝之病，知肝传脾，当先实脾……实脾则肝自愈，此治肝补脾之要妙也"之理念。

## 【病案举例】

惠某，男，53岁。初诊日期：2015年6月15日。

主诉：反复发作腹胀10余年，加重10天。

现病史：10余年前无诱因出现腹胀，外院经系列检查诊断为慢性乙型肝炎，因转氨酶正常，故未治疗。1年前复查时诊断为乙型肝炎肝硬化，对症治疗后效果不明显。10天前上述症状加重，为求中药治疗，故来诊。刻下：腹胀，右胁部胀闷不适，口中异味，胸闷，腰膝酸软，双目干涩，入睡困难，溲少。舌边红，苔薄黄略厚腻，脉缓。家族性乙型肝炎患者，其母亲及弟均因慢性肝病转为肝癌亡故。查体：颜面水肿，双下肢轻度水肿。

中医诊断：臌胀（肝肾亏虚，湿毒内阻）。

西医诊断：①乙型肝炎；②肝硬化。

治法：补益肝肾、除湿解毒。

方宗：一贯煎合五皮散。

处方：生地黄15g，沙参15g，桑白皮15g，陈皮15g，枳壳15g，郁金15g，木香10g，薏苡仁30g，泽泻10g，厚朴10g，连翘15g，炒酸枣仁15g，夜交藤15g，丹参10g，五味子5g，炒杜仲15g，牛膝10g，续断10g，土茯苓35g，炒白术10g，生麦芽15g，炒麦芽15g，炙甘草6g。7剂，水煎服。

二诊：2015年6月22日。腹胀满时作，餐后尤甚，无胁肋部胀痛，口干不欲饮，口中异味，无口苦，无反酸，时烧心，时食欲缺乏，左膝关节酸痛，乏力，入睡困难，小便可，时大便不成形，黏滞不爽。上方减续断，土茯苓加量至50g，丹参加至15g，加藿香5g，佩兰5g，独活20g，槲寄生10g，泽兰10g，香附15g，乌药10g，砂仁5g（后下）。10剂，水煎服。

三诊：2015年7月2日。颜面虚浮，腹部胀满，纳可，便调，寐欠宁好转，腰膝关节疼痛缓解。舌质淡红，苔薄白，脉弦。拟滋肾养肝。上方减藿香、佩兰、独活、薏苡仁，土茯苓减至35g，郁金减量至10g，木香加量至15g，加连翘10g，女贞子10g，山萸肉5g，生黄芪30g、炙鸡内金15g、海螵蛸20g。7剂，水煎服。

经治疗后乏力、腹胀好转,双下肢水肿消除,间断服药1年后病情稳定。

**【按语】** 　患者以腹胀10余年,加重10天为主症,中医诊断为"臌胀"。患者以腹胀,右胁部胀闷不适为主要临床表现,伴口中异味,胸闷,腰膝酸软,双目干涩,入睡困难,溲少。舌边红,苔薄黄略厚腻,脉缓。中医辨证"肝肾亏虚、湿毒内阻"。本案患者是由于感染乙型肝炎病毒(HBV)引起慢性乙型肝炎,进而导致了肝硬化的发生。乙肝病毒属于一种湿热疫毒的邪气,湿毒内阻,久居体内,导致肝肾亏虚,而见虚实夹杂之证。故第一步补益肝肾、除湿解毒。第二步补肾疏肝、祛湿解毒。第三步滋肾养肝。首诊应用一贯煎合五皮散为主方。生地黄滋阴养血,补益肝肾。沙参益阴养血柔肝,配合生地黄以补肝体,育阴而涵阳。杜仲、牛膝、续断、白术补肾健脾;陈皮、厚朴、桑白皮、土茯苓、泽泻、薏苡仁行气利水、除湿解毒;连翘清热散结;炒酸枣仁、夜交藤、丹参、五味子养心敛肝、安神助眠;生麦芽、炒麦芽健脾消食,其中生麦芽疏肝解郁;枳壳、郁金疏肝行气解郁;其中颠倒木金散(木香、郁金)能行气活血,散结开郁,可用于胸部闷胀不适的疾患,其西医学脏器可不限心肺、胸膈、食管之分,用之皆有良效;炙甘草调和诸药。二诊加重除湿力度。肝主筋、肾主骨,加重补肾疏肝之功。患者左膝关节酸痛,予独活祛风除湿止痛。三诊加用山萸肉、女贞子等滋肾养肝。本法是根据中医五行相生理论确定的一种间接补法。肝藏血,肾藏精,肝肾同源,精血相互滋生,肾为肝之母,滋水即能涵木,使肝之阴血充足,以柔肝木刚悍之性,而制约肝阳过亢。

一贯煎见于《续名医类案》,为清代魏玉璜创制,"此病外间多用四磨、五香、六郁、逍遥,新病亦效,久服则杀人矣",本方"可统治胁痛、吞酸吐酸、疝瘕、一切肝病"。五皮散见于汉代华佗之《华氏中藏经》。清代徐大椿《医略六书》曰:"脾肺气滞,湿热泛滥,溢于皮肤,故遍体四肢浮肿焉。桑皮清肺以肃生水之源,腹皮泄满以舒健运之气,苓皮渗皮肤之湿,姜皮散皮肤之肿,陈皮利中气以和胃也。使胃气调和,则脾气亦健,而滞结自消,皮肤溢饮亦化,何患浮肿之不退哉? 此疏利湿热之剂,为湿淫气滞水肿之专方。"

肝胆病证的基本病机是气机郁滞。临床中不论在慢性肝病的早期,还是肝硬化期,其治疗中始终贯穿调达气机、保持肝之疏泄功能,可用枳壳、郁金为对药,以使气血调和、津液输布正常。

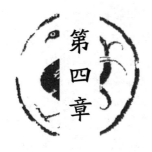

第四章

临床用药经验

# 第一节 因病用药、经方验方并举

由于疾病的病因病机、临床症状表现各不相同，治疗方法亦有差异。以辨病为主所进行的专方专药研究，亦是中医临床的一个重要内容。徐灵胎在《医学源流论》中指出："欲治病者，必先识病之名……一病必有主方，一病必有主药"。整体辨证，合理组方，力求药专效速。另外，中医的生命力，在于其疗效的显著，许多经典名方，经历代医家反复验证，疗效确切，而许多偏方、验方，即使不经辨证，单独使用，其疗效亦很肯定，为世人所称道。因为这些专方专药，其针对性强，把握住了病机关键，避免了单纯辨证的随机性导致的泛化现象。但是，这些专方专药，必须在辨证的基础上，因病用药，随证加减，才能取得更好的疗效。

## 一、半夏厚朴汤临证经验

半夏厚朴汤源于《金匮要略》，《金匮要略·妇人杂病脉证并治》云："妇人咽中如有炙脔，半夏厚朴汤主之。"《备急千金要方》言："胸满，心下坚，咽中帖帖，如有炙肉，吐之不出，吞之不下。半夏一升、厚朴三两、茯苓四两、生姜五两、干苏叶二两。"

"妇人咽中如有炙脔，半夏厚朴汤主之"，病机为痰凝气滞于咽喉，治以辛开苦降，理气化痰。方中半夏、厚朴、生姜辛开苦降，散结降逆；茯苓利饮化痰；紫苏叶宣气解郁。诸药合用，气顺则痰消。临床以紫苏梗易紫苏叶，加鸡内金、海螵蛸等药，治疗胃食管反流病、胃炎等病机属痰凝气滞者。全方组成为姜半夏、厚朴、茯苓、鸡内金、海螵蛸、紫苏梗。方中半夏、厚朴、紫苏梗，降气除满，理气化痰；茯苓健脾祛湿，以绝生痰之源；鸡内金消食健胃；海螵蛸制酸止痛；气滞甚者加青皮、陈皮；食积者，加生麦芽、炒麦芽、焦山楂、神曲等；舌苔转黄，有化热征象者，加连翘、黄连；舌苔较厚，痰湿内蕴者，加重茯苓用量、加土茯苓、薏苡仁等；脾虚气滞，土壅木郁者，加用党参、白术健运化痰，消胀除满，取"厚朴生姜半夏甘草人参汤"，见《伤寒论》第66条"发汗后，腹胀满者，厚朴生姜半夏甘草人参汤主之"。半夏厚朴汤临床辨证要点是胃脘痞胀、嗳气、打嗝、苔白厚腻等。而临证非气滞痰凝者用之宜慎，方中半夏、厚朴性温燥，易耗气伤阴。胃病多见胃胀，然胃阴亏虚，胃失和降者不宜，此时应以益胃汤滋阴增液。

**【医案举例】**

王某，女，28岁。

初诊日期：2016年3月16日。

主诉：胃脘胀痛反复发作半年，加重伴反酸10天。

病史：胃脘胀痛反复发作半年，加重伴反酸10天。刻下：胃痛，稍食则胃胀，反酸，食欲可，入睡困难，睡眠易醒，偶烦躁，疲乏，无口苦，余可。舌尖红，苔淡黄略厚，脉缓。2016年3月6日胃镜提示：浅表性胃炎伴胆汁反流、贲门松弛。

中医诊断：胃痛（气滞痰阻）。

西医诊断：慢性胃炎。

治法：辛开苦降，理气化痰。

方宗：半夏厚朴汤。

处方：姜半夏10g，川厚朴10g，紫苏梗15g（后下），青皮15g，陈皮15g，炙鸡内金20g，海螵蛸15g，煅瓦楞子25g（先煎），儿茶5g（包煎），生地黄15g，泽泻10g，牡丹皮10g，焦山栀子10g，珍珠母30g（先煎），连翘15g，蒲公英20g，土茯苓25g。7剂，水煎服。

二诊：2016年3月23日。胃胀好转，偶有呕吐，纳可，便调，寐欠宁。舌红，苔白，脉弦。效不更方，上方加郁金15g，生麦芽15g，炒麦芽15g，土茯苓加至30g。7剂，水煎服。

三诊：2016年3月30日。呕吐已止，纳可，寐欠宁，便调。舌淡，苔薄白，脉弦细。稍加健脾益气药，上方加生黄芪30g，党参20g，煅瓦楞子20g，茯神15g。7剂，水煎服。

上方药物调理1个月余，诸症痊愈，随访3个月未发。

【按语】 患者以胃脘胀痛反复发作半年，加重伴反酸10天为主症，中医诊断"胃痛"。患者以胃痛，稍食则胃胀，反酸为主要临床表现，入睡困难，睡眠易醒，偶烦躁，疲乏，无口苦，食欲可，余可。舌尖红，苔淡黄略厚，脉缓。中医辨证"气滞痰阻"。本案患者肝郁气滞，痰气互结于中焦，脾升胃降失常之胃脘痛，证见胃胀满不适、反酸、嗳气、呃逆；肝郁化火，心肝火旺，时易烦躁，不寐，舌尖红，苔淡黄略厚。故以半夏厚朴汤加减治疗。方中半夏、厚朴、紫苏梗、青皮、陈皮理气消痰，和胃降逆；海螵蛸、煅瓦楞子制酸止痛；连翘、蒲公英、生地黄、泽泻、土茯苓清热除湿；其中连翘取自保和丸，清热散结，又归心肺两经，清心火，透热外达；牡丹皮、栀子、珍珠母清心肝之火，镇惊安神；鸡内金有健脾消食，消癥化积，化瘀通经的功效。三诊诸证缓解，舌苔转薄，效不更方，稍加健脾之党参、黄芪，以治病求本。

## 二、小建中汤、黄芪建中汤临证经验

小建中汤、黄芪建中汤两方均出自《金匮要略》，《金匮要略·血痹虚劳病脉证并治》云："虚劳里急，悸，衄，腹中痛，梦失精，四肢酸疼，手足烦热，咽干口燥，小建中汤主之。小建中汤方：桂枝三两（去皮）、甘草三两（炙）、大枣十二枚、芍药六两、生姜三两、胶饴一升……虚劳里急，诸不足，黄芪建中汤主之。"小建中汤、黄芪建中汤具有温中健脾和胃之功效，治疗虚劳里急之中焦虚寒证型，是治疗虚寒性胃痛的主方。黄芪建中汤，现代药理学证明具有改善反酸、烧心、反胃的作用，可促进胃排空、中和胃酸。临床常用于治疗急慢性胃炎、消化道溃疡、反流性食管炎等中医辨证脾胃虚寒者，疗效显著。

久病脾胃病基本病机是脾胃虚弱。然而气行则血行，气虚则无力行血，血行迟缓，日久壅滞成瘀；或脾胃虚弱易产生气滞、痰湿等病理产物，久蕴致胃气郁滞、络脉瘀阻。因此，久病脾胃病在脾胃虚弱的基础上常伴有胃络瘀阻，气滞痰凝。在临证用药时活血通络之品不可或缺，常在小建中汤、黄芪建中汤温补脾胃的基础上灵活应用活血散瘀通络之品如失笑散（蒲黄、五灵脂），使补中寓通，补而不滞，通不伤正，攻补兼施，与黄芪建中汤合奏益气化瘀之效。其中生蒲黄、炒蒲黄同用，活血而无出血之弊。血瘀、气滞、痰凝常互为因果，临床兼脾胃气滞痰凝者，常适当加用紫苏梗、厚朴、合欢花等行气之品。

**【医案举例】**

张某，女，30岁。初诊：2017年7月31日。

主诉：上腹隐痛伴呕吐时作1年余，加重1周。

病史：1年余前因生气后出现上腹隐痛、呕吐时作，空腹及情志不畅时加重。就诊于当地医院，查胃肠镜未见明显异常，与多潘立酮口服，时有好转。1周前，受凉后上腹部疼痛再次发作，口服法莫替丁未见明显好转。为进一步诊治来诊。刻下：上腹部隐痛，呕吐时作，每日1～2次，偶反酸、腹胀，大便3～4次/d，不成形，便后腹痛缓，时烦躁，寐欠安，平素纳少，乏力，面色不华，偏瘦，月经量少。舌淡嫩，苔薄白，脉细弦。近期胃镜、肠镜检查未见异常。

中医诊断：胃痛（脾虚肝郁）。

西医诊断：上腹痛综合征。

治法：健脾疏肝，和胃止痛。

方宗：四君子汤合小建中汤化裁。

处方：党参15g，沙参10g，茯苓25g，炒白术10g，桂枝10g，炒白芍20g，陈皮15g，炙鸡内金20g，海螵蛸20g，厚朴10g，姜半夏10g，生麦芽15g，炒麦芽15g，神曲10g，紫苏梗15g（后下），连翘15g，珍珠母30g（先煎），五味子5g，益母草15g，焦栀子10g，生姜5g，大枣5g。7剂，水煎服。

二诊：2017年8月8日。上腹痛减轻，偶呕吐，无反酸、腹胀，大便1～2次/d，不成形，烦躁、寐欠安、纳少、乏力改善，舌淡嫩，苔薄白，脉细弦。上方减厚朴，加炒扁豆15g，炒山药15g。7剂，水煎服。

三诊：2017年8月15日。诸症缓，无上腹隐痛，无呕吐，大便1次/d，较前成形，烦躁、乏力改善，寐安，纳可，舌淡红，苔薄白，脉细弦。上方减焦栀子为5g。7剂，水煎服。

【按语】 患者以上腹隐痛伴呕吐时作1年余为主症，故中医诊断为"胃痛"。上腹隐痛、呕吐时作，空腹及情志不畅时加重，偶反酸、腹胀，大便3～4次/d，不成形，便后腹痛缓，时烦躁，寐欠安，平素纳少，乏力，面色不华，偏瘦，月经量少，舌淡嫩，苔薄白，脉细弦。中医辨证为"脾虚肝郁"。该患诊断的是脾虚肝郁，而不是常见的肝郁脾虚。患者素体虚弱，既往多年纳少、乏力，偏瘦，故脾虚为本。黄坤载曰："肝气宜升，胆火宜降，然非脾气上行，则肝气不升，非胃气之下降，则胆火不降"，"脾升肝肾亦升，故乙木不郁……"脾虚气机升降失常，致肝失疏泄而郁，并因生气后病发，故辨证为脾虚肝郁。脾虚气机升降失常，郁滞不通则上腹隐痛；胃气上逆则呕吐，反酸；脾虚水湿不运，故见大便3～4次/d，不成形；肝郁则烦躁；舌淡嫩，脉细弦为脾虚肝郁之象。四诊合参，证属脾虚肝郁，故以四君子汤合小建中汤化裁。方中党参、沙参、白术、茯苓益气健脾；桂枝、白芍调和肝脾、温中止痛；陈皮理气健脾；鸡内金、海螵蛸、生麦芽、炒麦芽、神曲和胃消食制酸；姜半夏、厚朴和胃降逆、行气除痞；紫苏梗、连翘疏肝下气、清热散结；珍珠母镇心安神清火；五味子安神止泻；益母草活血通经利水；焦栀子清火除烦。二诊仍见大便1～2次/d，不成形，故加用炒扁豆15g、炒山药15g，增强益气健脾止泻之功，无腹胀则减厚朴。三诊诸症缓，继以原方巩固，减量焦栀子，防苦寒伤胃。

现实社会压力比较大，常产生不良情绪，致肝、脾、胃功能失常，依据《罗马Ⅳ：功能性胃肠病》，该患者西医诊断为"上腹痛综合征"。此类患者，多从肝、脾论治，疗效显著，重在细化。病有因郁致虚，如肝郁乘脾等；也有因虚致郁，如脾虚气机升降失常致肝郁等。治法上疏肝健脾与健脾疏肝，字同而法不同。此患即因虚致郁，所以补气健脾为主，酌以疏肝，脾运则肝畅。

## 三、桂枝加芍药汤

桂枝加芍药汤，出自《伤寒论》，《伤寒论·辨太阴病脉证并治》云："本太阳病，医反下之，因尔腹满时痛者，属太阴也，桂枝加芍药汤主之……桂枝加芍药汤方：桂枝（去皮）、生姜（切）各三两，芍药六两，甘草（炙）二两，大枣（擘）十二枚。"《绛雪园古方选注》云："桂枝加芍药汤，此用阴和阳法也，其妙即以太阳之方，求治太阴之病。腹满时痛，阴道虚也，将芍药一味倍加三两，佐以甘草，酸甘相辅，恰合太阴之主药；且倍加芍药，又能监桂枝深入阴分，升举其阳，辟太阳陷入太阴之邪。复有姜、枣为之调和，则太阳之阳邪，不留滞于太阴矣。"《伤寒贯珠集》云："桂枝所以越外入之邪，芍药所以安伤下之阴也。按《金匮》云'伤寒阳脉涩、阴脉弦，法当腹中急痛者，与小建中汤；不瘥者，与小柴胡汤'，此亦邪陷阴中之故。而桂枝加芍药,亦小建中之意,不用胶饴者,以其腹满,不欲更以甘味增满耳。"《方剂学》云:"太阳病误下伤中,土虚木乘之腹痛"。临床常用于土虚木乘,形成的腹痛,常用于治疗慢性胃炎、慢性肠炎、胃下垂、术后肠粘连等。如腹满脾虚有湿者,加厚朴、半夏、茯苓、藿香;腹痛甚者,加大芍药用量;肝郁气滞烦躁不安加柴胡,栀子;下焦虚寒加乌药、肉苁蓉等。桂枝加芍药汤辨证要点为腹满时痛,挛急痛,喜按。而痰热内蕴证,脾胃病日久伤阴者慎用本方。

**【医案举例】**

隋某,女,25岁。初诊日期:2017年10月24日。

主诉:脘腹痞塞、嘈杂时作2年,加重半个月。

病史:2年前受凉后出现嘈杂,痞满,余无不适,热敷后上述症状好转。近两年因受凉或劳累后上述症状时有反复,口服多潘立酮时有好转。半个月前,后者受凉后上述症状再次发作,口服多潘立酮无效。为进一步诊治,就诊于我门诊。刻下:嘈杂,痞满,无反酸,口中自觉异味,手脚凉,睡眠差,二便调。舌淡红,苔薄白,脉弦细。末次月经2017年10月5日,月经量少。平素饮食不节,过饱或过饥,易恼怒。2017年9月10日胃镜:慢性非萎缩性胃炎,贲门松弛,Hp(-)。

中医诊断:痞满(脾虚气滞)。

西医诊断:慢性胃炎。

治法:行气解郁,燥湿运脾。

方宗:藿朴夏苓汤。

处方:姜半夏10g,川厚朴15g,藿香5g,益母草15g,青皮15g,陈皮15g,紫苏梗15g(后下),连翘15g,海螵蛸20g,木香10g,郁金15g,炒酸枣仁15g,夜交藤15g,沙参15g,合欢花15g,生姜5g,大枣5g。10剂,水煎服。

二诊:2017年11月10日。痞满缓解,口中异味减轻,睡眠改善,月经量仍少,余症同前。舌淡红苔薄白,脉细。

治法:益气健脾,燥湿化痰。

方宗:半夏厚朴汤合六君子汤。

处方:川厚朴15g,姜半夏10g,云茯苓25g,白术10g,党参15g,沙参10g,青皮15g,陈皮15g,连翘15g,益母草15g,牛膝10g,炒酸枣仁15g,紫苏梗15g(后下),炙鸡内金15g,海螵蛸20g,川芎10g,炙甘草10g,生姜5g,大枣5g。10剂,水煎服。

三诊:2017年11月27日。饭后胃胀、打嗝减轻,口中异味减轻,胃仍怕凉,矢气频较前好转,面色青,手脚凉,无口苦,睡眠可,二便调。末次月经2017

年11月5日，月经量少，血块，月经行10日干净。乳腺彩超：乳腺增生。

治法：健脾滋阴，行气解郁。

方宗：半夏厚朴汤合桂枝加芍药汤。

处方：川厚朴15g，姜半夏10g，云茯苓25g，白术10g，党参20g，沙参15g，青皮15g，陈皮15g，连翘15g，益母草15g，牛膝10g，炒酸枣仁15g，炙鸡内金15g，海螵蛸20g，川芎10g，桂枝10g，醋白芍20g，生甘草10g。10剂，水煎服。

**【按语】**　患者以脘腹痞塞、嘈杂时作2年，加重半个月为主症，中医诊断"痞满"。嘈杂，痞满，无反酸，口中自觉异味，手脚凉，睡眠差，二便调。舌淡红，苔薄白，脉弦细。中医辨证"脾虚气滞"。本案患者平素饮食无规律，长期以往，损伤脾胃，使得脾虚运化无权，脾失健运，气机升降失常，气滞湿阻中焦。脾虚气血生化乏源，月经量少。年轻女性，平素易恼怒，肝郁气滞。妇人多"郁、滞"。妇人痞满，三因制宜因人制宜，故第一步首先行气解郁，第二步益气补脾，第三步健脾滋阴。首诊以清热利湿、宣畅气机之藿朴夏苓汤为基础方，加青皮、陈皮、紫苏梗、木香、郁金等理气药，重在行气解郁。考虑患者时有反酸，加海螵蛸制酸止痛；月经量少以益母草养血活血调经；连翘清热、散结；睡眠差，以酸枣仁、夜交藤养肝宁心安神，合欢花，解郁安神，滋阴补阳，理气开胃。二诊用半夏厚朴汤合六君子汤，重在益气健脾。痞满缓解，去木香、郁金；睡眠改善，去夜交藤、合欢花；口中异味缓解，去藿香；食欲差，加鸡内金健胃消食；月经量仍少，加川芎、牛膝活血行气解郁，引血下行。三诊用半夏厚朴汤合桂枝加芍药汤，重在健脾滋阴。痞满减轻，去紫苏梗；舌尖红，脉细，不可认为湿热内盛，若用清热之药，更伤脾阳，则犯虚虚之错，故健脾不忘佐芍药、甘草，酸甘化阴，取"阴中求阳"之意，倍芍药加强柔肝敛阴作用，又以沙参滋阴，且炙甘草改为生甘草。桂枝、芍药又可调和营卫，生姜、大枣升腾脾胃生发之气而助调和营卫之力，桂枝、芍药之相须，生姜、大枣之相得，借甘草之调和阳表阴里，气卫血营，并行而不悖，是刚柔相济以为和也。三诊用之概因前两次方多用青皮、陈皮、木香、连翘等行气清热之药，恐其破气伤阴，加之患者平素肝郁脾虚气滞，芍药、甘草酸甘化阴，又可调和肝脾，正合土虚木乘之证，此处乃舍病取证也。

## 四、四君子汤、六君子汤

四君子汤出自《太平惠民和剂局方》。原方由人参、白术、茯苓、甘草组成。具有益气健脾之功效。四君子汤是从《伤寒论》中的"理中丸"脱胎，把原方中秉性燥烈的干姜去掉，换成了性质平和的茯苓，由祛除大寒变成温补中气。方中只人参、白术、茯苓、甘草四味，不热不燥，适度施力，从了"君子致中和"的古意。《太平惠民和剂局方》云："治荣卫气虚，脏腑怯弱，心腹胀满，全不思食，肠鸣泄泻，呕哕吐逆，大宜服之。"《圣济总录》言其为白术汤。《医方集解·补养之剂》："此手足太阴、足阳明药也。人参甘温，大补元气为君。白术苦温，燥脾补气为臣。茯苓甘淡，渗湿泄热为佐。甘草甘平，和中益土为使也。气足脾运，饮食倍进，则余脏受荫，而色泽身强矣。再加陈皮以理气散逆，半夏以燥湿除痰，名曰六君，以其皆中和之品，故曰君子也。"四君子汤主要用于治疗脾胃气虚证，是补气的基础方。若兼有气滞，四君子汤加陈皮，曰异功散，健脾理气，见于《小儿药证直诀》；若兼有痰湿阻滞气机，加半夏、陈皮，曰六君子汤，健脾补气、理气化痰；若痰气互结，胃气上逆，再加香附、砂仁，即香砂六君子汤，增强理气化湿、行气止痛之功效；若气虚至极到阳虚，可加干姜、制附子。临床常用于慢性胃炎、消化道溃疡、慢性结肠炎、糖尿病胃轻瘫之脾胃气虚者。现代药理学研究本方具有调节胃肠运动作用，有利于溃疡愈合。

**【医案举例】**

夏某，女，49岁，工人。初诊日期：2012年5月20日。

主诉：胃脘部胀痛2个月，加重1周。

病史：2个月前饱食后胃脘部胀痛，口服"保和丸"后好转。之后上述症状因生气、饱食后时有反复，口服多潘立酮、保和丸时有好转。1周前，生气后上述症状加重，口服药物无效，为进一步诊治，就诊于我门诊。刻下：空腹时胃脘部胀痛加重，伴反酸、烧心、嗳气，纳差，二便正常。舌淡边有齿痕，苔白略腻，脉滑。胃镜示：十二指肠球部溃疡。

中医诊断：胃痛（脾虚湿盛）。

西医诊断：消化性溃疡。

治法：健脾益气，燥湿化痰，行气和胃。

方宗：六君子汤。

处方：姜半夏15g，厚朴10g，茯苓20g，苍术15g，白术15g，木香5g，土茯苓25g，炙鸡内金30g，海螵蛸15g，煅瓦楞子25g（先煎），儿茶5g，党参15g，元胡10g，紫苏梗15g（后下），陈皮20g，丹参15g。7剂，水煎服。

二诊：2012年5月28日。偶有胃脘部胀痛，烧心，胃纳好转。上方去元胡，再进7剂。服药后，诸症皆缓解，继续前方14剂水煎服以巩固疗效。

治疗后复查胃镜，溃疡愈合。

**【按语】** 患者以胃脘部胀痛2个月，加重1周为主症，中医诊断"胃痛"。患者空腹时胃脘部胀痛加重，伴反酸、烧心、嗳气，纳差，二便正常。舌淡边有齿痕，苔白略腻，脉滑。中医辨证"脾虚湿盛"。该患者脾虚运化无权，脾失健运，气机升降失常，气滞湿阻中焦。当治以健脾益气，燥湿化痰，行气和胃。所以在六君子汤健脾补气、理气化痰的基础上加海螵蛸、瓦楞子制酸；厚朴、木香、紫苏梗理气健脾、燥湿消食；土茯苓祛湿毒；鸡内金健胃消食，保护胃黏膜；元胡、丹参活血散瘀，理气止痛；儿茶针对十二指肠球部溃疡以活血止痛，止血生肌，收湿敛疮。

## 五、参苓白术散

参苓白术散出自《太平惠民和剂局方》，由人参、茯苓、炒白术、山药、白扁豆、莲子、薏苡仁、砂仁、桔梗、炙甘草组成，是在四君子汤基础上加山药、莲子、白扁豆、薏苡仁、砂仁、桔梗而成。《太平惠民和剂局方》云：参苓白术散，"脾胃虚弱，饮食不进，多困少力，中满痞噎，心悸气喘，呕吐泄泻及伤寒咳噫。"《医方考》云："脾胃虚弱，不思饮食者，此方主之。脾胃者，土也。土为万物之母，诸脏腑百骸受气于脾胃而后能强。若脾胃一亏，则众体皆无以受气，日见羸弱矣。故治杂证者，宜以脾胃为主。然脾胃喜甘而恶苦，喜香而恶秽，喜燥而恶湿，喜利而恶滞。是方也，人参、扁豆、甘草，味之甘者也；白术、茯苓、山药、莲肉、薏苡仁，甘而微燥者也；砂仁辛香而燥，可以开胃醒脾；桔梗甘而微苦，甘则性缓，故为诸药之舟楫，苦则喜降，则能通天气于地道矣。"参苓白术散具有益气健脾，渗湿止泻之功效。主要用于脾虚湿盛证，临床可见食少便溏，倦怠乏力，面色萎黄，气短咳嗽，形体消瘦，肠鸣泄泻，舌淡苔白腻，脉虚缓。是治疗脾虚湿停气滞的良方。参苓白术散兼有渗湿行气作用，并有保肺之效，是治疗脾虚湿盛证及体现"培土生金"治法的常用方剂。本方具有调节脾胃，促进溃疡愈合，增强机体免疫力的作用，临床多用于治疗慢性胃炎、消化道溃疡、功能性消化不良、肠易激综合征、慢性结肠炎、溃疡性结肠炎等。本方可以用汤剂，也可用丸剂，若巩固疗效可用丸剂缓治。

**【医案举例】**

余某，女，56岁。初诊日期：2016年3月5日。

主诉：大便不成形，便频6年，加重1周。

病史：6年前饮用大量凉啤酒后出现腹痛，腹泻，口服藿香正气水后好转。之后大便不成形，3～4次/d，偶有腹痛，吃凉的食物，油腻食物后便频加重。1周前，食用凉的食物后上述症状加重，为进一步诊治就诊于我门诊。刻下：大便不成形，5～6次/d，纳呆，倦怠乏力，舌淡苔白，脉沉细。平素性格急躁。肠镜：正常。胃镜：慢性浅表性胃炎，Hp+。

中医诊断：泄泻（脾胃亏虚）。

西医诊断：慢性胃炎。

治则：补脾运中止泻。

方宗：参苓白术散。

方剂：党参 20g，炒白术 10g，云茯苓 10g，炒山药 15g，薏苡仁 20g，土茯苓 25g，陈皮 15g，砂仁 5g（后下），炙甘草 10g，生姜 5g，大枣 5g。7 剂，水煎服。

二诊：2016 年 3 月 12 日。大便次数减少 1～2 次 /d，体力又恢复，有时腹痛，泄后疼痛缓解。上方加防风 15g，吴茱萸 5g。10 剂，水煎服。

治疗 1 个月余，告知诸症好转，大便成形，可以少进凉一些食物。

**【按语】** 患者以大便不成形，便频 6 年，加重 1 周为主症，中医诊断"泄泻"。大便不成形，5～6 次 /d，纳呆，倦怠乏力，舌淡苔白，脉沉细。中医辨证"脾胃亏虚"。该患中年女性久泄，致脾胃亏虚，运化无权，清浊不分，故大便不成形，次数多；脾阳不振，运化失常，则纳差，不敢进油腻、凉食物；脾胃亏虚不能运化水谷精微，气血生化乏源，故倦怠乏力，舌脉为脾胃虚弱之象。方中四君子汤健脾除湿，配合山药、薏苡仁、土茯苓健脾渗湿止泻；陈皮、砂仁行气化湿和胃，使补而不滞。二诊加防风，取风性清扬，风能除湿之意；吴茱萸温运脾阳而止泻。取风药疏肝理气，胜湿之用，祛风之药味多辛，性疏散，可疏肝理气，助脾健运，抑木扶土，从而肝气条达，脾胃升降之气，升者自升，降者自降，《丹溪心法》有言"气血冲和，百病不生"，但应注意风药大多温燥易伤阴，胃阴不足不适宜应用。

泄泻在《黄帝内经》称为泄，《素问•气交变大论》中有飧泄、濡泄、洞泄、后泄等记载，清代医家对本病认识丰富，强调湿邪致泄机制，病机上重视肝脾肾的重要作用。《景岳全书•泄泻》指出："泄泻之本，无不由于脾胃。""泄泻之因，惟水火土之气为最。"清代叶天士《临证指南医案•泄泻》中提出久泄以甘养胃，以酸制肝。

## 六、平胃散

平胃散出自《太平惠民和剂局方》，原方由苍术、厚朴、陈皮、甘草、生姜、大枣组成。《简要济众方》：平胃散，主"胃气不和"。《仁斋直指方论》云："平胃散，治脾胃不和，不进饮食。常服暖胃消痰"，"平胃散，治脾胃不和，呕吐痰水，胸膈痞滞，不美饮食，并皆治之"。《成方便读》：平胃散，"用苍术辛温燥湿，辟恶强脾，可散可宣者，为化湿之正药；厚朴苦温，除湿而散满；陈皮辛温，理气而化痰，以佐苍术之不及；但物不可太过，过刚则折，当如有制之师，能戡祸乱而致太平，故以甘草中州之药，能补能和者赞辅之，使湿去而土不伤，致于和平也。"《医方集解》："本方加藿香、半夏，名藿香平胃散，又名不换金正气散。《局方》治胃寒腹痛呕吐，及瘴疫湿疟"。平胃散具有燥湿运脾、行气和胃之功效。主要用于湿滞脾胃证，临床症见胸脘痞闷、食欲不振、口淡无味、恶心呕吐、大便溏、肢体困重、口渴不欲饮，苔白腻而厚，脉滑或濡或缓。临床常用于慢性胃炎、消化道溃疡、功能性消化不良、胃肠神经官能症等疾病。若口有异味加藿香、佩兰芳香化浊；若有血瘀之象加丹参、五灵脂、蒲黄；若湿阻气机加木香、枳壳、郁金、青皮、陈皮;若胃气上逆呃逆加姜半夏、旋覆花;若兼有食滞加神曲、焦山楂、生麦芽、炒麦芽。

**【医案举例】**

尹某,女,50岁。初诊日期:2016年9月26日。

主诉:脘腹胀满时作2个月余。

病史:2个月余前从南方旅游回来后,渐出现脘腹胀满时作,食后加重,伴时嘈杂,恶心,胸闷,偶有上腹痛,有食欲但不敢多吃,间断予莫沙比利等口服,效果不显,遂求诊于门诊。刻下:脘腹胀满,食后加重,偶有腹痛,伴时嘈杂,恶心,胸闷,无口干、口苦,大便1次/d,不成形。舌黯,苔厚腻,脉细滑。近期胃镜检查提示:反流性食管炎、慢性浅表性胃炎。

中医诊断:痞满(湿滞脾胃)。

西医诊断:①慢性胃炎;②胃食管反流病。

治法:燥湿运脾,行气和胃。

方宗:平胃散。

处方:苍术15g,厚朴10g,陈皮15g,青皮15g,紫苏梗15g(后下),连翘15g,茯苓15g,炙鸡内金15g,海螵蛸20g,煅瓦楞子25g(先煎),儿茶5g,姜半夏10g,木香10g,郁金15g,蒲公英25g,土茯苓30g,生麦芽15g,炒麦芽15g,丹参15g,元胡15g,炙甘草10g。10剂,水煎服。

二诊:2016年10月10日。脘腹胀满减轻,时嘈杂,腹痛缓解,无恶心,纳可,大便1次/d,成形,舌黯,苔白,脉细略滑。上方加黄连5g,吴茱萸5g,党参15g。7剂,水煎服。

三诊:2016年10月18日。无脘腹胀满,无腹痛、恶心,偶嘈杂,纳可,二便调。舌淡红,苔薄白,脉略滑。上方去青皮、儿茶、元胡,木香减量为5g。7剂,水煎服。

**【按语】**　患者以脘腹胀满时作2个月余为主症,中医诊断"痞满"。脘腹胀满时作,食后加重,伴时嘈杂,恶心,上腹疼痛,胸闷,有食欲但不敢多吃,大便1次/d,不成形,舌黯,苔厚腻,脉细滑。中医辨证"湿滞脾胃"。追述病史,患者在南方旅游期间不节冷饮,且冒雨游玩,致使湿滞脾胃。脾受湿困而不运,胃失降浊,中焦气机升降失常,湿滞气亦滞,则脘腹胀满、胸闷;大便不成形、苔白腻,脉滑为湿盛之象;胃不降浊,郁而化热并上逆则嘈杂、恶心;舌黯、上腹疼痛为气滞兼有血瘀之意。首诊燥湿运脾,行气和胃为主。治以平胃散化裁。方中苍术为君,燥湿健脾,使湿去脾运有权;厚朴行气除满化湿;佐以陈皮、青皮理气燥湿;姜半夏降逆和胃燥湿;紫苏梗、连翘疏肝下气清热;鸡内金、生麦芽、炒麦芽、海螵蛸、瓦楞子、儿茶和胃消食制酸;木香、郁金行气散结止痛;蒲公英清胃热；土茯苓利湿；舌黯提示气滞有瘀，加丹参、元胡活血化瘀止痛；炙甘草调和诸药。二诊堵胀缓，考虑其湿滞、气滞之标实渐去，且年已五十，脉兼细象，脾胃功能因湿受损，故加党参合茯苓、苍术意在健脾固本；仍嘈杂，加黄连、吴茱萸合为左金丸，平肝泻火、和胃制酸。三诊诸症缓，减青皮、儿茶、元胡，减量木香防燥药耗气伤津。

## 七、藿朴夏苓汤

　　藿朴夏苓汤源于清代石寿棠编著的《医原·湿气论》，本方在原书中无方名，《湿温时疫治疗法》将其名为"藿朴胃苓汤"，"杜藿香一钱半至二钱，真川厚朴八分至一钱，姜半夏二钱至三钱，光杏仁二钱至三钱，白蔻仁八分（冲），生米仁四钱至六钱，带皮苓三钱至四钱，猪苓一钱半至二钱，建泽泻一钱半至二钱；先用丝通草三钱或五钱煎汤代水，煎上药服"。现据严鸿志《感证辑要》（1920）卷四中引作："藿朴夏苓汤"，以淡豆豉代丝通草。《中医方剂与治法》："方用香豉、藿香芳化宣透，以疏表湿，使阳不内郁，则身热自解；藿香、白蔻、厚朴芳香化湿；厚朴，半夏燥湿运脾，使脾能运化水湿，不为湿邪所困，则胸闷肢倦，苔滑口腻等证即愈；再用杏仁开泄肺气于上，使肺气宣降，则水道自调；茯苓、猪苓、泽泻、苡仁淡渗利湿于下，使水道畅通，则湿有去路，共奏开源洁流之功。全方用药照顾到上中下三焦，以燥湿芳化为主，开宣肺气，淡渗利湿为辅，与三仁汤结构略同。此方宣肺达表于上，淡渗利湿于下，体现上下分消之法。"藿朴夏苓汤融治湿三法为一方，外宣内化，通利小便，可谓治湿之良剂，后世医家在原方的基础上加减化裁，集宣肺、运脾、利小便为一体，用于医治以湿邪为患，无论外感、内伤，兼寒、热、虚证，与肺、脾、肾、三焦相关的多种疾病而广泛应用于临床各科。藿朴夏苓汤具有宣通气机、燥湿利水之功效。主要用于湿热病并在气分而湿偏重，症见恶寒无汗、身热不扬、肢体倦怠、肌肉酸痛、口渴不欲饮、胸脘痞满、大便溏泄，舌淡苔白腻，脉濡或沉细。临床常用于急慢性胃炎的治疗，中医诊断胃痛、痞满，辨证脾胃湿热皆可用藿朴夏苓汤。若兼有两胁胀痛加木香、郁金、枳壳、元胡；若食后胃胀加生麦芽、炒麦芽、神曲、焦山楂、鸡内金；若小腹胀加莱菔子、香附、厚朴。

**【医案举例】**

张某，男，48岁。初诊：2015年6月7日。

主诉：脘腹痞闷反复发作5年，加重3天。

现病史：5年前受凉后脘腹胀满，余无不适。自服生姜水后上述症状好转。之后上述症状因受凉、劳累、生气后时有发作，自服多潘立酮、保和丸等时有好转。3天前，受凉后上述症状再次发作，为进一步诊治，就诊于我处。刻下：脘腹痞闷，有食欲不敢多吃，食后胃胀明显，口干不欲饮，大便黏腻，臭秽难闻，有口气，寐尚安。舌淡胖，苔薄黄而腻，脉滑。体重逐年增长，糖尿病病史，血糖控制尚可。该患平素吸烟多年。

中医诊断：痞满（脾胃湿热）。

西医诊断：慢性胃炎

治则：除湿化浊，和胃消痞。

方宗：藿朴夏苓汤。

方剂：藿香 5g，厚朴 10g，茯苓 15g，半夏 10g，党参 20g，神曲 10g，陈皮 20g，生麦芽 20g，炒麦芽 20g，木香 5g，土茯苓 25g，薏苡仁 20g，炒扁豆 15g，紫苏梗 15g（后下），连翘 15g，生地黄 15g，泽泻 10g，荷叶 15g。8 剂，水煎服。

二诊：2015 年 6 月 15 日。胃胀略有缓解，口气减轻，大便臭味减轻，但仍黏腻，舌淡胖，苔白腻，脉滑。上方加炒山药 15g，佩兰 5g，郁金 10g，土茯苓增至 35g。14 剂，水煎服。

三诊：2015 年 7 月 1 日。诸症基本好转，体重下降 2kg。效不更方，7 剂，水煎服。

随诊 3 个月未复发，嘱患者平素控制饮食，适量餐后活动，戒烟，尽量忌食辛辣、寒凉食物，清淡饮食。

【按语】 该患以脘腹痞闷反复发作 5 年，加重 3 天为主症，中医诊断"痞满"。脘腹痞闷，有食欲不敢多吃，食后胃胀明显，口干不欲饮，大便黏腻，臭秽难闻，有口气，寐尚安。舌淡胖，苔薄黄而腻，脉滑。体重逐年增长。中医辨证"脾胃湿热"。该患患有消渴病，加之长期吸烟，脾胃积热，消烁脾胃阴津酿成湿热。湿浊中阻导致脾胃气机升降失常，导致痞满，方中藿朴夏苓汤藿香，厚朴宣通气机，芳香化湿，使阳不内郁；厚朴、半夏燥湿运脾，使脾能运化水湿，不为湿困；茯苓、土茯苓、薏苡仁、泽泻淡渗利湿于下，水道畅通，则湿有去路；党参、扁豆、神曲、生麦芽、炒麦芽、陈皮健脾行气通畅气机；荷叶升清降湿浊减体重。若应用大量炒白术健脾祛湿会增加患者食欲，从而导致体重增加，治疗以除湿浊运脾为主。本病例有湿化而热现，临床不可用过于辛燥之药如苍术、蔻仁、砂仁而用藿香、佩兰。二诊加炒山药，土茯苓加量，增加除湿之效；佩兰具有芳香化浊，芳香醒脾之功；郁金与木香合用为颠倒木金散，有理气行滞之效。

## 八、失笑散

失笑散源自《太平惠民和剂局方》，原方由五灵脂、蒲黄组成。《太平惠民和剂局方》云："治产后心腹痛欲死，百药不效，服此顿愈。蒲黄炒香、五灵脂酒研，淘去砂土，各等分，为末。右先用酽醋调二钱，熬成膏，入水一盏，煎七分，食前热服。"《医宗金鉴·删补名医方论》云："凡兹者，由寒凝不消散，气滞不流行，恶露停留，小腹结痛，迷闷欲绝，非纯用甘温破血行血之剂，不能攻逐荡平也。是方用灵脂之甘温走肝，生用则行血；蒲黄甘平入肝，生用则破血；佐酒煎以行其力，庶可直抉厥阴之滞，而有推陈致新之功。甘不伤脾，辛能散瘀，不觉诸症悉除，直可以一笑而置之矣。"方中五灵脂味甘性温，入肝经，主入血分，《本草经疏》谓其功长于破血行血，故凡瘀血停滞作痛者在所必用；蒲黄味甘平，亦入血分，《本草正义》谓其以清香之气兼行气分，故能导瘀结而治气血凝滞之痛。两药相须为用，气血兼调，活血祛瘀、散结止痛。本方是治疗瘀血所致多种疼痛的基础方，尤以肝经血瘀者为宜。临床应用以心腹刺痛，或妇人月经不调，少腹急痛等为辨证要点。慢性萎缩性胃炎与血瘀密切相关。《素问·举痛论》即指出"寒气客于胃肠之间，膜原之下，血不得散，小络引急，故痛"。叶天士《临证指南医案》认为"胃痛久而屡发，必有凝痰聚瘀"，首倡"久痛入络"之说。慢性萎缩性胃炎多病程绵长，病情迁延，反复难愈，这为内伤、外邪等诸多因素致血络瘀阻奠定了基础。胃为多气多血之腑，以通降为顺，凡饮食不节、冷热失常、情志失调、劳倦过度等内外因素均能使胃气血功能异常而致瘀阻。关于血瘀征象，最常见也最有诊断价值的是患者大多见舌质紫黯，或黯红，或淡黯，或有瘀斑，具有普遍意义，临床"但见一症便是，不必悉具"。失笑散药味少而精，活血祛瘀、散结止痛效佳，然胃痛而致入络者，亦要区分寒热虚实之异，可以失笑散为基础方随证加味，疗效更佳。

**【医案举例】**

王者，男，45岁。初诊：2011年2月10日。

主诉：胃脘部隐痛反复发作4年余，加重1周。

病史：胃脘部隐痛反复发作4年余，口服法莫替丁、奥美拉唑等，时有好转。1周前，生气后出现胃脘部隐痛，口服奥美拉唑未见好转，为进一步诊治来诊。刻下：空腹及夜间疼痛明显，伴有反酸、烧心，晨起口苦，易饥，偶有嗳气，大便每日1次，不成形，多梦。舌黯红，苔黄厚腻，脉细滑。2011年1月胃镜检查示：慢性萎缩性胃炎伴糜烂。

中医诊断：胃痛（痰瘀互阻）。

西医诊断：慢性胃炎。

治法：通瘀化痰，制酸止痛。

方宗：黄连温胆汤合失笑散。

处方：枳实15g，竹茹9g，陈皮12g，清半夏9g，茯苓15g，黄连6g，炮姜6g，黄芪18g，蒲黄（包）12g，炒五灵脂12g，浙贝母15g，滑石（包）10g，炙甘草6g。14剂，水煎服。上午8～9时、下午3～4时、晚上8～9时服药。

二诊：2011年2月14日。服药14剂后，胃脘部隐痛较前明显减轻，仅夜间偶有发作，仍多梦，大便好转。舌黯红，苔薄，脉细滑。守方去浙贝母，加乌贼骨30g，珍珠粉（冲）3g。继服14剂后症状基本消失。

　　【按】　患者以胃脘部隐痛病史4年余，加重1周为主症，中医诊断"胃痛"。患者胃脘痛，空腹及夜间疼痛明显，伴有反酸、烧心，晨起口苦，易饥，偶有嗳气，大便每日1次，不成形，多梦。舌黯红，苔黄厚腻，脉细滑。中医辨证"痰瘀互阻"。本案患者胃痛反复发作4年，舌黯红，有瘀血征象，可用失笑散。失笑散药味少而精，活血祛瘀、散结止痛效佳，但本案患者除具有血瘀表现外，尚有反酸、烧心、夜间痛甚、寐差多梦及舌苔黄厚腻、脉细滑等痰湿内阻的表现，故合用黄连温胆汤燥湿化痰、理气和胃。二诊因痰湿已去大半，故去浙贝母，加用乌贼骨、珍珠粉，既能促进胃黏膜愈合，又能安神。空腹痛、夜间痛或嘈杂多与胃酸分泌失调相关，故服药时间多在两餐之间，且每日分为早、中、晚3次服用，以图药物适时发挥作用。

## 九、泻黄散

　　泻黄散，又名泻脾散，源自宋代钱乙所撰《小儿药证直诀》，原方由藿香、栀子、石膏、甘草、防风组成。《小儿药证直诀·目内证》："黄者脾热，泻黄散主之。（笺正）目黄是脾胃蕴湿积热之征，法当理湿清热而通利小水。泻黄散防风为君，古人盖谓风行地上，则燥胜而湿除，然湿热为病，而概以风燥之药助其鼓动，必有流弊，此必不可尽信古书者也。"《小儿药证直诀·弄舌》记载："脾藏微热，令舌络微紧，时时舒舌，治之勿用冷药及下之，当少与泻黄散渐服之，亦或饮水，医疑为热，必冷药下之者，非也。饮水者，脾胃虚，津液少也"，"治脾热弄舌。藿香叶（七钱）、山栀子仁（一钱）、石膏（五钱）、甘草（三两）、防风（四两去芦切焙）"。临床上泻黄散最善清泻脾胃伏火。如《医方考》："脾家伏火，唇口干燥者，泻黄散主之"，又如《医学传心录》指出："脾火上行则口内生疮，泻黄散治之"。泻黄散方中重用防风，取其升散脾中伏火之意，体现了《黄帝内经》"火郁发之"治则；石膏、栀子苦寒以泻中焦实火，并与防风同用，升散与清泻并进，既不伤脾胃之阳，又解伏积之火，共成清上彻下之功，升散而解伏积之火，清中有散，清泻与升发并用；藿香芳香醒脾和中，既振中焦气机，又助防风升散脾胃伏火；甘草和中，清热解毒，调和诸药。《寿世保元》："口疮者，脾气凝滞，加之风热而然也。"《太平圣惠方》："夫热病，发汗吐下之后，表里俱虚，毒气未除，伏热在脏，热毒乘虚攻于心脾，上焦烦壅，头痛咽干，故口舌生疮也"，"脾胃有热，气发于唇，则唇生疮而肿也"。脾胃内伤，外邪入侵，入里化火；或过嗜辛辣肥甘酒肉，使脾胃失健，火热毒邪蕴结化火，阴火枭张，循经上攻，发为热盛为主的口疮。临床上脾胃湿热、肺胃蕴热的口疮可见口疮溃疡数量较多，甚则成块成片，疼痛明显等口唇的局部症状；伴胃脘实火可见消谷善饥，渴喜冷饮，溲黄便干，脉滑数等。治疗上,对于脾胃湿热、肺胃蕴热的口疮多采用清泻脾胃伏火的治疗方法,以解伏积脾胃之火,多以钱乙的泻黄散进行论治。

**【医案举例】**

李某,女,32岁。初诊日期:2004年6月20日。

主诉:唇内侧、舌下溃疡反复发作7年,加重7天。

病史:唇内侧、舌下溃疡反复发作7年,每年发作3~5次,每年3~7月时常发作,每次持续2~4周,发作时患处灼痛,流口水,影响进食,多年不愈,苦不堪言。7天前唇内侧、舌下出现溃疡,局部灼热疼痛,屡服西药无效(具体用药不详)。为进一步诊治来诊。刻下:唇内侧、舌下见淡黄色类圆形溃疡,周围有红晕。舌边尖红,苔薄黄,脉弦滑。平素嗜食辛辣。

中医诊断:口疮(脾胃伏热)。

西医诊断:口腔溃疡。

治法:清泻脾火。

方宗:泻黄散。

处方:藿香10g,栀子5g,石膏30g,防风10g,荆芥穗10g,竹叶6g,泽泻15g,白术10g,生甘草10g。7剂,水煎服。青黛外敷溃疡面。

二诊:2004年6月27日。服上药7剂后,溃疡面缩小,局部灼热疼痛减轻。上方再服10剂。青黛外敷溃疡面。

后患者口腔溃疡愈合,随访4年未复发。

**【按】** 患者以唇内侧、舌下溃疡反复发作7年,加重7天为主症,中医诊断"口疮"。唇内侧、舌下见淡黄色类圆形溃疡,周围有红晕,舌边尖红,苔薄黄,脉弦滑。中医辨证"脾胃伏热"。该患者平素嗜食辛辣,长此以往,脾运失健,火热毒邪蕴结化火,循经上攻,发为热盛为主的口疮。治以泻黄散,清泻脾火。加用荆芥穗、竹叶,加强清泻与升发;白术、泽泻健脾祛湿浊。青黛味咸,性寒,归肝经。功效清热解毒,凉血消斑,泻火定惊。主治温毒发斑,血热吐衄,胸痛咳血,口疮,痄腮,喉痹,小儿惊痫。外用治湿疹、热疮、口疮等。《开宝本草》:"主解诸药毒,小儿诸热,惊厥发热,天行头痛寒热,煎水研服之。亦摩敷热疮、恶肿、金疮、下血、蛇犬等毒。"《岭南采药录》:"可涂疮及痄腮。又治眼热有膜及吐血,内服之。"

## 十、颠倒木金散

颠倒木金散源自《医宗金鉴》,原方由木香、郁金组成。《医宗金鉴·杂病心法要诀》:"胸痛气血热饮痰,颠倒木金血气安,饮热大陷小陷治,顽痰须用控涎丹","胸痛之证,须分属气、属血、属热饮、属老痰。颠倒木金散,即木香、郁金也。属气郁痛者，以倍木香君之。属血郁痛者，以倍郁金君之。为末，每服二钱，老酒调下"。颠倒木金散原是治疗胸痛之方，方中用木香、郁金各等份，如属气郁者以倍木香为君，属血瘀者倍郁金为君，二药为末，每服二钱，老酒调下，虚者加人参更效。方中木香一药，《本草备要》言其"辛苦而温，为三焦气分之药，能升降诸气，泄肺气，疏肝气，和脾气，治一切气痛，九种心痛"。郁金之药"辛苦气寒，纯阳之品，其性轻扬上行，入心及包络兼入肺经，凉心热，散肝郁，下气破血，治吐衄尿血，妇人经脉逆行，血气诸痛，产后败血攻心，颠狂失心……"郁金为血中气药，以凉血清心，行气解郁，活血止痛为主要功用。木香、郁金，一入气分药，一入血分药，二药相配气血并调，复加老酒以助药力，相得益彰，用治心系、脾胃病确有疗效。临床予以加减，偏于气滞者木香加倍，偏于血瘀者郁金加倍，气虚者加人参以助气行血。

## 【医案举例】

李某，男，40岁。初诊：2010年4月10日初诊。

主诉：咽部不畅伴食管下端梗塞感反复发作1年。

病史：咽部不畅有痰，食管下端梗塞感，嗳气反复发作1年，伴反酸，烧心，易烦躁，纳可，二便尚可。曾采用奥美拉唑，吗丁啉等药间断治疗，病情反反复复。舌质略红，苔白，脉弦细。患者平素工作繁忙，工作压力大；怀疑食管有肿物存在，影响正常生活和工作。胃镜检查示：反流性食管炎。

中医诊断：噎膈（痰郁交阻）。

西医诊断：胃食管反流病。

治法：降逆除痞，和胃健脾。

方宗：半夏厚朴汤合颠倒木金散。

处方：姜半夏10g，厚朴15g，党参15g，陈皮15g，煅瓦楞子20g（先煎），海螵蛸15g，蒲公英20g，紫苏叶15g（后下），连翘15g，木香10g，郁金15g，生甘草10g。7剂，水煎服。

二诊：2010年4月17日。药后诸症明显减轻。舌质淡红苔白，脉弦细。上方继服7剂。

三诊：2010年4月24日。药后咽部不畅伴食管下端梗塞症状明显缓解，偶有反酸，口干。舌质淡红苔白，脉弦细。上方减木香，继服1个月。

四诊：2010年4月24日。已无特殊不适感。复查胃镜示：食管炎已愈合。

【按语】　患者以咽部不畅伴食管下端梗塞感反复发作1年为主症，中医诊断"噎膈"。咽部不畅有痰，食管下端梗塞感，嗳气反复发作1年，伴反酸，烧心，易烦躁，纳可，二便尚可。患者平素工作繁忙，工作压力大；怀疑食管有肿物存在，影响正常生活和工作。舌质略红，苔白，脉弦细。中医辨证"痰郁交阻"。平素工作较忙，工作压力大，气郁日久而致脾失健运，胃失和降，以致胃气上逆、痰湿阻滞，而见诸症。在半夏厚朴汤原方基础上加党参、陈皮健脾固本，佐以煅瓦楞子、海螵蛸、蒲公英以抑酸对症治疗。方中木香与郁金相配伍乃颠倒木金散，行气解郁，活血止痛。对于木香的应用，取其行气解郁之效，而不可长期服用，以防香燥耗气伤津。患者三诊时出现口干，所以减木香。

### 十一、小柴胡汤与升降散

小柴胡汤源自《伤寒论》，原方由柴胡、黄芩、人参、半夏、甘草（炙）、生姜、大枣组成。《伤寒论》："伤寒五六日，中风，往来寒热，胸胁苦满，默默不欲饮食，心烦喜呕，或胸中烦而不呕，或渴，或腹中痛，或胁下痞鞕，或心下悸，小便不利，或不渴，身有微热，或咳者，小柴胡汤主之。""太阳病，十日以去，脉浮细而嗜卧者，外已解也。设胸满胁痛者，与小柴胡汤。""血弱气尽，腠理开，邪气因入，与正气相搏，结于胁下。正邪纷争，往来寒热，休作有时，默默不欲饮食，脏腑相连，其痛必下，邪高痛下，故使呕也。小柴胡汤主之。"小柴胡汤正是和解少阳病证的主方，从用药和主治等方面能说明小柴胡汤是和解表里之总方。伤寒之邪传入少阳，少阳气机郁滞，枢转不利所致的少阳证。少阳经脉在六经中，位于太阳经和阳明经之间，即半表半里之处，半表半里之邪非汗、吐、下法之所宜，唯以和解一法为宜。成无己在《伤寒明理论》中是从和解表里作解的。《伤寒明理论》言"伤寒邪气在表者，必渍形以为汗。邪气在里者，必荡涤以为利。其于不外不内，半表半里，既非发汗之所宜，又非吐下之所对，是当和解则可矣。小柴胡为和解表里之剂也。柴胡味苦平微寒，黄芩味苦寒。《内经》曰：热淫于内，以苦发之。邪在半表半里，则半成热矣。热气内传，攻之不可，则迎而夺之，必先散热，是以苦寒为主，故以柴胡为君，黄芩为臣，以成彻热发表之剂。人参味甘温，甘草味甘平，邪气传里，则里气不治，甘以缓之，是以甘物为之助，故用人参、甘草为佐，以扶正而复之也。半夏味辛微温，邪初入里，则里气逆，辛以散之，是以辛物为之助，故用半夏为佐，以顺逆气而散邪也。里气平正，则邪气不得深入，是以三味佐柴胡以和里。生姜味辛温，大枣味甘温。《内经》曰：'辛甘发散为阳'。表邪未已，迤逦内传，既未作实，宜当两解，其在外者，必以辛甘之物发散，故生姜、大枣为使，辅柴胡以和表。七物相和，两解之剂当矣。"清代章楠言"上下表里之气皆调达"，最能体现小柴胡汤深意，其在《伤寒论本旨》中指出："人身阳气，由肝胆而升，从肺胃而降，邪客少阳，则升降不利。柴胡味薄气清，专舒肝胆之郁，以升少阳之气；黄芩味薄苦降，凉而解热，同半夏从肺胃散逆止呕。此三味通调阴阳，以利升降之气也。人参、甘草补中，生姜、大枣调营卫，上下表里之气皆调达，故为少阳和解之主方。"

升降散源自《伤暑全书》，原方由白僵蚕、全蝉蜕、姜黄、川大黄组成。是一种方剂,升降散主治温病表里三焦大热,其证不可名状者,近人总结升降散组方所体现的治法为升降相因法。《伤寒瘟疫条辨》指出:"是方以僵蚕为君,蝉蜕为臣,姜黄为佐,大黄为使,米酒为引,蜂蜜为导,六法俱备,而方乃成。僵蚕味辛苦气薄,喜燥恶湿,得天地清化之气,轻浮而升阳中之阳,故能胜风除湿,清热解郁,从治膀胱相火,引清气上朝于口,散逆浊结滞之痰也;蝉蜕气寒无毒,味咸且甘,为清虚之品,能祛风而胜湿,涤热而解毒;姜黄气味辛苦,性温,无毒,祛邪伐恶,行气散郁,能入心脾二经,建功辟疫;大黄味苦,大寒无毒,上下通行,亢盛之阳,非此莫抑;米酒性大热,味辛苦而甘,令饮冷酒,欲其行迟,传化以渐,上行头面,下达足膝,外周毛孔,内通脏腑经络,驱逐邪气,无处不到;蜂蜜甘平无毒,其性大凉,主治丹毒斑疹,腹内留热,呕吐便秘,欲其清热润燥,而自散温毒也。盖取僵蚕、蝉蜕,升阳中之清阳;姜黄、大黄,降阴中之浊阴,一升一降,内外通和,而杂气之流毒顿消矣……与河间双解散并驾齐驱,名曰升降,亦双解之别名也。"

小柴胡汤和升降散均主少阳气机,一出入一升降,小柴胡汤主治足少阳,升降散主治手少阳。若夹湿者予柴胡桂枝干姜汤和三仁汤,均主少阳水气病。所不同的是,伤寒和温病的少阳气机证均常见,但伤寒不与湿并,而温病却多夹湿,故伤寒的少阳寒湿证不常见,而温病的少阳湿热证却屡现,这也是临床中四首方剂中三方常用,一方少用的原因。所以叶天士的《温热论》开篇就谈"初用辛凉轻剂,挟风则加入薄荷、牛蒡之属,挟湿加芦根、滑石之流",传变时有"如从风热陷入者用犀角、竹叶之属,如从湿热陷入者犀角、花露之品"的不同。因此病邪传入少阳时伤寒独见小柴胡汤证,而温病多见三仁汤证。但温病也并非全夹湿,叶天士就将其分为夹风与夹湿,若非少阳湿热证,三仁汤显然不适用,单纯调整温病中少阳气机逆乱的主方就非升降散莫属,"升降散就是温病中的小柴胡汤"。升降散方意即在升降气机而使三焦条达,热邪宣泄。杨栗山在《伤寒瘟疫条辨》自释曰:"盖取僵蚕、蝉蜕,升阳中之清阳;姜黄、大黄,降阴中之浊阴,一升一降,内外通和,而杂气之流毒顿消矣。"再看叶天士《温热论》中原文"再论气病有不传血分而邪留三焦亦如伤寒中少阳病也,彼则和解表里之半,此则分消上下之势",不难看出杨栗山原方用意来源了。叶天士认为,温病的少阳主要是气机的上下升降,而伤寒的少阳主要是气机的表里出入,两者主要是气机的运行方式不同,而作为少阳的功能,主气机开阖则无异。所以,升降散取僵蚕、蝉蜕,意在开上下气机,小柴胡汤取柴胡,意在开表里气机,两者一重手少阳,一重足少阳,联合使用,真有纵横开阖之意,使一切少阳流毒宣泄外出。

【医案举例】

尹某,女,49岁。初诊日期:2014年5月6日。

主诉：术后发热1周。

病史：1周前于大连医科大学附属第一医院行"腹膜后脂肪肉瘤切除术"，术后出现午后发热，体温波动在38.5～39℃之间，予抗感染治疗未见明显好转，伴左侧头痛，无汗，右胁下连右腰不适，偶隐痛，烧心泛酸，食凉胃脘痛，口干欲饮，便1次/d，便溏。舌淡红，苔薄白，脉弦。术前CT检查提示：右腹壁肿物复发，大网膜转移，右侧腰大肌受侵。

中医诊断：发热（邪入少阳）。

西医诊断：腹膜后脂肪肉瘤切除术后。

治法：和解表里，透达郁热。

方宗：小柴胡汤合升降散合通气散。

处方：柴胡20g，黄芪30g，黄芩10g，人参15g，半夏10g，炙甘草5g，生姜5g，大枣5g，白僵蚕10g，全蝉蜕10g，姜黄10g，川大黄5g，香附20g，川芎10g。7剂，水煎服。

二诊：2014年5月13日。上方服用3剂后，患者体温逐渐降低，下午体温波动在37.5～38℃之间，上方服用7剂后，37.0～37.5℃，左侧头痛、右胁下连右腰不适好转，烧心泛酸好转，仍胃部凉痛，便1次/d，便溏。舌淡红，苔薄白，脉弦。上方基础上加桂枝10g，赤芍10g。7剂，水煎服。

三诊：2014年5月20日。上方服用7剂后，体温完全恢复正常，头痛消失，右胁下连右腰不适好转，烧心泛酸好转，胃部凉痛好转，便1次/d，便成型。上方基础上加丹参20g。14剂，水煎服。

四诊：2014年6月4日。已无特殊不适感。

【按语】本案患者以术后发热1周为主症，中医诊断"发热"。1周前行"腹膜后脂肪肉瘤切除术"，术后出现午后发热，体温波动在38.5～39℃之间，伴左侧头痛，无汗，右胁下连右腰不适，偶隐痛，烧心泛酸，食凉胃脘痛，口干欲饮，便1次/d，便溏。舌淡红，苔薄白，脉弦。中医辨证"邪入少阳"。腹膜后脂肪肉瘤切除术后出现发热，腹膜后中医认为在"三焦"位置，而左侧头痛，右胁下连右腰不适，发病部位皆为"少阳"位置，所以，该患发病为"邪伏少阳"，手足少阳同病。治以和解表里、透达郁热、兼以扶正。治予小柴胡汤、升降散、通气散加黄芪而热退。小柴胡汤联合升降散治疗发热，非但外感可用，即是内伤发热，只要见有少阳证，特点为热势反复，均可应用。通气散见于《医林改错》，功能疏肝理气。治肝郁气滞，耳聋不闻雷声。《医林改错》云："通气散，治耳聋不闻雷声。余三十岁立此方。柴胡一两，香附一两，川芎五钱为末，早晚开水冲服三钱。"通气散主治亦为邪在少阳。患者术后发热，气虚，加黄芪扶正祛邪。《难经》三十一难曰："三焦者，水谷之道路，气之所终始也。"三十八难曰："有原气之别焉，主持诸气，有名而无形，其经属手少阳。"六十六难曰："三焦者，原气之别使也，主通行三气，经历于五脏六腑。"可见三焦经原本为气通行的道路，必然成为气机升降的场所。所行之气包含：原气、水气、谷气、水气。谷气又为后天进食水谷所化生之气，使得三焦成为水液、营养运行的道路，所以多夹湿，而营养丰富就更易化热，热势更盛。

## 十二、补中益气汤

补中益气汤源自《脾胃论》，原方由黄芪、甘草、人参、当归、陈皮、升麻、北柴胡、白术组成。《脾胃论》："补中益气汤，黄芪（病甚，劳役热者一钱），甘草（以上各五分，炙），人参（去节，三分，有嗽去之），以上当归身（三分，酒焙干，或日干，以和血脉），橘皮（不去白，二分或三分）以导气，又能益元气，得诸甘药乃可，若独用泻脾胃），升麻（二分或三分，引胃气上腾而复其本位，便是行春升之令），柴胡（二分或三分，引清气，行少阳之气上升），白术（三分，降胃中热，利腰脐间血），上件药㕮咀。都作一服，水二盏，煎至一盏，量气弱气盛，临病斟酌水盏大小，去渣，食远，稍热服。如伤之重者，不过二服而愈；若病日久者，以权立加减法治之。"方后有加减。《内外伤辨惑论》："夫脾胃虚者，因饮食劳倦，心火亢甚，而乘其土位，其次肺气受邪，须用黄芪最多，人参、甘草次之。脾胃一虚，肺气先绝，故用黄芪以益皮毛而闭腠理，不令自汗，损伤元气；上喘气短，人参以补之；心火乘脾，须炙甘草之甘以泻火热，而补脾胃中元气；白术若甘温，除胃中热，利腰脐间血；胃中清气在下，必加升麻、柴胡以引之，引黄芪、人参、甘草甘温之气味上升，能补卫气之散解，而实其表也，又缓带脉之缩急，二味苦平，味之薄者，阴中之阳，引清气上升；气乱于胸中，为清浊相干，用去白陈皮以理之，又能助阳气上升，以散滞气，助诸辛甘为用。"本方在临床上用于脾胃气虚，发热，自汗出，渴喜温饮，少气懒言，体倦肢软，面色白，大便稀溏，脉洪而虚，舌质淡，苔薄白。或气虚下陷，脱肛，子宫下垂，久泻，久痢，久疟等，以及清阳下陷诸证。《古今名医方论》言："凡脾胃一虚，肺气先绝，故用黄芪护皮毛而闭腠理，不令自汗；元气不足，懒言气喘，人参以补之；炙甘草之甘以泻心火而除烦，补脾胃而生气。此三味，除烦热之圣药也。佐白术以健脾；当归以和血；气乱于胸，清浊相干，用陈皮以理之，且以散诸甘药之滞；胃中清气下沉，用升麻、柴胡气之轻而味之薄者，引胃气以上腾，复其本位，便能升浮以行生长之令矣。补中之剂，得发表之品而中自安；益气之剂，赖清气之品而气益倍，此用药有相须之妙也。"

【医案举例】

王某，男，46岁。初诊：2012年4月18日。

主诉：上腹部胀满不适1年，加重1天。

病史：1年前无明显诱因出现上腹部胀满，常因劳累后加重。今日因工作劳累后上腹部胀满加重，为进一步诊治，就诊于我门诊。刻下：食欲不振，时有胃部胀满，呃逆，大便溏稀，自觉排便不净，头昏，疲劳乏力，喜睡。舌质红苔白腻有齿痕，脉弦滑。

中医诊断：痞满（脾胃亏虚）。

治则：健脾和胃。

处方：黄芪30g，党参20g，升麻5g，柴胡5g，陈皮15g，白术20g，川厚朴15g，茯苓20g，土茯苓25g，紫苏梗15g（后下），炙鸡内金20g，生麦芽20g，炒麦芽20g。10剂，水煎服。

二诊：2012年4月28日。胃胀明显好转，乏力缓解，时有呃逆，睡眠欠佳，梦多。舌质淡红，脉弦细。上方加姜半夏10g，珍珠母30g，酸枣仁20g。10剂，水煎服。

【按语】　患者以上腹部胀满不适1年，加重1天为主症，中医诊断"痞满"。食欲不振，时有胃部胀满，呃逆，大便溏稀，自觉排便不净，头昏，疲劳乏力，喜睡。舌质红苔白腻有齿痕，脉弦滑。中医辨证"脾胃亏虚"。《素问·灵兰秘典论》云："脾胃者，仓廪之官，五味出焉。"今脾虚不能运化水谷，清阳不升，浊阴不降，致食欲不振，胃胀痞满，正如《素问·阴阳应象大论》指出："清气在下，则生飧泄，浊气在上，则生䐜胀"。清气不升脑失所养则头昏。用补中益气汤健脾益气升阳，方证相符，疗效显而易见。二诊加姜半夏燥湿和胃降逆，珍珠母镇静安眠，酸枣仁清心安神。

## 十三、逍遥散

逍遥散源自《太平惠民和剂局方》，原方由柴胡、当归、白芍、茯苓、白术、生姜、薄荷、炙甘草组成。《太平惠民和剂局方》载：逍遥散，"治血虚劳倦，五心烦热，肢体疼痛，头目昏重，心悸颊赤，口燥咽干，发热盗汗，减食嗜卧，及血热相搏，月水不调，脐腹胀痛，寒热如疟，又疗室女血弱阴虚，荣卫不和，痰嗽潮热，肌体羸瘦，渐成骨蒸"，"王子接曰：逍遥，说文与消摇通，庄子逍遥游经云：'如阳动冰消，虽耗不竭其本，舟行水摇，虽动不伤其内。'譬之于医，消散其气郁，摇动其血郁，皆无伤乎正气也"。逍遥散为肝郁血虚，脾失健运之证而设。肝为藏血之脏，性喜条达而主疏泄，体阴用阳。若七情郁结，肝失条达，或阴血暗耗，或生化之源不足，肝体失养，皆可使肝气横逆，胁痛，寒热，头痛，目眩等证随之而起。神疲食少，是脾虚运化无力之故。脾虚气弱则统血无权，肝郁血虚则疏泄不利，所以月经不调，乳房胀痛。清代张秉成《成方便读》云："夫肝属木，乃生气所寓，为藏血之地，其性刚介，而喜条达，必须水以涵之，土以培之之，然后得遂其生长之意。若七情内伤，或六淫外束，犯之则木郁而病变多矣。此方以当归、白芍之养血，以涵其肝；苓、术、甘草之补土，以培其本；柴胡、薄荷、煨生姜俱系辛散气升之物，以顺肝之性，而使之不郁，如是则六淫七情之邪皆治而前证岂有不愈者哉。本方加丹皮、黑山栀各一钱，名加味逍遥散。治怒气伤肝，血少化火之证。故以丹皮之能入肝胆血分者，以清泄其火邪。黑山栀亦入营分，能引上焦心肺之热，屈曲下行，合于前方中自能解郁散火，火退则诸病皆愈耳。"逍遥丸主治肝郁血虚所致两胁作痛，头痛目眩，口燥咽干，神疲食少，或月经不调，乳房胀痛，舌淡苔白，脉弦。临床常用于治疗慢性肝炎、肝硬化、胆石症、胃及十二指肠溃疡、慢性胃炎、胃肠神经官能症、经前期紧张症、乳腺小叶增生等属肝郁血虚脾弱者。

加味逍遥散是在逍遥散的基础上加牡丹皮、栀子，故又名丹栀逍遥散、八味逍遥散。因肝郁血虚日久，则生热化火，逍遥散难清其火热，故加牡丹皮以清血中之伏火，炒山栀子善清肝热、泻火除烦，并导热下行，临床多用于肝郁血虚有热所致的月经不调、经量过多、日久不止，以及经期吐衄等。《血证论》言："逍遥散(加丹栀名丹栀逍遥散)，柴胡(三钱)，当归(四钱)，白芍(三钱)，白术(三钱)，云苓(三钱)，甘草(钱半)，薄荷(一钱)，煨姜(三钱)，丹皮(三钱)，栀子(二钱)。此治肝经血虚，火旺郁郁不乐，方用白术茯苓，助土德以升木，当归白芍，益荣血以养肝，薄荷解热，甘草缓中，柴姜升发，木郁则达之，遂其曲直之性，故名之曰逍遥。如火甚血不和者，加丹皮山栀清理心包，心包主火，与血为肝之子，为火之母，治心包之血，即是治肝之血，泻心包之火，即是泻肝之火，以子母同气故也。"黑逍遥散是在逍遥散的基础上加地黄，治逍遥散证而血虚较甚者。若血虚而有内热者，宜加生地黄；血虚无热象者，应加熟地黄。《医家心法》："右方加丹皮、山栀各一钱，名加味逍遥散。去丹皮、山栀，加吴茱萸(黄连同炒)，名左金逍遥散。加龙胆草三钱，亦名逍遥散。加生地或熟地三钱，名黑逍遥散。"

**【医案举例】**

王某，男，40 岁。初诊：2014 年 8 月 1 日。

主诉：情绪低落，失眠，伴食欲欠佳 3 个月。

病史：因生意纠纷，近 3 个月情绪低落，心烦易怒，失眠，食欲不佳，大便 2~3 次 /d，精神紧张时次数更多，不成形，右胁肋胀，舌质淡黯，舌上有瘀斑，苔白，脉弦细。现患者间断口服安定(地西泮)片。

中医诊断：郁证(肝郁气滞，心脾两虚)。

西医诊断：抑郁状态。

治法：疏肝理气，健脾宁心。

方宗：加味逍遥丸合百合地黄汤。

处方：香附 15g，郁金 15g，百合 15g，生地黄 15g，泽泻 10g，牡丹皮 10g，焦栀子 5g,白术 15g,茯苓 20g,陈皮 15g,珍珠母 30g(先煎),夜交藤 20g,合欢花 15g,茯神 15g,生麦芽 20g,炒麦芽 20g。10 剂,1 剂煎至 300ml,分 3 次,饭后口服。

二诊:2014 年 8 月 10 日。服上药后情绪有好转,心烦缓解,食欲好转,大便略成形,睡眠不好,偶尔吃安定(地西泮)才能入睡,头晕,舌脉同前。原方加炒山药 15g,炒扁豆 15g,生龙骨 20g,生牡蛎 20g,柴胡 10g,沙参 15g。10 剂,用法同前。

先后服药 2 个月,诸症明显好转。在诊治过程中嘱患者多参加户外活动,同时加强心理调护,解除心中疑虑,思想顾虑,正确对待社会现象,增强社交能力,树立战胜疾病信心。

【按语】 患者以情绪低落,失眠,伴食欲欠佳 3 个月为主症,中医诊断"郁证"。患者因生意纠纷近 3 个月情绪低落,心烦易怒,失眠,食欲不佳,大便 2～3 次/d,精神紧张时次数更多,不成形,右胁肋胀,舌质淡黯,舌上有瘀斑,苔白,脉弦细。中医辨证"肝郁气滞,心脾两虚"。治以疏肝理气,健脾宁心。方中郁金、香附是解郁对药,有疏肝解郁行气之用;陈皮有理气助解郁之功,同时防止气机不利,痰浊内生阻滞气道;牡丹皮、焦栀子泻肝中之火,疏肝解郁以清热;生地黄、泽泻泄浊,使邪有出路;珍珠母镇静安神;白术、茯苓健脾除湿止泻;生麦芽、炒麦芽健脾消食,又理气解郁;合欢花、夜交藤解郁安神;炒酸枣仁养心安神;百合补益肺气滋阴除热,同时百合、地黄配伍润养心肺、凉血清热。《黄帝内经》云:"诸气膹郁,皆属于肺。"肺之宣发肃降关系到体内气血津液的代谢;若女子月经不调,可酌加当归、红花、桃仁等活血化瘀之品。药物治疗的同时,予以心理辅导。正如《杂病源流犀烛》所说:"欲治其疾,先治其心,必正其心,乃资其道。"二诊时原方加炒山药、炒扁豆健脾除湿;生龙骨、生牡蛎共增强镇静安眠功效;柴胡疏肝解郁升清阳;沙参滋阴清热生津,防理气药辛燥。

郁证,在中药调治同时,要帮助患者及家属正确认识疾病,树立战胜疾病的信心,解除情志致病诱因,以促进治愈。正如叶天士在《临证指南医案》中所说:"情志之郁,由于隐性曲意不伸……盖郁证全在病者能移情易性"。

## 十四、四逆散

四逆散源自《伤寒论》,原方由柴胡、芍药、枳实、炙甘草组成。《伤寒论》言:"少阴病,四逆,其人或咳,或悸,或小便不利,或腹中痛,或泄利下重者,四逆散主之……甘草(炙),枳实(破,水渍,炙干),柴胡,芍药。上四味,各十分,捣筛,白饮和服方寸匕,日三服。咳者,加五味子、干姜各五分,并主下利;悸者,加桂枝五分;或小便不利者,加茯苓五分;腹中痛者,加附子一枚,炮令坼;泄利下重者,先以水五升,煮薤白三升,煮取三升,去滓,以散三方寸匕,内汤中,煮取一升半,分温再服。"本方具有疏肝解郁、调和气血、平肝益脾之效。用于治疗阳郁厥逆证（手足不温，或腹痛，或泄利下重，脉弦）及肝脾气郁证（胁肋胀闷，脘腹疼痛，脉弦）。《景岳全书》的柴胡疏肝散，《太平惠民和剂局方》的逍遥散皆是从四逆散变化而来。《医方集解》云："此足少阴药也。伤寒以阳为主，若阳邪传里而成四逆，有阴进之象，又不敢以苦寒下之，恐伤其阳。经曰：诸四逆者，不可下也。故用枳实泄结热，甘草调逆气，柴胡散阳邪，芍药收元阴，用辛苦酸寒之药以和解之，则阳气散布于四末矣。此与少阳之用小柴胡意同。有兼证者，视证加减为治。"唐容川《血证论》曰：四逆散为"疏平肝气，和降胃气之通剂，借用处尤多"。我们在临床上用此方治疗胃脘痛之肝脾不调证型，肠易激综合征等病。该方西医药理学研究发现能提高肠黏膜的防御功能，增强抵抗力，改善肠黏膜血循环。同时该方不拘泥于一方一证，常灵活应用于多种疾病如胁痛、闭经、乳腺增生、头痛等疾病。

**【医案举例】**

徐某，女，25岁。初诊日期：2016年3月22日。

主诉：乳房胀痛时作4年余，加重1个月。

病史：4年余前无明显诱因出现乳房胀痛时作，经前尤重，未予诊疗。1个月前生气后乳房胀痛加重，经前尤为明显。刻下：乳房胀痛，手足凉，面痤疮，时汗出，时烦躁，纳可，二便尚调。舌质稍红，苔根偏黄，脉弦。痛经，经期便溏。平素性格内向，皮肤湿疹反复发作。2016年3月1日彩超提示：乳腺增生。

中医诊断：乳癖（肝郁气滞）。

西医诊断：乳腺增生。

治法：透邪解郁，疏肝理脾。

方宗：四逆散。

处方：柴胡10g，枳壳15g，炒白芍15g，白术10g，防风15g，生甘草10g，紫苏梗15g（后下），连翘15g，橘核15g，王不留行10g，益母草15g，红花10g，艾叶10g，白蒺藜10g，地肤子10g，生地黄15g，泽泻10g，沙参15g，僵蚕10g。7剂，水煎服。

二诊：2016年4月1日。乳房胀痛明显缓解，手足凉稍减轻，烦躁改善，湿疹消退，面痤疮，目前未到经期。舌质稍红，苔薄白，脉弦。上方加桑叶15g，土茯苓25g。7剂，水煎服。

三诊：2016年4月18日。无乳房胀痛，手足凉及烦躁明显减轻，此次来月经无疼痛，无便溏，近期未起湿疹，舌质淡红，苔薄白，脉弦。上方去艾叶、僵蚕。7剂，水煎服。

**【按语】**　患者以乳房胀痛时作4年余为主症，中医诊断"乳癖"。乳房胀痛时作，经前尤重，手足凉，面痤疮，有痛经，时汗出，经期尤重，经期还易便溏，时烦躁，皮肤易起湿疹，舌质稍红，苔根偏黄，脉弦。中医辨证"肝郁气滞"。该患性格内向，追述病史工作压力亦大，不能及时疏导，久而肝郁气滞，故见乳房胀痛、痛经、烦躁；阳气郁遏，不得疏泄而达四末，故手足凉；肝郁乘脾，经期脾气愈虚，故汗出加重兼便溏；肝郁化热上蒸于面而透达不畅，则面痤疮；脾虚生湿，浸淫肌肤则湿疹；舌质稍红，苔根偏黄，为肝郁化热之象；脉弦主肝。方中柴胡、枳壳、白芍、甘草组为四逆，透邪解郁，疏肝理脾；紫苏梗、连翘疏肝下气、清热散结；橘核、王不留行、红花、益母草、艾叶行气活血，散结止痛；白蒺藜、地肤子、僵蚕祛风除湿止痒；沙参、白术益气健脾；防风散肝舒脾；生地黄、泽泻泻相火，保真阴。二诊痤疮无改善，加桑叶散热平肝，土茯苓利湿解毒。三诊诸症缓解，去艾叶、僵蚕，防辛温生燥。

　　患者初诊有手足凉、痛经，貌似阳虚、寒凝所致。但仔细辨证，该患舌红、苔黄、脉弦，不怕凉，其实是肝郁气滞、阳气不达四末所为。四逆散虽为《伤寒论》少阴篇中方，但证不同于四逆汤，彼为阳虚，此为阳郁。李中梓云："此证虽云四逆，必不甚冷，或指头微温，或脉不沉微，乃阴中涵阳之证，惟气不宣通，是为逆冷。"历代医家多用它治疗少阳、厥阴之气郁病。该患乳房胀痛，手足凉（四逆），经行腹痛、便溏，另反复痤疮、湿疹亦提示有湿热且透达不畅，皆肝郁所为，故以四逆散化裁。疏肝透邪，气血畅达，则诸症皆缓。

### 十五、柴胡疏肝散

　　柴胡疏肝散出自《景岳全书》，该方在四逆散基础上加川芎、香附、陈皮，枳实易枳壳而成。《景岳全书》言："柴疏疏肝散，治胁肋疼痛，寒热往来。陈皮（醋炒）、柴胡各二钱，川芎、枳壳（麸炒）、芍药各一钱半，甘草（炙）五分，香附一钱半，水一钟半，煎八分，食前服。"《医学统旨》曰："治怒火伤肝，左胁作痛，血苑于上……吐血加童便半盅。"《类证治裁》言："肝气失畅，卧觉腰痛，频欲转侧，晓起则止，柴胡疏肝散"。《类证治裁》此处腰痛，当为一侧腰痛，即现代的肋间神经痛。柴胡疏肝散具有疏肝理气，活血止痛之功效。主治肝气郁滞证。胁肋疼痛，胸闷善太息，情志抑郁易怒，或嗳气，脘腹胀满，脉弦。《谦斋医学讲稿》云："本方即四逆散加川芎、香附和血理气，治疗胁痛，寒热往来，专以疏肝为目的。用柴胡、枳壳、香附理气为主，白芍、川芎和血为佐，再用甘草以缓之。系疏肝的正法，可谓善于运用古方。"临床常用于治疗慢性肝炎、慢性胃炎、肋间神经痛等属肝郁气滞者。我们临床常用于治疗慢性胃炎肝胃不和证型。若胃痛明显，加元胡；痞满明显，加生麦芽、炒麦芽、神曲、紫苏梗；烧心反酸加海螵蛸、煅瓦楞子；两胁胀痛加青皮、陈皮、木香、郁金。现代药理学证明柴胡、白芍具有抗炎作用；陈皮具有抗菌利胆及增强机体抵抗力作用；香附具有抗菌消炎利胆作用，甘草具有抗病原微生物作用，因此本方还常用于治疗慢性胆囊炎。

【医案举例】

彭某,女,45岁。初诊日期:2018年3月13日。

主诉:右侧胁肋不适1年,胀闷疼痛1周。

病史:1年前因体检发现患有桥本甲状腺炎、乳腺增生等疾病而心情郁闷,继而出现两胁胀闷不适,自服加味逍遥丸后症状缓解,此后每因情志不遂而发作。1周前因过食牛肉干、坚果后出现右胁疼痛,服药不见显效(具体用药不详),遂来诊。刻下:右胁胀闷疼痛,痛处不定,严重时痛引肩背,伴脘腹胀满,嗳气频作,得嗳气则舒,口苦,纳差,夜寐欠佳,舌质淡,苔薄白,脉弦。既往月经周期正常,经量正常,色黯有血块,经前胸胀,易烦躁。3天前于大连市中心医院就诊,彩超示:慢性胆囊炎,轻度脂肪肝。

中医诊断:胁痛(肝郁气滞)。

西医诊断:①慢性胆囊炎;②脂肪肝(轻度)。

治法:疏肝解郁,理气止痛。

方宗:柴胡疏肝散。

组成:柴胡10g,枳实15g,陈皮20g,川芎10g,木香10g,郁金15g,炒白芍15g,炙鸡内金15g,海螵蛸20g,生麦芽15g,炒麦芽15g,紫苏梗15g(后下),连翘15g,橘核15g,王不留行15g,牛膝10g,炒酸枣仁15g,夜交藤15g,炙甘草10g,生姜5g,大枣5g。10剂,水煎服。

二诊:2018年3月22日。右胁疼痛减轻,仍觉胀闷不适,脘胀减轻,嗳气频作,纳可,食后腹胀,肠鸣,大便溏泄,夜寐欠佳,舌质淡,苔薄白,脉弦。上方加茯苓15g,炒白术10g。7剂,水煎服。

三诊:2018年3月29日。右胁隐痛,脘胀缓解,偶有嗳气,纳可,心悸,烦躁,夜寐欠佳。舌质略红,苔薄,脉弦细。上方去川芎、牛膝,加牡丹皮15g,珍珠母30g。10剂,水煎服。

四诊:2018年4月8日。右胁肋无疼痛,偶有胀闷不适,口不苦,微干,欲饮,纳可,夜寐安。舌质略红,苔少,脉细。上方加生地黄15g,沙参15g,五味子5g。10剂,水煎服。

【按语】 患者以右侧胁肋不适1年,胀闷疼痛1周为主症,中医诊断“胁痛”。右胁胀闷疼痛,痛处不定,严重时痛引肩背为主要临床表现,伴脘腹胀满,嗳气频作,得嗳气则舒,口苦,纳差,夜寐欠佳,舌质淡,苔薄白,脉弦。中医辨证“肝郁气滞”。患者1年前体检患有桥本甲状腺炎、乳腺增生等疾病,情志因素导致肝失条达,疏泄不利,加之饮食不节而发病,故见右胁胀闷疼痛,痛处不定,严重时痛引肩背等;肝气横犯脾胃,故见脘腹胀满,嗳气频作,得嗳气则舒,口苦,纳差等;脾胃不和则夜卧不安,可见寐差,舌质淡,苔薄白,脉弦。治以疏肝解郁，理气止痛之法，以柴胡疏肝散加减。方中柴胡疏肝解郁；木香、郁金活血行气止痛，取颠倒木金散之意；川芎行气活血止痛；陈皮、枳实理气行滞；芍药、甘草养血柔肝，缓急止痛；鸡内金、海螵蛸消食化积恶，保护胃黏膜；生麦芽、炒麦芽消食健脾；紫苏梗、连翘理气和血，清热散结；橘核理气散结止痛；王不留行、牛膝活血通经；酸枣仁、夜交藤安和神机；生姜、大枣为引，与甘草共作调和药性之用。二诊肝气横逆犯脾，故拟疏肝理气，健脾和胃之法，守上方，加茯苓、炒白术以健脾助运。三诊恐有肝郁化热之象，予以疏肝理气解郁之法，守上方去川芎、牛膝，加牡丹皮清热凉血；珍珠母安神除烦。四诊肝气得疏，肝阴不足，故在上方中加生地黄、沙参、五味子滋补肝肾，养阴柔肝。肝为刚脏，体阴而用阳，治疗之时宜柔肝而不伐肝，所以应用本方要注意该方芳香辛燥，易耗气伤阴，故临证应用之时一定要严守病机，根据病情变化随症加减，要尽量选用轻灵平和之品，如香附、紫苏梗、佛手之类，还要配伍柔肝养阴的药物，如加生地黄、芍药等以固肝之阴，以养肝之体，谨防用药太过，而犯虚虚实实之戒。

## 十六、青囊丸

青囊丸出自明代医家韩懋的《韩氏医通》，后为清代赵学敏录入《串雅内编》，成为游医的基础方。原方组香附、乌药组成。《串雅内外编·串雅内编》言："青囊丸，邵应节真人母病，方士所授。香附略炒一斤，乌药略泡五两三钱为末，水醋煮，面糊为丸。随症用引，如头痛茶下；痰气姜汤下；血病酒下之类。飞霞子韩忞昔游方外治百病，男用黄鹤丹，女用青囊丸，此二方乃游方之祖方也。"赵氏将其列为走方医临证三大法（顶、串、截）之截法，曰："截，截绝也，使其病截然而止"。可见该方之功效非同一般。青囊丸具有疏肝理气、温中行气之功效。明代缪仲淳《本草单方》云："青囊丸，亦治妇人诸病。"清代王士雄《四科简效方》中胃脘痛用青囊丸，并言"并治气郁诸病"。香附与乌药相配，能理气疏肝，行气止痛，温肾散寒，两者气血并治，肝肾同调。对于妇女肝郁气滞，下焦寒凝之经水不利，小腹冷痛，宫寒不孕及男子小腹坠胀、睾丸胀痛等症，疗效确切。此外，该方还可用于肝胆脾胃病症。早在民国时期就有生产，云其效用："此散主治平肝和胃，消滞化湿，不论男女老少，统能治之，凡患饮食不进，面黄肌瘦，头目晕眩。舌燥胃呆，气闷饱胀，时吐酸水，或郁怒伤气，中脘阻塞，或恶心呕吐，时痛时止，或痞积成块，痛如刀刺等症。此药服之其功如神……如肝气发时，痛不可忍，速服此药二包即能见效"。

【医案举例】

陶某，女，28岁。初诊日期：2017年4月28日。

主诉：脘腹胀满不适2年，加重1个月。

病史：2年前因患心肌炎后出现胃脘不适，每于经期或情绪不畅时加重，未予以系统治疗。近1个月饮食不节后脘腹胀满不适加重，遂来诊。刻下：胃脘胀闷，进食后及遇寒加剧，时有嗳气，纳差，伴形体消瘦，面部少华，头昏，目胀，心悸，疲劳乏力，时烦躁，手足凉，小腹胀，夜寐梦多，大便日1次，基本成形，偶有溏便，舌质淡，苔薄白，脉缓。平素月经周期延长，量少，淋漓不尽，有血块，痛经。既往有心肌炎、胃下垂、结肠瘘病史。近日因双目作胀，于大连三院眼科就诊，查：眼压临界值19～20mmHg。2016年4月15日胃肠钡餐造影提示：胃下垂。

中医诊断：痞满（肝郁气滞，脾胃虚弱）。

西医诊断：胃下垂。

治法：疏肝理气，健脾益气。

方宗：青囊丸合补中益气汤。

处方：香附15g，乌药10g，党参20g，白术10g，陈皮15g，柴胡10g，升麻10g，紫苏梗15g（后下），连翘15g，生麦芽15g，炒麦芽15g，海螵蛸15g，炙鸡内金20g，茯苓30g，焦栀子5g，益母草15g，红花15g，艾叶10g，生姜5g，大枣5g。7剂，水煎服。

二诊：2017年5月8日。胃脘胀闷减轻，时有嗳气，纳差，口微干，不苦，头昏、目胀缓解，仍疲劳乏力，烦躁减轻，月经来潮，痛经明显，手足凉，小腹微胀，夜寐梦多，大便日1次，成形。舌质淡，苔薄白，舌面少许红点，脉细。复查眼压临界值。上方去党参、焦栀子，加沙参15g，百合20g，郁金25g。7剂，水煎服。

三诊：2017年5月18日。胃脘胀闷不著，纳可，口干，不苦，偶有疲劳乏力，四肢微凉，手足心热，夜寐可，大便调。舌质淡，苔薄白，脉沉略细。上方去紫苏梗、连翘，加生地黄15g，泽泻10g。7剂，水煎服。

四诊：2017年5月28日。胃脘胀闷得解，纳可，口微干，两目干涩，偶有乏力，夜寐可，大便调。舌质淡，苔薄白，脉沉略细。复诊查眼压正常。上方加枸杞子10g，菊花10g。7剂，水煎服。

**【按语】** 患者以脘腹胀满不适2年，加重1个月为主症，中医诊断"痞满"。胃脘胀闷，进食后及遇寒加剧，时有嗳气，纳差，伴形体消瘦，面部少华，头昏，目胀，心悸，疲劳乏力，时烦躁，手足凉，小腹胀，夜寐梦多，大便日1次，基本成形，偶有溏便，舌质淡，苔薄白，脉缓。中医辨证"肝郁气滞，脾胃虚弱"。本案患者既往有心肌炎、胃下垂、结肠瘘等病史，加之平素月经不调，痛经时作，致肝失疏泄，气机郁滞，脾虚失运，升降失司而发为痞满。脾虚失运则清阳不升，浊阴不降，故见胃脘胀闷，进食后及遇寒加剧，时有嗳气，形体消瘦，面部少华，纳差，疲劳乏力，大便日1次，偶有溏便；肝气郁滞，清窍失养则见头昏，目胀；肝气郁结于下焦则小腹胀、月经不调、痛经；肝郁气滞，肝络失养，不能达于四末，故手足凉冷；肝失所养每致心阴不足，故见烦躁、心悸、夜寐梦多等。治以疏肝理气，健脾益气之法，以青囊丸合补中益气汤加减。故方中香附能疏肝理气，调经止痛；乌药能行气止痛，温肾散寒，二药相配使用为青囊丸，能理气疏肝，行气止痛，温肾散寒，属气血并治，肝肾同调之法，一者可治中脘痞塞、胀闷纳呆，二者可治妇女肝郁气滞，下焦寒凝之经水不利，小腹冷痛等症。党参、生白术补气健脾，使元气旺盛，清阳得升，浊阴得降；陈皮理气和胃，使诸药补而不滞；柴胡、升麻升提中阳；紫苏梗、连翘降逆行滞；生麦芽、炒麦芽健胃消食除胀；海螵蛸、鸡内金消食化积，保护胃膜；茯苓健脾利湿；焦栀子解郁除烦；红花活血化瘀、艾叶温经止血，二药相配，一活一止，配益母草增强活血调经之效，以助祛瘀生新之力，调药合用，以生姜、大枣为引，共奏疏肝理气解郁，健脾益气除满之效。二诊效不更方，但为防止疏肝清火之品耗伤气阴，去党参、焦栀子，加沙参益气养阴；加百合、郁金疏肝解郁。三诊考虑久用行气解郁之属，渐现耗气伤阴之象，故继拟疏肝理气解郁，健脾益气养阴之法，守上方，去紫苏梗、连翘，加生地黄、泽泻滋阴液，清虚火。四诊邪气渐去，肝肾之阴未复，故守上方，加枸杞子、菊花滋阴补肾清肝益目。

## 十七、痛泻要方

痛泻要方最早载于《丹溪心法》，原方由陈皮、白术、白芍、防风组成。《景岳全书》引刘草窗方，称之为"治痛泻要方"，故有今名。《丹溪心法·泄泻》言："治痛泄，炒白术三两，炒芍药二两，炒陈皮两半，防风一两，久泻，加升麻六钱，上锉，分八帖，水煎或丸服。"痛泻药方主要针对脾虚肝旺之泄泻，肠鸣腹痛，大便泄泻，泻必腹痛，泻后痛缓，舌苔薄白。《医方集解·和解之剂》言："此足太阴、厥阴药也。白术苦燥湿，甘补脾，温和中；芍药寒泻肝火，酸敛逆气，缓中止痛；防风辛能散肝，香能舒脾，风能胜湿，为理脾引经要药；陈皮辛能利气，炒香尤能燥湿醒脾，使气行则痛止。数者皆以泻木而益土也。"《医方考》说："泻责之脾，痛责之肝；肝则之实，脾则之虚，脾虚肝实，故令痛泻"。本方临床上主要用于急性肠炎、慢性结肠炎、肠易激综合征等属于肝旺脾虚者的治疗。

**【医案举例】**

邹某，男，25岁。初诊日期：2018年7月15日。

主诉：大便稀溏伴小腹不适时作2年余，加重1周。

病史：2年余前出现大便稀溏，2～5次/d，口服黄连素（盐酸小檗碱片）好转。之后上述症状时有反复，1年前就诊于当地医院查胃肠镜无异常发现。1周前，受凉后大便稀溏加重，日4～5次，口服黄连素无明显好转。为进一步诊治来诊。刻下：大便稀溏，小腹不适时作（偏左侧），便后小腹不适缓解，纳少，食后易饱胀，寐欠安，面有痤疮。舌质淡红，胖大，舌苔薄白略腻，脉弦细。平素性格内向敏感。体型偏瘦。近期肠镜检查未见异常。

中医诊断：泄泻（肝郁脾虚）。

西医诊断：肠易激综合征。

治法：疏肝健脾止泻。

方宗：痛泻要方合参苓白术散。

处方：炒白术10g，陈皮15g，防风15g，党参15g，茯神15g，炒山药15g，炒扁豆10g，砂仁5g（后下），沙参15g，生甘草10g，干姜10g，土茯苓30g，木香10g，炙鸡内金20g，生麦芽15g，炒麦芽15g，连翘15g，吴茱萸5g，补骨脂15g，生地黄15g，泽泻10g。10剂，水煎服。

二诊：2018年7月28日。大便稀溏改善，2次/d，小腹不适缓解，纳少，面痤疮色红，寐欠安。舌淡红，胖大，舌苔薄白，脉弦细。上方茯神增量为25g，炒扁豆增量为15g，加焦山楂5g，蒲公英25g。14剂，水煎服。

三诊：2018年8月11日。大便1～2次/d，偏稀溏，偶有小腹不适，纳可，面部痤疮减少色淡，舌淡红，苔薄白，脉弦细。原方加诃子10g。14剂，水煎服。

四诊：2018年8月25日，诸症缓解，嘱其继续口服中成药参苓白术散巩固1个月。

【按语】　患者以大便稀溏伴小腹不适时作2年余为主症，故中医诊断为"泄泻"。大便稀溏，2～5次/d，伴小腹不适时作（偏左侧），情志不畅及遇凉时尤重，便后小腹不适缓解，纳少，食后易饱胀，寐欠安，面有痤疮，舌质淡红，胖大，舌苔薄白略腻，脉弦细。中医辨证"肝郁脾虚"。患者性格内向敏感，故易肝郁，肝郁乘脾，加之长期饮食不规律，久致脾虚。脾失健运、升清不能，胃失收纳、降浊不能，则大便稀溏，纳少，食后易饱胀；肝郁失其疏泄、气机不畅则小腹不适；脾虚有湿、肝郁化热，湿热不能透表、上蒸面部则痤疮；舌胖大，舌苔薄白略腻为脾虚之象；脉弦主肝。治以疏肝健脾止泻，痛泻要方合参苓白术散化裁。方中炒白术、陈皮健脾燥湿理气；防风散肝舒脾、燥湿以助止泻；党参、茯神、甘草、炒山药、炒扁豆益气健脾；砂仁化湿止泻；鸡内金、生麦芽、炒麦芽消食和胃；木香行气醒脾；干姜、吴茱萸、补骨脂温中止泻；土茯苓利湿；连翘合生甘草清热透表；生地黄、泽泻补肾利水泄热。二诊增量茯神、炒扁豆，加大健脾止泻力度，纳少加焦山楂消食，面部痤疮加重，予蒲公英合连翘清热。三诊，考虑其大便仍偏稀溏，且舌苔不腻，给予诃子涩肠止泻。四诊诸症缓解，予中成药参苓白术散口服善后。该患者治疗方中未加白芍，因其一腹痛不显，其二白芍敛阴养阴。但却巧妙地借用连翘、泽泻，代之以清肝泻火，同时清痤利湿止泻。诃子的使用需谨慎。初诊舌苔腻湿重，不能用五味子、诃子等收涩止泻药，易闭门留寇，直到湿化舌苔转薄白才用。

## 十八、芍药甘草汤

芍药甘草汤源自《伤寒论》，原方由芍药、甘草组成。《伤寒论》言："伤寒，脉浮，自汗出，小便数，心烦，微恶寒，脚挛急。反与桂枝欲攻其表，此误也。得之便厥，咽中干，烦躁吐逆者，作甘草干姜汤与之，以复其阳；若厥愈足温者，更作芍药甘草汤与之，其脚即伸。""证象阳旦，按法治之而增剧，厥逆，咽中干，两胫拘急而谵语……夜半阳气还，两足当热，胫尚微拘急，重与芍药甘草汤，尔乃胫伸。""芍药、甘草（炙）各四两，上二味，以水三升，煮取一升五合，去滓，分温再服。"本方主治津液受损，阴血不足，筋脉失濡所致诸证。后世多有发挥。《类编朱氏集验医方·诸风门》："《朱氏集验方》去杖汤，治脚弱无力，行步艰难。芍药六两，甘草一两，上咀，每服三钱，水一盏半，煎服一盏，空心食前。"《医学原理·肚腹门》言："河间芍药甘草汤，治一切肚腹痛，用甘草缓急和中，白芍收阴以止腹痛。炙甘草甘温三钱，白芍苦酸寒五钱，加姜三片，水煎，温服。"《医学心悟》言："止腹痛如神"，"脉迟为寒，加干姜，脉洪为热，加黄连"。《皇汉医学·建殊录》言："足跟痛如锥刺、如刀刮，不可触近，伴有腹皮挛急者。"《经方实验录》言："芍药能活静脉之血，故凡青筋暴露，皮肉挛急者，用之无不效。""芍药甘草汤不仅能治脚挛急，凡因跌打损伤，或睡眠姿势不正，因而腰背有筋牵强者，本汤治之。""陆，初诊：痛在脐右斜下一寸，西医所谓盲肠炎也。脉大而实，当下之，用仲景法。生军五钱，芒硝三钱，桃仁五钱，冬瓜仁一两，丹皮一两。二诊，痛已略缓，右足拘急，不得屈伸，伸则牵腹中痛，宜芍药甘草汤。赤白芍各五钱，生甘草三钱，炙乳没各三钱。"可见，芍药甘草汤不光用于四肢青紫、拘急疼痛，还可用于腹痛，脾阳不足，加干姜，湿热加黄连，瘀血严重加乳香、没药。临床常用于萎缩性胃炎、十二指肠溃疡、胃肠神经官能症等引起的腹痛，还可用于足跟痛及腓肠肌痉挛引起的疼痛。芍药、甘草二药合用酸甘化阴平养肝血，缓急解痉，可以解除平滑肌痉挛。西医药理学芍药对疼痛中枢和脊髓性反射弓的兴奋有镇静作用，可治疗因挛急引起的疼痛，芍药、甘草中的成分有镇静、镇痛、解热、抗炎、松解平滑肌作用。

**【医案举例】**

王某，女，65岁。初诊日期：2018年3月20日。

主诉：胃脘拘挛疼痛反复发作1年余，加重1周。

病史：1年前无明显诱因出现胃脘疼痛，自服气滞胃痛颗粒略有缓解，后每次发作，便自购胃药治疗。1周前，食生硬食物后胃脘拘挛疼痛加重，服药未见显效，遂来诊。刻下：胃脘拘挛疼痛，痛势不著，时有刺痛，疼痛位于剑突之下，位置固定，伴脘胀，餐后胀甚，夜寐欠佳，纳差，大便正常。舌质淡黯，苔少，脉细涩。既往有高血压病史 1 年,服用硝苯地平控释片控制稳定。1 周前在大连铁路医院做胃镜示:慢性萎缩性胃炎,十二指肠球部溃疡。

中医诊断:胃痛(胃阴不足,瘀血停滞)。

西医诊断:①慢性胃炎;②消化性溃疡。

治法:养血和胃,化瘀止痛。

方宗:芍药甘草汤合丹参饮。

处方:炒白芍 15g,炙甘草 15g,海螵蛸 20g,炙鸡内金 15g,生麦芽 15g,炒麦芽 15g,紫苏梗 15g(后下),连翘 15g,丹参 15g,香附 15g,砂仁 5g(后下),酸枣仁 15g,夜交藤 15g,麦冬 15g,五味子 5g,生姜 5g,大枣 5g。10 剂,水煎服。

二诊:2018 年 4 月 2 日。服药后胃脘拘痛减轻,仍时有刺痛,位置固定,疲倦乏力,食后脘胀,纳食欠佳,夜寐改善,大便略干。自述近期血压升高,用药控制不理想。舌质淡黯,苔薄,脉细无力。上方去夜交藤,加柏子仁 15g,牛膝 10g,沙参 15g。10 剂,水煎服。

三诊:2018 年 4 月 17 日。胃脘拘痛缓解,偶有刺痛,症状不著,仍疲倦乏力,偶有劳累后汗出,纳可,食后脘胀,夜寐尚可,大便干稀不调。血压近期控制尚可。舌质淡略黯,苔薄白,舌边略有齿痕,脉细。上方去紫苏梗、柏子仁,加生黄芪 30g,仙茅 10g,炒山药 15g,白术 10g。10 剂,水煎服。

四诊:2018 年 4 月 30 日。胃痛缓解,乏力、汗出减轻,口微干,饮水不多,纳可,寐安,大便略干,小便略黄。舌质淡,苔薄,舌边略有齿痕,脉缓。上方加生地黄 20g。10 剂,水煎服。

【按语】 患者以胃脘拘挛疼痛反复发作 1 年余,加重 1 周为主症。中医诊断为"胃痛"。胃脘拘挛疼痛,痛势不著,时有刺痛,疼痛位于剑突之下,位置固定为主要临床表现,伴脘胀,纳差,餐后胀甚,夜寐欠佳,大便正常,舌质淡黯,苔少,脉细涩。中医辨证"胃阴不足,瘀血停滞"。患者胃痛反复发作 1 年,虽无明显诱因,但常服用行气止痛胃药,耗伤肝胃之阴,故刻诊症见胃脘拘挛疼痛;阴血不足,日久瘀血内生,则见时有刺痛,位置固定;血瘀气滞,则见脘胀,纳差,餐后胀甚;胃不和则卧不安,故见夜寐欠佳;舌质淡黯,苔少,脉细涩均为胃阴不足,瘀血停滞之象。治以养血和胃,化瘀止痛之法,以芍药甘草汤合丹参饮加减。方中炒白芍、炙甘草相配伍,二药剂量相同,芍药酸苦微寒,益阴养血,炙甘草甘温,补中缓急,一酸一甘,合化为阴,使阴液恢复,筋脉得养,挛急得伸;海螵蛸、鸡内金消化积滞,和胃制酸;生麦芽、炒麦芽健胃消食除胀;紫苏梗、连翘清热解毒,降逆和胃;丹参活血化瘀,防止久病入络,香附疏肝理气止痛,砂仁温中化湿行气,三药合用还有丹参饮之意,具有活血化瘀止痛的作用;酸枣仁、夜交藤、五味子宁心、安神、通络;麦冬益气养阴;生姜、大枣为引,使诸药补而不滞,滋而不腻,活血而不伤阴,化瘀而不伤正。二诊考虑久虚久瘀气阴俱亏，继拟养血和胃，化瘀止痛法，去夜交藤，加柏子仁养心安神，润肠通便；牛膝活血化瘀，引血归经；沙参益气养阴。三诊瘀血渐消，正气尚虚，继守上方去紫苏梗、柏子仁，加生黄芪补益中气；白术健脾运脾；仙茅补益先天之本；炒山药补脾益肾，阴阳同调。四诊正气渐复，营阴不足，加生地黄清热凉血，养阴生津。

## 第二节 脾胃病药对经验

药对是在中医药理论指导下的两味中药的有机结合，是中药配伍应用中最基本的形式，是经临床验证确有临床应用价值的两味中药配伍。两味药物通过合理的配伍，可以达到相须、相使、相畏、相杀、相恶、相反等不同的效应，即古人所称"七情和合"。在临床辨证施治时合理应用相须、相使的药对，可以增强功效，提高疗效；巧妙应用反类相制的药对，可以去弊留效。脾胃病在辨证施治时，尤注重药对的应用。

### 一、青皮与陈皮

若情志抑郁，肝失疏泄，木郁土壅，从而影响脾之运化功能；若脾失运化，聚水成湿，湿阻气机，土壅木郁，而影响肝之疏泄功能，虽然发病之源有所不同，但是临证多见肝脾同病。青皮疏肝破气，消积化滞。陈皮理气健脾，燥湿化痰。青皮疏肝，陈皮调中，两者配伍，升降调和，共奏疏肝和胃、理气止痛之功，为肝脾同治之常用组合。临床方中用青皮，陈皮各20g，治疗两胁不舒，胸腹满闷，胃脘胀痛，每遇恼怒或情志不畅则加重者，疗效显著。

### 二、生麦芽、炒麦芽

张锡纯《医学衷中参西录》中提出麦芽为其性善消化，虽为脾胃之药，而实善疏肝气（疏肝宜生用，炒用之则无效）。现代药理研究表明麦芽能促进胃酸及胃蛋白酶分泌，有提高消化功能的作用。生麦芽健脾和胃，疏肝行气。炒麦芽行气消食回乳。临床上我们用生麦芽、炒麦芽各15g配伍，行气而不伤气，共奏升发脾胃之气，开胃健脾，疏肝理气之功效。对脾胃虚弱、食积不消、食欲不振及脘腹胀满等用之效佳。

### 三、白术与苍术

白术健脾益气，燥湿利水，止汗，安胎。苍术燥湿健脾，祛风散寒，明目。白术偏补，苍术偏散，两者配伍使用有补有泻，一脾一胃，可达补脾益气以泄湿浊之有余,燥湿运脾以补脾气之不足。临证时多依据脾虚与湿盛之偏重而灵活运用,治疗脾胃不健,湿邪中阻之食欲不振,以及纳差、食后腹胀、脘闷呕恶、肠鸣、泄泻等症。

## 四、茯苓与土茯苓

现代人生活水平的不断提高,饮食不节、肥甘厚味、冷热不调,蕴湿生热伤脾碍胃,气机壅滞而引发多种脾胃病。脾胃虚弱,脾失运化,聚水成湿,亦成湿阻气机之病理变化。临床治疗脾胃病已从以往的健脾为主,提升到除湿健脾为主,因此配伍应用土茯苓与茯苓合用,且十分讲究药物用量。茯苓利水渗湿,健脾,宁心。土茯苓解毒,除湿,通利关节。茯苓、土茯苓配伍,除湿健脾。土茯苓用量较茯苓要大,一般多为 20～25g,甚至可用至 50g,以增强除湿作用;茯苓的用量相对较轻,一般多为 15～20g。

## 五、半夏与厚朴

半夏与厚朴,源自《金匮要略》半夏厚朴汤。现代人生活节奏快,社会压力大,情志抑郁,肝失疏泄,而致肝气郁结;谋虑不遂或忧思过度,久郁伤脾,脾失健运而蕴湿生痰。临证时当从病因病机入手,慢性咽炎、反流性食管炎、胃炎等疾病多属于痰气交阻所致,故在组方时常配伍应用半夏、厚朴。因半夏功擅化痰散结,降逆和胃;厚朴长于行气开郁,下气除满。二药配伍,痰气并治,疗效显著。

## 六、煅瓦楞子与儿茶

煅瓦楞子消痰化瘀,软坚散结,制酸止痛。儿茶活血止痛,止血生肌,收湿敛疮,清肺化痰。临床治疗胃炎、胃溃疡、十二指肠球部溃疡,溃疡性结肠炎等疾病时,在辨证施治时常用二药配伍使用。胃镜、结肠镜是中医望诊的延续,消化性溃疡和溃疡性结肠炎应从“痈”论治,分别称为胃脘痈、肠痈。胃脘痈,肠痈属于中医学的内痈范畴,是由气血受病邪所困、壅滞不通而成。伍用煅瓦楞子与儿茶内痈外治,生肌敛疮。

## 七、鸡内金与海螵蛸

鸡内金健胃消食,涩精止遗,通淋化石。海螵蛸收敛止血,涩精止带,制酸止痛,收湿敛疮。鸡内金与海螵蛸配合治疗胃、十二指肠溃疡,两者相配除具有抑酸、促胃动力的效果外,还能止血、敛疮促进溃疡面的愈合。海螵蛸,又名乌贼骨。《日华子本草》:“乌贼骨……骨疗血崩,杀虫。心痛甚者,炒其墨,醋调服也。”《日华子本草》所言乌贼骨之心痛甚者,当为当代胃、十二指肠溃疡上腹痛甚。

## 八、紫苏梗与连翘

《本草纲目》记载：苏梗"苏从酥，音酥，舒畅也。苏性舒畅，行气和血"，能"和血温中止痛"。《药品化义》曰："苏梗，能使郁滞上下宣行，凡顺气诸品惟此纯良"。《得配本草》中说：苏梗能"利肺、理气"，"定嗽"。故紫苏梗能顺气宽胸，理气解郁，和血温中。连翘性苦微寒，清热而无伤阴之弊，能够清热，解毒，散结，消肿。张锡纯曰：连翘"具升浮宣散之力，流通气血，治十二经血凝气聚……能透表解肌"。脾胃病中用连翘取保和丸之意，其清热散结以清解食、湿郁滞之热；又能疏散风热，以透热外达，故连翘尤宜于清脾胃之热。紫苏梗与连翘相配，理气和血，清热散结，尤其适宜于肺胃气逆，痰气互结，湿郁生热者。紫苏梗、连翘在临床的处方中使用率非常高，药虽简单，但用意深刻，二药能使人身上下，内外气血畅通，似有升降散之意，和解方之效。

## 九、防风与吴茱萸

《素问·阴阳应象大论》载："气味辛甘发散为阳，酸苦涌泄为阴。"辛能散、能行，有发散、行气、行血等作用，从辛的作用趋势将其定性为阳。防风味辛、甘，性微温，祛风解表，胜湿止痛，止痉。防风味辛，能升清燥湿，可用于治疗脾虚湿盛，清阳不升之腹泻。吴茱萸味辛，性热，温脾益肾，助阳止泻。防风与吴茱萸相配升清燥湿，温脾益肾标本兼顾，治疗脾虚湿盛、脾气不升阳虚之腹泻疗效确切。

## 十、黄连与吴茱萸

《丹溪心法·火六》："左金丸，治肝火。一名回令丸。黄连六两、吴茱萸一两或半两。上为末，水丸或蒸饼丸，白汤下五十丸。"左金丸具有清泄肝火、降逆止呕之功效。《医方集解》："用黄连泻心火为君，使火不克金，金能制木，则肝平矣。"《医宗金鉴·删补名医方论》："左金丸独用黄连为君，从实则泻子之法，以直折其上炎之势。"黄连性味苦，寒，具有清热燥湿、泻火解毒的功效，能清泻肝胃之火，方中重用黄连作为君药，清泻肝火，使肝火得清，自不横逆犯胃。吴茱萸性味辛、苦，热，有小毒，归肝、脾、胃、肾经，具有散寒止痛、降逆止呕、助阳止泻的功效。黄连和吴茱萸是寒热相配的一种药对，两者相互制衡。黄连亦善清泄胃热，胃火降则其气自和，一药而两清肝胃，标本兼顾。然气郁化火之证，纯用大苦大寒，既恐郁结不开，又虑折伤中阳，故又少佐辛热之吴茱萸，一者疏肝解郁，以使肝气条达，郁结得开；反佐以制黄连之寒，使泻火而无凉遏之弊；一者取其下气之用，以和胃降逆；可引领黄连入肝经，如此一味而功兼四用，以为佐使。二药合用，共收清泄肝火，降逆止呕之效。黄连与吴茱萸相配伍，主要用

173

于肝经郁火，上逆犯胃证，临床表现为胁痛、口苦、嘈杂吞酸、呕吐呃逆，舌红苔黄，脉弦数。临床用于治疗反流性食管炎、胃食管反流病、消化性溃疡等病。西医药理学发现吴茱萸含有生物碱、挥发油等化学成分，有镇痛止呕，抗菌及抗Hp作用，黄连具有杀灭或抑制多种病原微生物作用，提高人体免疫功能，其所含黄连碱有较强保护胃黏膜作用。原方黄连与吴茱萸比例6:1，临床不拘泥于原方比例，一般情况各5g，若偏于胃寒引起的反酸，吴茱萸量需大于黄连量，若胃热引起反酸，黄连量大于吴茱萸。

## 十一、生地黄与泽泻

《本草发挥》曰："洁古云：生地黄性寒，味苦。凉血补血，补肾水真阴不足，治少阴心热在内。此药大寒，宜斟酌用之，恐损胃气。《主治秘诀》云：性寒，味苦，气薄味厚，沉而降，阴也。其用有三：凉血，一也；除皮肤燥，二也；去诸湿涩，三也。又云：阴中微阳，酒浸上行。"可见，地黄除去清热凉血、养阴、生津功效，兼能祛湿。泽泻利水，渗湿，泄热。《本草汇言》云："方龙潭云，泽泻有固肾治水之功，然与猪苓又有不同者。"生地黄和泽泻相配，凉血泄热，养阴祛湿，临床上用于血热夹湿，血虚阴虚湿盛之证，分消走泄，扶正补肾、滋阴补血的同时给邪以出路，凉血同时祛热毒、湿毒。

## 十二、棕榈炭与地榆炭

棕榈炭苦、涩，性平，归肝经、肺经、大肠经，收敛止血，主治咯血、吐血、衄血、便血、崩漏、月经过多等证而无瘀滞者。此外，本品苦涩收敛，且能用于止泻止带，尚可用于久泻久利，妇人带下。《本草经疏》云：棕榈炭"其味苦涩，气平无毒。《本经》主诸病皆烧灰用者，凡血得热则行，得黑灰则止，故主鼻洪、吐衄；苦能泄热，涩可去脱，故主崩中带下及肠风、赤白痢也；止血固脱之性而能消瘀血，故能破癥也。凡失血过多内无瘀滞者，用之切当。"地榆炭苦、酸、涩，微寒，归肝、大肠经，凉血止血，解毒敛疮，用于便血，痔血，血痢，崩漏，水火烫伤，痈肿疮毒。棕榈炭与地榆炭相配，凉血止血，止泻固脱，泄热解毒敛疮，临床用于中医肠风、赤白痢，相当于西医溃疡性结肠炎治疗，具有很好的临床疗效。

## 十三、艾叶与红花

艾叶，功效温经止血，散寒调经，安胎。《本草纲目》载："艾叶服之则走三阴而逐一切寒湿，转肃杀之气为融和；灸之则透诸经而治百种病邪，起沉疴之人为康泰，其功亦大矣。"红花，功效活血通经，祛瘀止痛。《本草衍义补遗》言："红花，破留血，养血。多用则破血，少用则养血。"艾叶与红花相配伍，暖胞宫而祛瘀血，对于下焦虚寒兼有瘀血的痛经、月经量少，具有很好疗效。

## 十四、当归与白芍

当归，功效补血，活血，调经止痛，润燥滑肠。《本草正》云："当归，其味甘而重，故专能补血，其气轻而辛，故又能行血，补中有动，行中有补，诚血中之气药……"甚合肝之特性。白芍，功效平肝止痛，养血调经，敛阴止汗。《本草求真》云："气之盛者，必赖酸为之收，故白芍号为敛肝之液，收肝之气，而令气不妄行也……肝气既收，则木不克土……"《本草纲目》云："白芍药益脾，能于土中泻木。"肝胃阴血亏虚胃脘疼痛者，常以当归、白芍同用，盖当归味甘、辛温而润，补血和血，润燥止痛，为血中气药，长于动而活血，辛香性开，走而不守。白芍苦酸微寒，养血柔肝，缓中止痛，敛肝之气，为血中阴药，善于静而敛阴，酸收性合，守而不走。二药合用，辛而不过散，酸而不过收，一开一合，动静相宜，能养血柔肝，滋润胃腑，收敛肝气，通行气滞而土木皆安，胃痛自止。对肝胃阴虚、气机不畅的患者，常有较好疗效。女子以肝为先天，更易见肝血、肝阴不足，故用当归与芍药配伍最宜，若兼有月经不调，当归尚有养血调经功能，再据证配用香附、小胡麻、月季花，则有疏养调经之功，对妇人胃病效佳。若伴有便秘者，又可据证配伍，偏阳虚者，则可伍以肉苁蓉，阴虚者，再加以枸杞子。此外，当归、芍药配伍常可用于治疗慢性肝炎、肝硬化等肝病患者，慢性肝病常表现有肝阴亏虚的症状，如胁肋隐痛，头晕耳鸣，目涩口干，夜寐多梦，舌红少苔，脉细数等，肝阴宜养，法当柔润，"柔肝"一法最为适宜，并可加用枸杞子、女贞子、石斛、山萸肉等以助养肝柔肝，对有阴虚阳亢之候者，尚有滋水涵木之功。《金匮要略》云："见肝之病，知肝传脾，当先实脾"，若治疗肝病时尚应据证配用太子参、白术、茯苓、甘草等健脾益气之品。若肝经郁热者，又可配桑叶、牡丹皮、山栀子等。

## 十五、百合与地黄

百合与地黄配伍，出自《金匮要略》百合地黄汤，为养阴清热剂。具有养阴清热，补益心肺之功效。百合，功效养阴润肺，清心安神。《本草经疏》云："百合，主邪气腹胀。所谓邪气者，即邪热也。邪热在腹故腹胀，清其邪热则胀消矣。解利心家之邪热，则心痛自廖。肾主二便，肾与大肠二经有热邪则不通利，清二经之邪热，则大小便自利。甘能补中，热清则气生，故补中益气。清热利小便，故除浮肿、胪胀。痞满寒热，通身疼痛，乳难，足阳明热也；喉痹者，手少阳三焦、手少阴心家热也；涕、泪，肺肝热也；清阳明三焦心部之热，则上来诸病自除。"地黄，清热凉血，养阴生津。《本草衍义》："地黄，《经》只言干、生二种，不言熟者，如血虚劳热，产后虚热，老人中虚燥热，须地黄者，若与生、干，常虑大寒，如此之类，故后世改用熟者。"在脾胃病治疗方面，百合、地黄配伍，用于胃阴虚引起的腹痛，腹胀不适，同时可见心烦不寐等症状。

## 十六、百合与郁金

百合，功效养阴润肺，清心安神。《日华子本草》云："百合，安心，定胆，益志，养五脏。治癫邪啼泣、狂叫，惊悸，杀蛊毒气，熠乳痈、发背及诸疮肿，并治产后血狂运。"郁金，活血止痛，行气解郁，清心凉血，利胆退黄。《本草纲目》载：郁金"治血气心腹痛，产后败血冲心欲死，失心颠狂蛊毒"。百合与郁金相配伍，清心解郁，滋阴安神。临床忧郁恼怒伤肝，肝气失于疏泄，横逆犯胃而致胃脘疼痛。肝气郁结日久进而可以化火。火邪又可伤阴，均可使疼痛加重，或见烦躁，失眠多梦，口干喜饮，可用百合与郁金相配伍治疗。

## 十七、生姜与大枣

生姜辛而温散，益脾胃，善温中降逆止呕，除湿消痞，止咳祛痰，以降逆止呕为长。《珍珠囊》云："生姜，益脾胃，散风寒，久服去臭气，通神明。"大枣，功效补脾和胃，益气生津，调营卫，解药毒。《神农本草经》载："大枣，主心腹邪气，安中养脾，助十二经。平胃气，通九窍，补少气、少津液，身中不足，大惊，四肢重，和百药。"生姜与大枣相配伍，补脾和胃，益气生津，并能和百药，解药毒。《本草发挥》："成聊摄云：姜、枣味辛、甘。固能发散，而又不特专于发散之用。以脾主为胃行其津液，姜、枣之用，专行脾之津液，而和荣卫者也。"二药相互配用，则外和营卫，内调脾胃。对于内伤杂病、脾胃失和之症，生姜、大枣配用调和脾胃，扶助中焦正气。罗东逸《名医方论》曰："姜枣和脾养胃，所以安定中州者至矣"。临床常用生姜3～5片，大枣5～7枚参入补虚方剂，"脾胃为后天之本"，脾胃调和既可加强补虚药的吸收，又可避免补益之剂的壅滞，从而补而不滞；化痰方剂中配用，乃因"脾为生痰之源"，脾胃调和则痰自不生，乃治本之法；活血方剂中配用，乃因"脾为气血生化之源"，脾胃调和则气血充沛，既能助其活血，又可防其伤正；化湿之剂配用，乃因"土喜燥而恶湿"，脾胃调和则运化自健。所以生姜、大枣是调和脾胃功能不可缺少的药物。

## 十八、女贞子与旱莲草

二至丸，出自《医便》，具有补益肝肾，滋阴止血之功效。《医便》云："二至丸，清上补下第一方，价廉而功极大，常服屡有奇效……其功甚大，初服便能使老者无夜起之累，不旬日使臂力加倍，又能变白须发为黑，强腰膝，壮筋骨，强阴不走，酒色痰火人服，尤更效。"方用女贞子甘平，益肝补肾。《本草再新》云："养阴益肾，补气舒肝。治腰腿疼，通经和血。"旱莲草甘寒，入肾补精，能益下而荣上。《本草纲目》言："墨旱莲，乌须发，益肾阴"。女贞子与旱莲草相配伍，既能补肝肾之阴，又能止血，理腰膝，壮筋骨。对于脾胃病兼有肝肾阴虚患者有很好的临床效果。

## 十九、酸枣仁与夜交藤

酸枣仁，功效养肝，宁心，安神，敛汗。《名医别录》曰："酸枣仁，主烦心不得眠，脐上下痛，血转久泄，虚汗烦渴，补中，益肝气，坚筋骨，助阴气，令人肥健。"《本草纲目》言："其仁甘而润，故熟用疗胆虚不得眠，烦渴虚汗之证；生用疗胆热好眠，皆足厥阴、少阳药也。"夜交藤，功效养心安神，祛风，通络。《本草再新》云："夜交藤，补中气，行经络，通血脉，治劳伤。"夜交藤既有养血作用，用于阴虚血少所致的失眠为主；还可通利经络，治血虚周身酸痛，可配合当归、地黄、鸡血藤、络石藤等同用。夜交藤煎汤外洗治皮肤痒疹，有一定止痒作用。酸枣仁和夜交藤相配伍，养心安神，擅长于心烦不寐的治疗。

## 二十、土茯苓与薏苡仁

土茯苓，功效解毒，除湿，通利关节。《本草正义》云："土茯苓，利湿去热，能入络，搜剔湿热之蕴毒。其解水银、轻粉毒者，彼以升提收毒上行，而此以渗利下导为务，故专治杨梅毒疮，深入百络，关节疼痛，甚至腐烂，又毒火上行，咽喉痛溃，一切恶症。"薏苡仁，有利水渗湿，健脾止泻，除痹，排脓，解毒散结的作用。《本草纲目》言："薏苡仁，阳明药也，能健脾，益胃。虚则补其母，故肺痿肺痈用之。筋骨之病，以治阳明为本，故拘挛筋急，风痹者用之。土能生水除湿，故泄痢水肿用之。"土茯苓与薏苡仁相配伍，祛湿解毒，通利关节作用增强，并能健脾，以固脾胃后天之本。

## 二十一、藿香与佩兰

藿香，功效芳香化浊，和中止呕，发表解暑。《本草述》云："散寒湿、暑湿、郁热、湿热。治外感寒邪，内伤饮食，或饮食伤冷湿滞，山岚瘴气，不伏水土，寒热作疟等症。"佩兰，功效利湿，健胃，清暑热。《中药志》言：佩兰"发表祛湿，和中化浊。治伤暑头痛，无汗发热，胸闷腹满，口中甜腻，口臭。"藿香与佩兰相配伍，对于湿浊阻滞中焦引起的胸闷不舒、脘痞呕吐、腹痛吐泻、口甜、口中异味具有较好的临床效果。

## 二十二、扁豆与山药

扁豆，功效健脾和中，消暑化湿。《名医别录》言："扁豆，主和中下气。"《滇南本草》："扁豆，治脾胃虚弱，反胃冷吐，久泻不止，食积痞块，小儿疳疾。"山药，功效健脾，补肺，固肾，益精。《神农本草经》载：山药"主伤中，补虚，除寒热邪气，补中益气力，长肌肉，久服耳目聪明。"《药性论》云："山药，补五劳七伤，去冷风，止腰痛，镇心神，补心气不足，患人体虚羸，加而用之。"扁豆与山药配合，对于脾虚泄泻、久痢、纳呆及便溏，具有较好的临床效果。

### 二十三、柴胡与牛膝

柴胡，功效和解表里，疏肝解郁，升阳举陷，退热截疟。《神农本草经》言："柴胡，主心腹，去肠胃中结气，饮食积聚，寒热邪气，推陈致新。久服，轻身明目益精。"《神农本草经读》云："柴胡轻清，升达胆气，胆气条达，则十一脏从之宣化，故心腹肠胃中凡有结气皆能散之也。其主饮食积聚者，盖饮食入胃散精于肝，肝之疏散又借少阳胆为生发之主也。"牛膝，功效逐瘀通经，补肝肾，强筋骨，利尿通淋，引血下行。《神农本草经》载："牛膝，味苦，主治寒湿痿痹，四肢拘挛，膝痛不可屈伸，逐血气，伤热火烂，堕胎。"《药鉴》言："牛膝，气平，味苦酸，无毒。调补一身虚羸，能助十二经脉……引诸药下走如奔。故凡病在腰腿膝踝之间，必兼用之而勿缺也。"柴胡与牛膝相配伍，用于肝胃不和兼有肾虚的腹痛、腹胀，一升一降，调畅气机，调达上下。

### 二十四、木香与砂仁

木香，功效行气，止痛，健脾，消食。《本草会编》云："木香，与补药为佐则补，与泄药为君则泄也。"《汤液本草》言："木香，《本经》云，主气劣气不足，补也；通壅气导一切气，破也；安胎健脾胃，补也；除痃癖块，破也。"砂仁，行气调中，和胃，醒脾。《本草新编》曰："砂仁，味辛、苦，气温，无毒。入脾、肺、膀胱、大小肠。止哕定吐，除霍乱，止恶心，安腹痛，温脾胃，治虚劳冷泻，消宿食，止休息痢，安胎颇良，但只可为佐使，以行滞气，所用不可过多。用之补虚丸绝佳，能辅诸补药，行气血于不滞也。"《药监》载："砂仁治腹痛而安胎化食，吐泻兼医。"木香与砂仁相配伍，行气，调中，醒脾，用于脾虚湿滞所致的腹痛、腹胀、腹泻，充分体现木香"与补药为佐则补，与泄药为君则泄也"的特点。

### 二十五、白豆蔻与肉豆蔻

白豆蔻，味辛、性温，归肺、脾、胃经，功效化湿行气，温中止呕，开胃消食。《本草经疏》云："白蔻，主积冷气及伤冷吐逆，因寒反胃。暖能消物，故又主消谷；温能通行，故主下气。东垣用以散肺中滞气，宽膈进食，去白睛翳膜，散滞之功也。"肉豆蔻，味辛，性温，归脾、胃、大肠经，功效温中涩肠，行气消食。《本草正义》言："肉豆蔻，除寒燥湿，解结行气，专理脾胃，颇与草果相近，则辛温之功效本同，惟涩味较甚，并能固及大肠之滑脱，四神丸中有之。温脾即以温肾，是为中下两焦之药，与草果之专主中焦者微别。""香、砂、蔻仁之类，温煦芳香，足以振动阳气，故醒脾健运，最有近功，则所谓消食下气，已胀泄满者，皆其助消化之力，固不可与克削破气作一例观。"白豆蔻与肉豆蔻相配伍，芳香醒脾与温中固摄同用，主要针对脾虚湿滞兼有肾虚不固的脘腹胀满，胃寒呕吐，食积不消，久泻久利具有较好的临床效果。

### 二十六、柴胡与枳实

柴胡，味辛、苦，性微寒，归肝、胆、肺经，功效和解表里，疏肝解郁，升阳举陷，退热截疟。《神农本草经》载："柴胡，主心腹，去肠胃中结气，饮食积聚，寒热邪气，推陈致新。久服，轻身明目益精。"《医学衷中参西录》云："《本经》谓'柴胡主肠胃中饮食积聚，推陈致新'者，诚非虚语也。且不但能通大便也，方书通小便亦多有用之者，愚试之亦颇效验。盖小便之下通，必由手少阳三焦，三焦之气化能升而后能降，柴胡不但升足少阳实兼能升手少阳也。"枳实，苦、辛、微酸，微温，归脾、胃经，功效破气消积、化痰散痞。《药品化义》言："枳实专泄胃实，开导坚结，故主中脘以治血分，疗脐腹间实满，消痰癖，祛停水，逐宿食，破结胸，通便闭，非此不能也。若皮肤作痒，因积血滞于中，不能营养肌表，若饮食不思，因脾郁结不能运化，皆取其辛散苦泻之力也。为血分中之气药，惟此称最。"柴胡与枳实配伍，源自《伤寒论》四逆散，一升一降，加强舒畅气机之功，并奏升清降浊之效。

### 二十七、三七与白及

三七，甘、微苦、温，功效止血散瘀、消肿定痛之上品，最大特点是止血而不留瘀。《玉楸药解》曰："三七和营止血，通脉行瘀，行瘀血而敛新血。"《医学衷中参西录》云："善化瘀血，又善止血妄行，为吐衄要药，病愈后不至瘀血留于经络，证变虚劳"，可用于一切出血之证。《本草新编》言："加入补血补气药中则更神，盖此药得补而无沸腾之患，补药得此而有安静之休也。"白及，苦干而凉，质极黏腻，性无收涩，功能止血消肿，生肌敛疮，偏治肺胃出血。《本草求真》言："涩中有散，补中有破，故书又载去腐、逐瘀、生新"。两药相合，敛散并用，三七行散之力可制白及黏腻收涩之性，止血无留瘀之弊，久服尚有祛瘀生新、强身益气之功。故临床可治急、慢性肺胃出血、便血。三七、白及，无论虚实均可使用。即使无出血者，也有护膜生肌，化瘀敛疡，促进糜烂、溃疡病灶愈合的作用。

## 第三节　脾胃病的三因制宜用药

因时、因地、因人治宜是中医治病的大法，体现了天人合一的思想。对于脾胃病的临床诊治，亦需遵照三因制宜的原则。

# 一、因时治宜

中医学认为，人体的阴阳可随季节阴阳消长而发生规律性的改变，用药要根据四时之气的变化进行调治，如《素问•厥论》指出："春夏则阳气多而阴气少，秋冬则阴气盛而阳气衰。"《金匮要略》云：退五脏虚热，四时加减柴胡饮子方，冬三月加柴胡、白术、大腹槟榔、陈皮、生姜、桔梗；春三月加枳实、减白术；夏三月加生姜、枳实、甘草；秋三月加陈皮。李东垣提出："诸病因四时用药之法，不问所病，或温或凉，或热或寒。如春时有疾，于所用药内加清凉风药；夏月有疾，加大寒药；秋月有疾，加温气药；冬月有疾，加大热药。"专篇言根据季节、气候特点决定用药。《内外伤辨惑论•四时用药加减法》言："《内经》曰：胃为水谷之海。又云：肠胃为市，无物不包，无物不入，寒热温凉皆有之。其为病也不一。故随时证于补中益气汤中，权立四时加减法于后。""食不下，乃胸中胃上有寒，或气涩滞，加青皮、木香，以上各三分，陈皮五分，此三味为定法。如冬月，加益智仁、草豆蔻仁，以上各五分。如夏月，少加黄芩、黄连，以上各五分。如秋月，加槟榔、草豆蔻、白豆蔻、缩砂，以上各五分。如春初犹寒，少加辛热之剂，以补春气之不足，为风药之佐，益智、草豆蔻可也"。冬季与夏季的气候不同，用药的剂量也有所不同。如附子、干姜、桂枝等热药，冬季天气寒冷，用量可以偏大，可以用 10～15g 以上；夏季气候炎热，用量一定要减少，一般用量5～10g。随着四时寒热温凉变化，选方用药有所不同。春季肝气郁而不达，脾阳被遏，故用药多辛温发散，以柴胡疏肝，白芍柔肝，防风、升麻、葛根等宣散升发脾胃清阳，疏泄条达肝木。夏季湿邪当令，湿性黏滞，易困阻脾胃之清阳，治疗上多选用芳香化浊之品，如藿香、苍术、砂仁等，以芳香化浊醒脾。秋季用药多选用能固护肺气，升举脾阳之品，如党参、黄芪等。冬季气候寒凉，寒主收引，脾阳不振，肾阳失于温煦，多选用温运中阳的药物如桂枝、肉桂、干姜、附子等，用方多选用黄芪建中汤、理中汤等。四季阴阳盛衰择时用药，对临床治疗有重要的指导意义。

## 二、因地治宜

北方寒冷干燥，南方炎热潮湿，地域不同，用药也有所不同。在北方吃的中药偏于温散寒邪，在南方的用药偏于化湿清热。大连为海滨城市，地处北方，其气候兼有北方的寒冷及南方的潮湿特点，故在临证时温散寒邪与清化湿热应予兼顾。

## 三、因人治宜

根据人的体质、性别、年龄等的不同，治疗的方法有所不同。胖人多湿，瘦人多火。用药时胖人应多用祛湿药，如一位身体肥胖的女孩，临床用祛湿化痰药不但治好了她的关节疼痛，而且连她的体重也随之下降。瘦弱的人多见阴虚火旺，用药时注意滋阴降火。不同年龄段如儿童及少年，干姜的剂量调整至3～5g。妇女有经带胎产的情况，治疗用药时应加以考虑，适逢月经期，对于活血化瘀、滑利走窜之品，应用应非常谨慎。

**【病案举例】**

单某，女，43岁。初诊日期：2018年7月28日。

主诉：寐差，伴乏力、心悸半年余。

病史：半年前出现寐差，伴乏力、心悸，时头晕，易惊易恐，偶烦躁，面色无华，面颊有斑，纳少，二便尚调。舌淡黯，有瘀斑，苔白腻，脉沉细。平素性格内向，易思虑。近2个月前发现贫血，Hb 90g/L。2018年1月胃镜提示：慢性萎缩性胃炎，伴局部腺上皮肠上皮化生，Hp（+）。

中医诊断：不寐（心脾两虚）。

西医诊断：①失眠；②慢性胃炎；③贫血。

治法：益气补血，健脾养心。

方宗：归脾汤。

处方：黄芪35g，党参10g，当归15g，炒白术10g，茯神15g，黄精10g，益母草15g，川芎15g，生地黄15g，山萸肉5g，炒麦芽15g，生麦芽15g，夜交藤15g，厚朴15g，炒酸枣仁15g，珍珠母30g（先煎），泽泻10g，生龙骨25g（先煎），生牡蛎25g（先煎），神曲10g，炙鸡内金15g，生姜5g，大枣5g。14剂，水煎服。

二诊：2018年8月11日。寐差稍缓，乏力，心悸，头晕，纳少，面色无华，面颊有斑。经来月经有血块，伴痛经。舌淡黯，有瘀斑，苔白微腻，脉沉细。上方加红花10g，丹参10g，紫苏梗15g（后下），连翘15g，党参加量为15g，炙鸡内金加量为20g。14剂，水煎服。

三诊：2018年8月25日。寐差明显缓解，乏力、心悸、头晕均减轻，纳可，无烦躁，口略有异味，背部沉重感，僵痛，面颊瘀斑减少，面色较前有光泽。舌淡，有少量瘀斑，颜色较前淡，舌苔薄白略腻，脉沉。上方加仙茅10g，羌活20g，蒲公英20g，黄芪加量为50g。14剂，水煎服。

四诊：2018年9月8日。寐安，稍感乏力，偶心悸、头晕，易惊易恐情况改善，纳可，面部斑颜色转淡，背部沉重感，月经血块减少，痛经缓，口无异味，无烦躁。舌淡红，有少量瘀斑，颜色较前淡，苔薄白，脉稍沉。复查Hp（-），血常规Hb 110g/L。上方加量黄芪为75g。14剂，水煎服。

**【按语】** 患者以寐差伴乏力、心悸半年余为主症，中医诊断为"不寐"。寐差，伴乏力、心悸，时头晕，纳少，易惊易恐，偶烦躁，面色无华，有斑，舌淡黯，有瘀斑，苔白腻，脉沉细。中医辨证为"心脾两虚"。患者性格内向，易思虑。心藏神而主血，脾主思而统血，思虑过度，气血暗耗，劳伤心脾，久而心脾两虚。心血不足则不寐、心悸、易惊易恐；脾虚不运、气血生化乏源，则纳少、乏力，面色无华；清窍失养则头晕；气虚不能运血，日久血瘀，故见舌淡黯，有瘀斑、脉沉细。方中黄芪、党参、白术、茯神、甘草、当归、黄精益气补脾养血，使气旺而血生；夜交藤、炒酸枣仁养心补肝安神；珍珠母兼清火，合龙骨、牡蛎镇惊安神；益母草、川芎活血化瘀；生地黄、泽泻、山萸肉益肾养阴清热；生麦芽、炒麦芽、神曲、鸡内金健胃消食，炙鸡内金合白术是借鉴朱良春老先生经验，治疗肠上皮化生的效药；补药多滞，且脾虚、舌苔腻有湿，予厚朴行气除湿；生姜、大枣鼓舞胃气，益气养血。二诊诉月经有血块，伴痛经，故予红花、丹参加强活血化瘀；加量党参、鸡内金增强补气、健胃之力；加紫苏梗、连翘行气、透热，畅达人身上下、内外气血。三诊考虑原方有效，继续加量黄芪补气以生血，《景岳全书》曰："有形之血不能速生，无形之气所当急固"。口异味考虑温补之药致胃内郁热，予蒲公英清胃热，同时合连翘杀幽门螺杆菌；气血亏虚，筋、肉失养兼血瘀，则后背僵痛，活血化瘀同时予羌活、仙茅强筋骨、辛散止痛。四诊诸症缓，仍稍感乏力，且无温燥之嫌，故继续加量黄芪增强补气力度。黄芪在该病案中从小量到大量的动态演变，一是归脾汤与当归补血汤的暗合，所谓的"气能生血"包含了气盛则血液生成和运行的动力则强，亦包含了脾胃气健则有化生精血的物质，所以补气与健脾胃合用才是生血之道；二是患者初诊正是夏季，大量黄芪恐易助热增滞，而四诊九月已是秋凉当补。

## 第四节　灵活应用服药方法，提高临床疗效

　　中药的服用方法，由于人们的普遍忽视，导致过于简单化、公式化，已经严重影响了临床疗效。自古以来，药物的服用方法就是很受重视的。徐灵胎云："方虽中病，而服之不得其法，则非特无功，而反有害。"医圣张仲景对此尤为重视，所以在《伤寒论》中关于这一内容的记载极其丰富，尤其重视服药时间和服药次数，应用亦很灵活。其记载的服药时间有：①空腹服：即在进餐之前服药。在空腹时服用，吸收快而充分，有利于迅速起效。②先其时服：即发作性病证在发作前服。如："病人脏无他病，时发热，自汗出而不愈者，此卫气不和也。先其时发汗则愈，宜桂枝汤。"③不拘时服：半夏散为治疗咽痛之方，为使药物持久地作用于咽部，仲景采用了"少少咽之"的不拘时服法。④白日服：多数药物均为白日服，这是常规服药法。⑤昼夜服：《伤寒论》中有"日再夜一服"，如桂枝人参汤；有"昼三夜二服"，如黄连汤；有"日三四、夜再服"，如理中丸。意在使药

力持续不断，能更好地发挥药效。其记载的服药次数有：①二三服：《伤寒论》中"再服"和"三服"的方剂最多，也是最常用的服法。二服者多早、晚分服，三服者多取早、午、晚三次服用。②频服：指一剂药一日内分四次以上服用者。如柴胡加龙骨牡蛎汤分四次服，理中丸分六次服。频服之剂多属药性平和，效力徐缓者，以图缓缓收功。③顿服：指一剂药一次性服完，《伤寒论》中干姜附子汤和桂枝甘草汤等采用此法。顿服的特点是药量大，药效专一，收功速捷。《金匮要略》对服药次数、药液多少均很重视。如解表或攻下药，大多采用顿服或逐渐增加药量，中病即止，也有采用少量频服的方法；一般杂病采用分温三服，如小建中汤、五苓散等，均分三次服用；一些药味少药效专一，而以祛邪或散寒为主要作用的方剂，采用"日再服"，如四逆汤、大建中汤等，均分二次服用；有些病情复杂，咳逆上气或呕吐频繁，胎动不安，服药方法则"日三夜一或日三夜二"，如麦门冬汤等，采用"日三夜一至二次"，以保持药效的连续性。《金匮要略》中对服药时间也很注意，补益药、活血化瘀药要空腹服用或食前服用；而一些药力峻猛或有毒副作用的药物要先食服用，即饭后服用。

我们临证用药时，多用一剂早、午、晚三次服用或早、晚二次服用，多餐后服药，亦有餐前服药。治疗脾胃病多餐后服药，一剂日三次服药，尤其兼有调理睡眠作用时，多于晚睡前一小时左右服药，概取使药力相接续，且增强助眠作用。正如《药治通义》所云："世人服药，多只日间服之，往往夜间不服，致药力不相接续，药不胜病，而冬日夜永，尤非所宜。"治疗口腔溃疡、口中异味、咽炎等口咽部疾病时，常嘱患者服药时含漱，缓缓咽下，采用了仲景之"少少咽之"的不拘时服法，使药物更持久地作用于口咽部，这一用法与现代制剂的含片意义颇为相似，收效显著。

## 【病案举例】

马某，女，55 岁。初诊：2018 年 12 月 11 日。

主诉：胃脘部隐痛 2 年，加重伴夜眠差 1 个月。

病史：2 年前因思虑过度出现胃脘部隐痛，间断口服药物治疗（具体不详）。1 个月前无诱因出现胃脘部隐痛，连后背不适，伴夜眠差，自服安定（地西泮）片未见好转，就诊于我处。刻下：胃脘部隐痛，面色萎黄，烦躁，口干，体倦乏力，不易入睡，食少，便溏，舌质淡胖大，苔薄白，脉细弱。

中医诊断：胃痛（心脾两虚）。

西医诊断：①慢性胃炎；②失眠。

治法：健脾益气，补血养心。

方宗：归脾汤。

处方：黄芪 30g，党参 15g，当归 15g，白术 10g，木香 5g，酸枣仁 15g，茯神

15g，炙甘草 10g，龙骨 35g，牡蛎 35g，夜交藤 15g，珍珠母 30g，焦栀子 10g，陈皮 15g，沙参 15g，麦冬 15g，五味子 5g，生姜 5g，大枣 5g。10 剂，日 1 剂，水煎，早、午、晚餐后服。

二诊：2018 年 12 月 21 日。上述症状明显好转，效不更方，上方续服 10 剂，日 1 剂，水煎，早、午、晚餐后服。

**【按语】** 患者初诊以胃脘部隐痛 2 年，加重伴夜眠差 1 个月为主症，中医诊断"胃痛"。胃脘部隐痛，夜眠差为主要临床表现，伴面色萎黄，烦躁，口干，体倦乏力，食少，便溏，舌质淡胖大，苔薄白，脉细弱。中医辨证"心脾两虚"。本案患者因思虑过度，劳伤心脾，气血亏虚，不荣则痛，故胃脘部隐痛；心藏神而主血，脾主思而统血，思虑过度，心脾气血暗耗，脾气亏虚则体倦乏力，食少，口干；心血不足则见失眠，入睡困难，面色萎黄，烦躁。治疗以健脾益气，补血养心为主，以归脾汤为主方加减，加龙骨、牡蛎、珍珠母镇静安神；夜交藤、五味子养心安神；陈皮理气运脾，防益气补血药滋腻碍胃，又可防寒凉药物凝滞脾胃，使补而不滞，滋而不腻；沙参、麦冬益胃养阴生津；麦冬合焦栀子又可除烦。

徐灵胎云："方虽中病，而服之不得其法，则非特无功，而反有害"。此案患者以脾胃病表现为主，为防方中寒凉药物伤及脾胃，故早、午、晚餐后服用，患者夜眠差，正值冬季夜长，晚上选择睡前一小时服药，使药力相接续，增强助眠作用。

## 第五节 脾胃病用药禁忌

一忌苦寒败胃。用药时注意"苦寒败胃"，除胃火蕴结者，当慎用或禁用黄连、大黄、石膏等猛药，改予连翘、土茯苓、薏苡仁等清热；生白术、杏仁、决明子、火麻仁等通便。二忌甘温助火。"呕家忌甘"是指甘药滞中，甘能生湿、甘令中满，对湿浊、痰饮中阻引起呕吐者当忌用；另寒热错杂者当温清并用。如脾胃虚寒，而口疮、面部痤疮、失眠的患者，予黄芪建中汤去桂枝或者改桂枝为肉桂。以桂枝辛甘性温，入肺走表，助心阳，通血脉，能加重上焦之火，故弃之不用。三忌温燥耗气伤阴。"辛散耗气"是指脾胃虚弱、运化失常所致脘腹胀满者，当健脾助运，若单纯应用理气药，则愈通愈胀。如脾气虚而胃阴不足，见少苔或苔白干燥者，予生黄芪、生白术、沙参等清补之品代之。对于脾胃病，无明显禁忌，皆稍加生姜、大枣。一则改善口感；二则调和药性，引药入脾胃，以调和脾胃。

**【病案举例】**

肖某，女，60 岁。初诊：2018 年 11 月 6 日。
主诉：胃脘部堵胀 1 年，加重伴反酸半个月。

病史：1 年前因情志不遂出现胃脘部堵胀，进食后加重，未系统治疗。半个月前无诱因上述症状加重，并伴反酸，腹部疼痛，自服多潘立酮未见好转，就诊于我处。刻下：胃脘部堵胀，反酸，腹部疼痛，口干，夜眠差，大便干。舌淡黯，苔薄略黄，脉弦。胃镜示：慢性萎缩性胃炎。

中医诊断：痞满（运化失常，胃气上逆）。

西医诊断：慢性胃炎。

治法：行气解郁，运脾降逆。

方宗：半夏厚朴汤。

处方：姜半夏 10g，厚朴 15g，紫苏梗 15g（后下），生白术 30g，木香 10g，郁金 20g，炒杏仁 15g，柏子仁 15g，连翘 15g，炙甘草 10g，蒲公英 25g，煅瓦楞子 25g（先煎），海螵蛸 20g，珍珠母 30g（先煎），生姜 5g，大枣 5g。10 剂，水煎服。

二诊：2018 年 11 月 21 日。上述症状明显好转，效不更方，上方续服 10 剂，日 1 剂，水煎服。

【按语】 患者初诊以胃脘部堵胀 1 年，加重伴反酸半个月为主症，中医诊断"痞满"。胃脘部堵胀，反酸，伴腹部疼痛，口干，夜眠差，大便干，舌淡黯，苔薄略黄，脉弦。中医辨证为"运化失常，胃气上逆"。本案患者情志不遂，肝气郁结，脾胃升降失调，运化失常，而见胃脘部堵胀，腹部疼痛，脉弦；胃气上逆则反酸，气机失于宣降，津液不布，则口干，大便干。气不行则郁不解，故以行气解郁，运脾降逆为法。以半夏厚朴汤加减为主方，方中姜半夏降逆和胃；厚朴下气除满，助半夏散结降逆；紫苏梗行气解郁宽中，打开中焦郁滞；木香、郁金成颠倒木金散活血止痛，行气解郁；生白术健脾运脾，合炒杏仁、柏子仁润肠通便；柏子仁合珍珠母又可安神；连翘、蒲公英清热消痈散结；煅瓦楞子、海螵蛸制酸；炙甘草调和诸药。

此案患者大便干而未用大黄等寒凉性药物通下，而以生白术、炒杏仁、柏子仁健脾润肠通便，是为防苦寒药物败胃。此外辛散药物又能耗气伤阴，患者脾胃虚弱，脾胃升降失调，运化失常所致胃脘部堵胀，腹部疼痛，以理气与健脾运脾相结合，是为防单纯用理气药而致愈通愈胀。

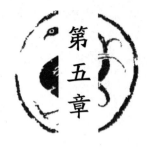

第五章

脾胃病医案精选

# 第一节　口腔食管疾病

## 一、口臭

张某，男，15岁。初诊日期：2017年11月21日。

主诉：口中异味伴恶心、呕吐1个月余，加重1周。

病史：口中异味伴恶心、呕吐1个月余，未予重视及诊疗。近1周，上述症状加重，就诊于门诊。刻下：口气明显，自觉食后恶心明显，偶有呕吐，伴咳痰，痰多且黄，手心易汗出，纳多，寐差，小便可，大便溏，矢气臭秽。舌淡胖，苔白略腻，脉沉。平素饮食无规律，喜食肥甘厚味。

中医诊断：口臭（湿热蕴结）。

西医诊断：口臭。

治法：宣畅气机，燥湿利水。

方宗：藿朴夏苓汤。

处方：藿香5g，厚朴10g，半夏10g，生地黄15g，泽泻10g，土茯苓35g，紫苏梗15g（后下），连翘15g，海螵蛸20g，生麦芽10g，炒麦芽10g，珍珠母30g（先煎），远志10g。10剂，水煎服。

二诊：2017年11月30日。口气明显缓解，食后大便易次数增多，大便成形，仍寐差，手掌心瘙痒，易出汗，余症同前。上方去生麦芽、炒麦芽、珍珠母、远志，加煅瓦楞子25g（先煎），茯苓30g，白术10g，山药10g，沙参10g，地肤子10g，白蒺藜10g，五味子5g，浮小麦30g，陈皮10g。10剂，水煎服。

【按语】 患者以口中异味伴恶心、呕吐1个月余，加重1周为主症，中医诊断"口臭"。患者以口中异味为主要临床表现，自觉食后恶心，偶有呕吐，痰多且黄，手心易汗出，纳多，寐差，小便可，大便溏，矢气臭秽。舌淡胖，苔白略腻。脉沉。中医辨证"湿热蕴结"。本案患者平素饮食无规律，喜食肥甘厚味，长此以往，湿热内生壅滞中焦，脾胃功能受损。故选用藿朴夏苓汤以宣畅气机，燥湿利水。以藿香芳香化湿、土茯苓清热利湿、生地黄、泽泻淡渗利湿，从上、中、下三焦利湿祛邪；厚朴、半夏燥湿运脾，使脾能运化水湿，不为湿邪所困；紫苏梗、连翘以泻肺气，除胃痞，散郁滞；生麦芽、炒麦芽以行气健脾，消食积；海螵蛸制酸止痛；珍珠母、远志安神助眠。二诊仍有脾虚，加茯苓、白术、沙参、山药、陈皮益气健脾之效；手掌心痒，加地肤子、白蒺藜祛风止痒；加五味子、浮小麦加强敛汗之效。

藿朴夏苓汤出自《医原》，能宣畅气机，燥湿利水，主治湿热病邪在气分而湿偏重者。藿香始载于《名医别录》，具有芳香化浊、开胃止呕、发表解暑的功能。李杲曰藿香"可升可降，上能入肺，下能入脾"。升以宣发肺气，降以利湿浊，肺主一身之气，肺气化则脾湿自化。现代药理研究显示，藿香具有抗炎、镇痛、解热、抗细菌、保护肠屏障功能，促进消化液分泌的作用。故本方中虽藿香用量较小，但实为本方点睛之笔。二诊时患者口气明显减轻，脾虚之证犹存，在原方基础上重用益气健脾之品，以巩固疗效。

## 二、口甜

张某，男性，50岁。初诊：2016年1月6日。

主诉：自觉口甜3年余，加重2个月。

病史：3年余前自觉口中有轻微甜味，尤以吞咽或进食加重，未重视，症状逐渐加重，伴食欲不振，6个月前开始口服中汤药，症状未见好转。2个月来，自觉口甜进行性加重，为进一步诊治，就诊于门诊。刻下：自觉口有甜味，食欲不振，怕风，心烦，口干，寐差，盗汗，大便干燥。舌红，舌有裂纹，苔略腻，脉弦滑。既往慢性糜烂性胃炎病史5年。

中医诊断：口甜（胃阴虚，脾胃伏火）。

治则：益胃生津，泄脾胃积热。

方宗：益胃汤合泻黄散。

处方：沙参15g，玉竹15g，生黄芪35g，藿香5g，生白术10g，茯苓30g，百合20g，郁金15g，生地黄15g，玉米须15g，浮小麦35g，炙鸡内金20g，海螵蛸15g，陈皮20g，当归15g，连翘15g，佩兰5g，炒酸枣仁15g，川厚朴10g，生麦芽15g，炒麦芽15g，神曲10g，珍珠母20g（先煎）。7剂，水煎服。

二诊：2016年1月13日。食欲好转，心烦。舌质红，苔白，脉略滑。原方去当归、生麦芽、炒麦芽、神曲、佩兰，加蒲公英25g，防风10g，焦栀子15g。10剂，水煎服。

三诊：2016年1月23日。口甜明显缓解，心情愉快。效不更方，14剂，水煎服。

后随诊，患者口甜完全好转。

【按语】 患者以自觉口甜3年余，加重2个月就诊，中医诊断"口甜"。自觉口有甜味，食欲不振，怕风，心烦，口干，盗汗，大便干燥。舌红，舌有裂纹，苔略腻，脉弦滑。既往慢性糜烂性胃炎病史5年。中医辨证为"胃阴虚，脾胃伏火"。该患久患脾胃伏火，脾胃功能受损，脾虚不能为胃行津液，导致胃阴不足，津不上承则见口干口甜；津不下行则大便干燥；虚火上扰则心烦；虚火迫津外出则盗汗；久病耗气，加之有正气亏虚，故见怕风，舌脉为阴虚之征。同时，脾虚不化湿，湿浊上泛。《素问·奇病论》言："帝曰：有病口甘者，病名为何……岐伯曰：此五气之溢也，名曰脾瘅。夫五味入口，藏于胃，脾为之行其精气，津液在脾……此肥美之所发也……治之以兰，除陈气。"治疗上以益胃汤为主方，方中沙参、玉竹益胃生津，使脾胃津液得复；合用泻黄散用焦栀子、藿香、防风泄脾胃伏火；同时藿香、佩兰悦脾醒胃可除陈气；加之厚朴取藿朴夏苓汤之意除湿去浊；黄芪、白术、防风、浮小麦益气固表止汗、扶正祛邪；乌梅、玉米须配伍祛火敛阴，生津止渴。诸药相配，脾胃复健，湿热浊气得化，口甜得治。解除患者多年顽疾和痛苦。

## 三、灼口综合征

姜某，女，60岁。初诊日期：2016年2月2日。

主诉：舌体疼痛伴右侧呈灼烧样10年余，加重1年。

病史：舌体疼痛时轻时重10年余，常于食辛辣后加重，伴舌体右侧呈灼烧样，舌强语塞，嘴角向右侧歪斜，进食困难，曾就诊于当地医院，诊断为"舌炎"，行中西药治疗后症状无好转。近1年来，情绪抑郁，右侧舌体红肿热痛症状明显加重，右侧舌体1cm×1cm大小溃疡面，面部萎缩，嘴角右侧歪斜，疼痛难忍，严重影响睡眠和进食。刻下：舌痛，呈灼烧样，嘴角歪斜，心烦，口干，便秘，胃热。舌质红绛少苔，脉细。

中医诊断：口疮（阴阳失衡，虚实夹杂）。

西医诊断：①灼口综合征；②复发性口腔溃疡。

治法：滋阴清热，调和阴阳。

方宗：乌梅丸。

处方：乌梅10g，细辛5g，沙参15g，当归15g，炙鸡内金20g，海螵蛸15g，儿茶5g（单包），藿香5g，生石膏25g（先煎），焦栀子10g，生地黄15g，泽泻10g，珍珠母30g（先煎），桃仁15g，火麻仁20g，郁李仁15g，杏仁15g，生甘草10g。10剂，水煎服。

二诊：2016年2月18日。舌痛症状明显减轻，舌体溃疡面基本愈合。上方加煅瓦楞子25g（先煎），玉竹10g，玉米须15g，知母10g。10剂，水煎服。

后随诊患者舌痛、舌疮痊愈，未复发。

**【按语】**　患者以舌体疼痛时轻时重10年余，加重伴口角歪斜1年为主症，中医诊断"口疮"。右侧舌体红肿热痛，呈灼烧样，舌体溃疡，舌强语塞，嘴角歪斜为主要临床表现，伴心烦，口干，便秘，胃热，反酸。舌质红绛少苔，脉细。中医辨证"阴阳失衡，虚实夹杂"。本案患者久病而致阴阳失调，因脾胃阴虚为本，燥热为标，津液不能上承及下达，则有口干，便秘，并伴心烦，胃热，反酸，虚火上炎，则有舌体红肿热痛，舌体溃疡，舌强语塞，嘴角歪斜。治以调和阴阳，滋阴清热。以乌梅丸为基础方，其中乌梅味酸入肝可生津，又敛阴柔肝以制木，防木乘土，细辛芳香气浓以祛风，当归补血活血，另加沙参养阴益胃生津，炙鸡内金运脾消食，海螵蛸制酸，儿茶生肌收湿敛疮，藿香化湿，生石膏、焦栀子清热除烦，生甘草清热补脾益气，生地黄清热养阴生津，合泽泻利水引热邪外出，珍珠母平肝潜阳，桃仁活血，合火麻仁、郁李仁、杏仁润肠通便。二诊，舌痛症状明显减轻，舌体溃疡面基本愈合，偶反酸，舌质红少苔，脉细。上方加煅瓦楞子制酸，加玉竹合沙参、生地黄取益胃汤养阴益胃生津之意，玉米须利尿以引邪外出，知母滋阴润燥。

《素问·至真要大论》曰："诸痛痒疮，皆属于心"。《辨舌指南》言："舌痹者，强而麻也，乃心绪烦扰，忧思暴怒，气凝痰火而成"。《灵枢·经脉》："是主脾所生病者，舌本痛"。《备急千金要方·舌论》云："多食甘则舌根痛而外发落。"《医学摘粹·杂证要法》言："舌之疼痛热肿专责君火之升炎"。《舌诊研究》言："舌色红润，舌尖有突起如小刺状，可疼痛，多见于失眠及夜间劳作之人"。《辨舌指南》指出："舌色鲜红，无苔点，舌底无津，舌面无液者，阴虚火炎也。"可见舌痛与多个脏腑相关，而以脾胃失调为发病的根本。本病辨证为脾胃阴虚，阴阳失衡，阴虚燥热，虚实夹杂。该患为老年女性，气血亏虚，久病失治误治，致脏腑精气衰微，生化乏源，阴液亏少，热病伤阴，致脾胃阴液不足，导致便秘，口干。脾胃阴虚为本，燥热为标，阴阳失衡，虚实夹杂。乌梅丸来源于《伤寒论》，缓肝调中，清上温下。寒热错杂形成的机理：肝为刚脏，内寄相火，心包亦有相火。相火者，辅君火以行事，随君火以游行全身。当肝寒时，阳气馁弱，肝失升发、舒达之性，则肝气郁。当然，这种肝郁，是因阳气馁弱而郁，自不同于情志不遂而肝气郁结者，此为实，彼为虚。既然阳气虚馁而肝郁，则肝中相火也不能随君游行于周身，亦为郁，相火郁则化热。这就是在阳气虚馁的脏寒基础上，又有相火内郁化热，因而形成了寒热错杂证，正如尤在泾所云："积阴之下，必有伏阳"。厥阴篇的本质是因肝阳虚而形成寒热错杂证，治之亦应在温肝的基础上调其寒热，寒热并用，燮理阴阳。所以乌梅丸中以附子、干姜、川椒、桂枝、细辛五味热药以温阳，益肝之用；人参益肝气，乌梅、当归补肝之体；黄连、黄柏泄其相火内郁之热，遂形成在补肝为主的基础上，寒热并调之方。所以，对应阴阳失调的口灼症，选用寒热并调之乌梅丸治疗。

## 四、口腔溃疡

徐某，女，48岁。初诊日期：2017年12月11日。

主诉：口腔溃疡反复发作半年余，加重半个月。

病史：反复口腔溃疡半年余，稍食热性食物加重，发作时外喷西瓜霜，时有好转。半个月前，生气后口腔溃疡反复，口服黄连上清丸未见明显好转，为进一步诊治来我门诊。刻下：舌尖及舌两侧可见溃疡，饮食时疼痛明显，餐后饱胀，偶有打嗝，胃怕凉，口干、眼干，寐差，二便可。舌红，苔白腻，脉滑。

中医诊断：口疮（寒热错杂）。

西医诊断：口腔溃疡。

治法：辛开苦降，调中和胃。

方宗：半夏泻心汤。

处方：姜半夏10g，黄芩15g，黄连5g，沙参15g，木香10g，紫苏梗15g（后下），连翘15g，生地黄15g，泽泻10g，土茯苓50g，地骨皮15g，海螵蛸20g，儿茶5g，煅瓦楞子25g（先煎），生甘草10g。10剂，水煎服。

二诊：2017年12月25日。餐后饱胀、寐差未见缓解，近日口苦，余症同前。舌红，苔薄白，脉滑。上方减土茯苓、瓦楞子，加厚朴10g，蒲公英20g，当归15g，炙鸡内金15g，肉桂10g，珍珠母30g（先煎），夜交藤15g。10剂，水煎服。

三诊：2018年1月5日。口腔溃疡明显改善，服药后未出现新病灶，餐后饱胀、打嗝改善，口苦，余症同前。舌红，苔白，脉弦。上方加木香10g，郁金15g，柴胡10g。10剂，水煎服。

调方继服3个月，口腔溃疡无再犯，偶有口干，余症悉除。

**【按语】** 患者以反复口腔溃疡半年余，加重半个月为主症，中医诊断为"口疮"。舌尖及舌两侧可见溃疡，饮食时疼痛明显，餐后饱胀，偶有打嗝，胃怕凉，口干、眼干、寐差，二便可。舌红，苔白腻，脉滑。中医辨证为"寒热错杂"。本案患者平素情志不畅，日久积郁化热，而致心脾之火上炎，上炎于口而发，肝病日久及脾，而致脾胃运化失常，水液代谢失司，内生湿热，当治以辛开苦降，调中和胃。故选用辛散温燥之半夏，入脾胃肺经，以行水湿，祛脾胃湿痰，土茯苓清热利湿，生地黄、泽泻引湿热从下焦而出；黄芩、黄连、紫苏梗、连翘苦寒清热降逆，以地骨皮清透虚热；沙参滋阴；木香调畅中焦气机；海螵蛸、儿茶、煅瓦楞子保护、修复口腔黏膜；生甘草清热解毒，调和诸药。二诊患者舌苔薄白，湿象明显减轻，故减土茯苓，餐后饱胀，加厚朴行气宽中，蒲公英加强清热之效，寐差，加肉桂和黄连为交泰丸，清火安神，珍珠母、夜交藤安神助眠，炙鸡内金健胃消食，并防止服药日久碍胃；三诊餐后饱胀仍在，加木香、郁金加强行中焦气机作用。口疮多与饮食、情志、体虚等因素有关。喜食辛辣食物，思虑过度，郁积化热易致心脾火热上炎，灼蒸于口。《圣济总录》曰："心脾有热，气冲上焦，重发口舌作疮也"。

## 五、胃食管反流病

王某，女，28岁。初诊日期：2016年1月15日。

主诉：胃痛、反酸1年余，加重半个月。

病史：胃痛、反酸时作1年余，口服奥美拉唑肠溶胶囊，时有好转。半月前，劳累后胃痛、反酸再次发作，口服奥美拉唑未见明显好转。为进一步诊治来诊。刻下：胃痛，反酸，稍食则胃胀，无口苦，偶烦躁，时有疲乏，伴腰腹酸痛，食欲可，寐差，二便调。舌尖红，苔淡黄略厚，脉缓。痛经史，口腔溃疡反复发作。

2015年7月16日胃镜：食管炎、浅表性胃炎伴胆汁反流、贲门松弛。

中医诊断：胃痛（肝郁脾滞）。

西医诊断：①胃食管反流病；②慢性胃炎；③胆汁反流。

治法：行气解郁，降逆和胃。

方宗：半夏厚朴汤。

处方：姜半夏10g，川厚朴10g，紫苏梗15g（后下），橘核15g，王不留行10g，青皮15g，陈皮15g，炙鸡内金20g，海螵蛸15g，煅瓦楞子25g（先煎），儿茶5g，红花10g，艾叶10g，炒杜仲20g，牛膝10g，益母草15g，连翘15g，生地黄15g，泽泻10g，牡丹皮10g，焦山栀子10g，蒲公英20g，珍珠母30g（先煎），土茯苓25g。7剂，水煎服。

二诊：2016年1月21日。胃痛明显缓解，时有胀满、反酸，寐欠宁，余症同前。舌红，苔白，脉弦。上方加郁金15g，生麦芽15g，炒麦芽15g，红花增量至15g，土茯苓增量至30g。7剂，水煎服。

三诊：2016年1月29日。偶有胃胀，寐差改善，仍有痛经，余症同前。舌淡，苔薄白，脉弦细。上方加木香10g，元胡15g，土茯苓增量至35g。7剂，水煎服。

四诊：2016年2月15日。反酸已止，寐欠宁，仍痛经，余症同前。舌淡，苔薄白，脉弦细。拟行气解郁，健脾宁心。处方：减生麦芽、炒麦芽，加党参20g，生黄芪30g，茯神15g。7剂，水煎服。

五诊：2016年2月26日。反酸烧心好转，口腔溃疡好转，无复发，痛经，经期乳房作胀，时烦躁，睡眠好转，二便调。舌尖红，苔淡黄略厚粗糙，脉缓。上方厚朴增量至15g，续服7剂，水煎服。

【按语】 患者以胃痛、反酸1年余，加重半个月为主症，中医诊断"胃痛"。胃痛，反酸，稍食则胃胀，无口苦，偶烦躁，时有疲乏，伴腰腹酸痛，食欲可，寐差，二便调。舌尖红，苔淡黄略厚，脉缓。有痛经史，口腔溃疡反复发作。中医辨证"肝郁脾滞"。本案患者平素易情志不遂，忧思恼怒，伤肝损脾，肝失疏泄，横逆伤脾及胃，脾失健运，胃气阻滞，终致气滞中焦。脾失健运，气血生化乏源，故而乏力。肝郁气滞，不通则痛，故痛经、腰腹酸痛。故首诊、二诊、三诊、四诊以行气解郁为主，以半夏厚朴汤为基础方，加青皮、陈皮、紫苏梗、木香等理气药物，重在行气解郁，患者反酸较重，加炙鸡内金保护胃黏膜，海螵蛸、煅瓦楞子、儿茶制酸止痛；痛经以益母草养血活血，红花活血祛瘀，艾叶温经止血防红花活血太过；连翘、生地黄、牡丹皮等清热除烦；寐差，以珍珠母平肝潜阳安神。四诊以行气解郁，健脾宁心为主。二诊在行气解郁，降逆和胃的基础上加强解郁、活血作用。三诊继续加强行气解郁作用。病久脾胃易受损，故四诊以生黄芪、党参健脾益气。五诊加大厚朴用量，增加行气解郁，除湿健脾力度，患者偶有反酸，继续以海螵蛸、煅瓦楞子等巩固制酸止痛之效。

# 第二节 胃十二指肠病变

## 一、慢性胃炎

崔某，女，45岁。初诊日期：2016年11月14日。

主诉：胃脘部胀闷不适2年，加重10天。

病史：2年前因情志不畅而发胃脘部胀闷，自服抑酸保护胃黏膜、增加胃动力等药物（具体用药不详）缓解症状。病情反复发作。近10天因情志不畅上述症状再次发作，自服奥美拉唑片后症状无好转，故来诊。刻下：胃脘部胀闷，反酸，善太息，五心烦热，易怒，时口干，乏力，后背部、腰部酸痛，寐差，纳呆，尿频，大便调。舌质淡红，苔薄白，舌根部略黄腻，脉弦。2015年10月10日于某医院胃镜示：浅表性胃炎，Hp＋。

中医诊断：胃痞（脾虚肝郁）。

西医诊断：慢性胃炎。

治法：行气散结，降逆和胃。

方宗：半夏厚朴汤。

处方：姜半夏10g，川厚朴10g，炙鸡内金15g，海螵蛸20g，青皮15g，陈皮15g，生麦芽15g，炒麦芽15g，牡丹皮10g，焦栀子10g，沙参15g，牛膝10g，槲寄生10g，珍珠母35g（先煎），炒酸枣仁15g，神曲10g，夜交藤15g，木香10g，郁金15g，生地黄15g，泽泻10g，生甘草10g，五味子5g，生姜5g，大枣5g。7剂，水煎服。

二诊：2016年11月21日。胃脘部胀闷、后背部酸痛、五心烦热、乏力、腰酸、寐差均缓解，情志较前明显好转，仍诉泛酸。上方加用煅瓦楞子30g。加减治疗2个月，诸症悉除。

【按语】 患者以胃脘部胀闷不适2年，加重10日为主症，中医诊断"胃痞"。胃脘部胀闷，泛酸，伴后背部酸痛，善太息，五心烦热，易怒，时口干，易乏力，每因情志不畅时症状易复发或加重。舌质淡红，苔薄白，舌根部略黄腻，脉弦。中医辨证"脾虚肝郁证"。本案患者病因为情志不畅而发，情志不畅伤肝，肝气失于疏泄条达横犯脾胃，脾失健运，升降失常，气机不畅而致胃痞。治以行气散结，降逆和胃。首诊方以半夏厚朴汤加减行气散结，降逆和胃。方中半夏功擅化痰散结，降逆和胃，厚朴长于行气开郁，下气除满，二药配伍，痰气并治，疗效显著。鸡内金、海螵蛸制酸止痛。青皮疏肝，陈皮调中，两者配伍，升降调和，共奏疏肝和胃、理气止痛之功，为肝脾同治之常用组合。生麦芽、炒麦芽配伍，行气而不伤气，共奏升发脾胃之气，开胃健脾，疏肝理气之功效，对脾胃虚弱、食积不消、食欲不振及脘腹胀满等用之效佳。神曲消食化积；沙参补气；槲寄生

193

补肾;珍珠母、五味子、炒酸枣仁、夜交藤养心安神;木香、郁金理气行郁止痛,合为颠倒木金散;牛膝引火下行;牡丹皮、栀子、生甘草清热泻火;生地黄、泽泻分消走泻。生姜性味辛温,功能散寒解表,温中和胃;大枣性味甘平,功能补益脾胃。二药相互配用,则外和营卫,内调脾胃。

对于内伤杂病、脾胃失和之症,生姜、大枣配用调和脾胃,扶助中焦正气。生姜、大枣加入补虚方剂,乃因"脾胃为后天之本",脾胃调和既可加强补虚药的吸收,又可避免补益之剂的壅滞,从而补而不滞;化痰方剂中配用,乃因"脾为生痰之源",脾胃调和则痰自不生,乃治本之法;活血方剂中配用,乃因"脾为气血生化之源",脾胃调和则气血充沛,既能助其活血,又可防其伤正;化湿之剂配用,乃因"土喜燥而恶湿",脾胃调和则运化自健。所以生姜、大枣是调和脾胃功能不可缺少的药物。

## 二、慢性萎缩性胃炎伴肠上皮化生

李某,女,71 岁。初诊日期:2017 年 12 月 26 日。

主诉:脘腹胀满伴反酸 1 个月余。

病史:1 个月前无明显诱因出现脘腹胀满不适,伴反酸,偶有胃脘部隐隐作痛,饮食不慎易呕吐,纳少则饱,胃怕凉,喜暖喜按,易烦躁,口苦,手足不温,纳呆,寐差,二便尚可。舌淡,苔白略腻,脉弱。胃镜示:慢性萎缩性胃炎;Barrett 食管。病理示:(中度)肠上皮化生。

中医诊断:痞满(肝脾不调,寒热错杂)。

西医诊断:①慢性萎缩性胃炎;②胃食管反流病。

治法:调和肝脾,寒热平调,消痞散结。

方宗:半夏泻心汤。

处方:姜半夏 10g,黄芩 15g,黄连 5g,干姜 5g,炙甘草 10g,海螵蛸 20g,煅瓦楞子 25g(先煎),吴茱萸 5g,珍珠母 30g(先煎),夜交藤 15g,厚朴 10g,焦栀子 10g,茯苓 30g,炒白术 10g,牡丹皮 10g,青皮 15g,陈皮 15g,紫苏梗 15g(后下),生姜 5g,大枣 5g。10 剂,水煎服。

二诊:2018 年 1 月 8 日。脘腹胀满伴反酸好转,便不畅,余症同前。上方去炒白术,加生白术 25g,蒲公英 25g,连翘 15g,木香 10g,郁金 20g,生麦芽 15g。10 剂,水煎服。

三诊:2018 年 1 月 29 日。脘腹胀满明显改善,偶有反酸,略烦躁,偶有口干,食欲改善,余症同前。上方青皮减至 10g,加炒柏子仁 10g,生地黄 15g,玉竹 15g。10 剂,水煎服。

调方继服半年余,诸证明显缓解,偶有饱胀、口干。

【按语】 患者以脘腹胀满伴反酸 1 个月余为主症,中医诊断"痞满"。脘腹胀满不适，伴反酸，偶有胃脘隐隐作痛，饮食不慎易呕吐，纳少则饱，胃怕凉，喜暖喜按，易烦躁，口苦，手足不温，食欲差，寐差，二便尚可。舌淡，苔白略腻，脉弱。中医辨证"肝脾不调，寒热错杂"。治以"调和肝脾，寒热平调，消痞散结"，选辛开苦降的经典方剂半夏泻心汤。半夏苦辛而燥，辛可散结除痞，助脾升清，味苦可助胃降浊；黄连、黄芩苦寒清降泄热开痞；肝郁化火，横逆犯胃出现反酸或纳少易饱，上扰心神则失眠，焦栀子、牡丹皮清热泻火；紫苏梗、厚朴宽中行气；吴茱萸味辛条达肝气，和胃止痛，与黄连有左金丸之意，亦为辛开苦降之法；珍珠母、夜交藤安神助眠；海螵蛸、煅瓦楞子抑酸保护胃黏膜；白术、陈皮、茯苓健脾化痰祛湿。二诊患者仍有脘腹胀满，加木香、郁金、生麦芽加强理气之效，年老脾胃运化功能弱易致便不畅，以生白术易白术以运脾阳易通便。三诊患者脘腹胀满明显改善，略减少青皮用量，寐差，加柏子仁加强安神助眠之效，口干，加生地黄、玉竹以滋阴润燥。因本病为较为棘手的慢性病，故治疗上不能一味只求效果显著，更应循序渐进地治疗。

半夏泻心汤是《伤寒论》中治疗寒热错杂的经典名方，有寒热平调、补泻同用的组方特点。本案患者年七旬余，脏腑功能衰退，脾胃功能逐渐受损，出现运化受纳功能失常，升降失司，日久发为本病。治以辛开苦降，健脾和胃。故用半夏泻心汤为主方以辛开苦降，寒热平调。

## 三、消化性溃疡

于某，男，68岁。初诊日期：2017年3月9日。

主诉：胃痛反复发作50余年，再发加重3个月。

现病史：1964年因饥饿出现上腹痛，性质为隐痛，阵发性加重，无放射痛，腹痛与体位无关，进食后腹痛缓解，伴轻微反酸、烧心、腹胀，经当地医院确诊为"十二指肠球部溃疡"，经西药抑酸、保护胃黏膜对症治疗后好转。此后上症每数年发作一次，经对症治疗均可缓解。1986年因十二指肠球部溃疡穿孔行胃穿孔修补术，术后间断服用抑酸药治疗。2009年始上腹痛更甚，自2009年开始每年入院对症治疗，症状仍然逐年加重。2011年11月18日于大连市友谊医院住院期间复查胃镜示：十二指肠球部溃疡，2处溃疡，直径分别为10mm及2mm；慢性萎缩性胃炎。黏膜病理诊断：胃角黏膜慢性炎，中度萎缩，固有膜内淋巴组织增生并形成淋巴滤泡，较多浆细胞、淋巴细胞和少量中性粒细胞浸润。2014年12月2日，症状再发加重，于大连市中心医院住院期间复查胃镜示：非萎缩性胃炎，胃多发溃疡，十二指肠球部溃疡。经对症治疗好转出院后继续口服泮托拉唑肠溶胶囊、瑞巴派特片、康复新液等，后因对西药出现严重过敏反应，停止一切西药治疗。近1年上腹部疼痛周期缩短，程度加重，3个月左右反复1次，需频频饮食缓解。为进一步诊治，就诊于我门诊。刻下：上腹部疼痛，为持续性，饥饿时加重，偶有呃逆、反酸、烧心，无口干，便黏，1～3 次/d，排便不畅。舌红，苔厚白腻，舌下脉络迂曲发紫，脉弦。

西医诊断：①消化性溃疡；②慢性胃炎。

中医诊断：胃痛（脾胃虚寒，瘀血阻络）。

治则：温中健脾，活血通络。

方宗：黄芪建中汤合失笑散。

处方：生黄芪 30g，桂枝 10g，炒白芍 15g，炙甘草 10g，丹参 15g，五灵脂 10g，生蒲黄 10g，炒蒲黄 10g，党参 20g，茯苓 30g，白术 10g，陈皮 15g，炒山药 10g，炙鸡内金 15g，海螵蛸 20g，煅瓦楞子 20g（先煎），元胡 15g，生姜 5g，大枣 5g。7 剂，水煎服。

二诊：2017 年 3 月 16 日初诊。胃疼总体较前缓解，饥饿时仍感疼痛，饭后仅感轻微疼痛，时有呃逆、反酸，不欲饮冷食，轻微口干不欲饮，无口苦，无烦躁，便黏，1 次/d，夜寐 5～6 小时。舌淡紫，舌下脉络迂曲发紫，苔白厚腻，脉弦。上方加炒扁豆 10g，生麦芽 15g，炒麦芽 15g，儿茶 5g，木香 10g，土茯苓 25g，沙参 15g，陈皮增量至 20g，煅瓦楞子增量至 25g。7 剂，水煎服。

患者前后共服药 40 余剂，随诊胃痛未再发作。

【按语】　患者以胃痛反复发作 50 余年，再发加重 3 个月为主症，中医诊断"胃痛"。上腹部疼痛，为持续性，饥饿时加重，偶有呃逆、反酸、烧心，无口干，便黏，1～3 次/d，排便不畅。舌红，苔厚白腻，舌下脉络迂曲发紫，脉弦。中医治以"温中健脾，活血通络"。患者久病必虚，久病必瘀。患者年老体衰，脾胃虚弱，脾阳不足，寒邪内蕴，阻滞气血脉络，寒瘀夹杂，脾胃中焦不通则痛，出现舌下脉络迂曲发紫，脾胃虚健运失司，无以运化水湿，脾不升清则降，胃不降逆则升，故表现便黏，打嗝等。全方以黄芪建中汤补虚温中，四君子健脾调节气机，失笑散活血化瘀。二诊时患者便仍黏腻，苔厚腻，原方加木香、土茯苓、炒扁豆，陈皮增加至 20g，加大除湿之力；加沙参滋阴扶正，加儿茶敛疮生肌，对症治疗。

# 第三节　肠　病

## 一、肠套叠

王某，女，74 岁。初诊日期：2016 年 3 月 7 日。

主诉：小腹坠痛伴左下腹结块反复发作 1 年余，加重 2 个月余。

病史：1 年前因腹泻数日后自觉小腹坠胀疼痛，时有便意，左下腹可触及柔软结块，按之胀痛，时聚时散，曾就诊于当地医院，具体检查不详，诊断为"直肠套叠""不完全性肠梗阻""盆底松弛综合征"，未予以系统治疗。因近2个月反复发作来诊。刻下：小腹坠胀疼痛，连及肛门，左下腹偶可触及条索状结块，按之胀痛，伴神疲，乏力，烦躁，易怒，纳可，食后脘胀，寐安，时有便意，欲便不得，排便不畅，便2~3日一行。舌尖红，苔白略厚，脉缓弱。既往2型糖尿病病史10年，服用降糖药，血糖控制稳定。

中医诊断：聚证（脾虚气陷，气机郁滞）。

西医诊断：①直肠套叠；②盆底松弛综合征；③2型糖尿病。

治法：益气升陷，行气散结。

方宗：补中益气汤合麻子仁丸。

处方：生黄芪75g，沙参15g，党参20g，枳实15g，炒白芍20g，香附15g，乌药10g，生白术20g，火麻仁20g，炒决明子50g，当归20g，青皮15g，陈皮15g，槟榔15g，川厚朴10g，炙鸡内金15g，玉米须15g，柴胡10g，升麻5g，郁李仁15g，牡丹皮10g。7剂，水煎服。

二诊：2016年4月1日。小腹下坠缓解，左下腹结块消失，时有胀痛，肠鸣，矢气较少，肛周仍有下坠感，食欲可，餐后仍有饱胀感，口干，时有便意，便少不畅。舌红，有少许瘀点，苔薄白，脉缓略涩。上方去鸡内金、玉米须、牡丹皮，加炒莱菔子30g，桃仁10g，炙甘草10g，改决明子用量至35g，沙参20g，炒白芍30g。7剂，水煎服。

三诊：2016年4月21日。上腹胀，每于进食则打嗝，反胃，偶有烧心，体倦乏力，夜寐欠佳，大便秘，时有便意，仍感排便不尽，余症同前。舌淡，苔稍白腻，脉沉缓。上方生黄芪减量为50g，加柏子仁15g，生麦芽15g，炒麦芽15g，生白术加量至30g。5剂，水煎服。

四诊：2016年5月6日。服药后肠鸣增多，矢气频作，口干，仍有乏力，大便正常，可自主排便，每日早晨5:30~6:00排便1次。舌红，苔白略厚腻，脉缓。上方去柏子仁、莱菔子、生麦芽、炒麦芽，黄芪减量为35g。7剂，水煎服。

【按语】 患者以小腹坠痛伴左下腹结块反复发作1年余，加重2个月余为主症，中医诊断"聚证"。小腹坠胀疼痛，连及肛门，左下腹偶可触及条索状结块，按之胀痛，伴神疲，乏力，烦躁，易怒，纳可，食后脘胀，寐安，时有便意，欲便不得，排便不畅，便2~3日一行，舌尖红，苔白略厚，脉缓弱。中医辨证"脾虚气陷，气机郁滞"。本案患者既往消渴病十载，致脾胃气虚，受纳运化不及，气机升降失常，清阳不升，浊阴不降；气陷于下，神疲，乏力，小腹坠胀疼痛，连及肛门，食后脘胀；脾气亏虚，运化受阻，壅塞不通，左下腹偶可触及条索状结块，按之胀痛，时有便意，欲便不得，排便不畅，便2~3日一行等。治以益气升陷，行气散结之法，以补中益气汤合麻子仁丸加减。故方中重用黄芪健脾益气，补中升提；党参、生白术补气健脾，增强黄芪补中益气之功效，使元气旺盛，清阳得升；另外，方中生白术还具有通便之用；当归养血和营，补气养血；青皮、陈皮理气和胃，使诸药补而不滞；柴胡、升麻升提下陷之中阳，因患者时有左下腹结块，且排便不畅，大便2～3日一行，故用质润多脂的火麻仁、郁李仁、决明子、槟榔滋脾润肠，行气导滞；白芍养阴柔肝理脾；香附、乌药行气止痛；枳实下气破结；厚朴行气除满；鸡内金消食化积；沙参养阴生津；牡丹皮活血化瘀；玉米须《滇南本草》言其"宽肠下气"。二诊小腹下坠缓解，虽左下腹结块消失，时有胀痛，肛周仍有下坠感，餐后仍有饱胀感，口干，便少不畅。舌红，有少许瘀点，苔薄白，脉缓略涩。考虑久病体虚之人，气血已伤，久病入络，故去鸡内金、玉米须、牡丹皮，改决明子、沙参、炒白芍用量，加炒莱菔子、桃仁、炙甘草理气活血，软坚散结。三诊上腹胀，进食则打嗝，反胃，偶有烧心，考虑脾虚肝郁所致，用生麦芽、炒麦芽消食除胀；夜寐欠佳，加柏子仁养心安神；大便秘，排便不尽，生白术加量运脾通便。四诊服药后诸症得解，但仍有乏力，舌红，苔白略厚腻，脉缓。去柏子仁、莱菔子、生麦芽、炒麦芽消散之品，减黄芪、川厚朴量，一则防止黄芪久用令人滞胀，一则防止川厚朴久用再耗气阴。

　　聚证在临床虽以实证多见，但虚者、虚实夹杂者也多有之，若有明显正气亏虚者，应根据邪气兼夹与阴阳气血亏虚的差异相应地调整治法和方药，如气虚所致者，其病因多由于久病体弱或病情迁延，脾气受损，气机郁滞所致。治疗可遵循《素问·至真要大论》所谓"结者散之""衰者补之"的原则，可适当予以补气健脾，行气散结之法，补气健脾可适当选用香砂六君子汤、补中益气丸等，行气散结可合用麻子仁丸、小承气汤、增液承气汤之辈，临证中应尽量避免过用、久用大黄、芒硝等攻伐之品，以防损正伤胃，也不可妄投三棱、莪术等破血逐瘀之品，以防损伤血络，更不可过用香燥理气之品，以防耗气伤阴，加重病情。其治疗中应求缓图，切不可急功近利，故《医宗必读·积聚》云："屡攻屡补，以平为期"。

## 二、溃疡性结肠炎

金某，女，50岁。初诊日期：2015年6月23日。

主诉：腹泻、黏液脓血便反复发作5年。

病史：5年前因进食寒凉之物而排黄色不成形大便，便后可见黏液脓血便，结合肠镜确诊为溃疡性结肠炎。近5年多次查肠镜示溃疡多发于直肠、乙状结肠，曾反复应用美沙拉秦缓释颗粒、激素等药物治疗，病情时轻时重，疗效不佳。刻下：面色少华，形体消瘦，乏力，晨起左下腹部疼痛，腹痛绵绵，喜温，便溏时伴有黏液脓血便，日4～6次，有时伴里急后重，纳差。舌质淡，苔薄白，脉沉细。2013年4月25日某医院查结肠镜示：降结肠、乙状结肠、直肠处黏膜有点状糜烂，表面有脓性分泌物附着，周围黏膜充血水肿。

　　中医诊断：久痢（脾胃虚弱）。

西医诊断：溃疡性结肠炎。

治法：益气健脾，解毒消痈。

方宗：①参苓白术散加减口服；②"冰及地榆汤"灌肠。

处方：①口服：党参20g，茯苓30g，白术10g，炙甘草10g，木香5g，土茯苓30g，炙鸡内金15g，海螵蛸20g，防风15g，吴茱萸5g，地榆炭15g，棕榈炭10g，砂仁5g（后下），炒山药15g，炒扁豆10g，补骨脂10g，生地黄15g，泽泻10g，连翘15g，槲寄生10g，炒薏苡仁30g，陈皮15g。7剂，水煎服。

②"冰及地榆汤"灌肠：冰片2g（冲入），生白及15g，地榆炭30g，硼砂1g（冲入），儿茶5g，生甘草10g，棕榈炭15g，土茯苓35g，白术15g，枳实15g，海螵蛸15g。每日1剂，水煎150ml，每日1次保留灌肠，保留时间60分钟以上。

③嘱患者清淡食物，调情志，劳逸适度。

二诊：2015年6月30日。服药7剂，病人腹痛缓解，大便略成形，黏液脓血便明显减少，乏力缓解，纳尚可。上方加炮姜10g，去连翘。14剂，水煎服。

三诊：2015年7月14日。服药14剂，病人大便2～3次/d，有时不成形，无黏液脓血便，无腹痛，偶有腹胀，乏力好转，纳可。舌质淡，苔薄，脉沉细。中汤药调整如下：党参20g，茯苓25g，白术、炒扁豆、棕榈炭各10g，沙参、防风、陈皮、炒山药、地榆炭各15g，生黄芪35g，炒薏苡仁30g。14剂，常规水煎服。

继服上方加减治疗2个月，同时配合灌肠治疗，患者腹痛已除，大便成形，每天1～2次，无黏液及脓血。复查肠镜示结肠黏膜未见出血，溃疡愈合。

【按语】患者以腹泻、黏液脓血便5年为主症，中医诊断"久痢"。患者以黏液脓血便，晨起左下腹部绵绵疼痛，乏力为主要临床表现，伴面色少华，形体消瘦，喜温，有时伴里急后重，纳差。舌质淡，苔薄白，脉沉细。中医辨证"脾胃虚弱"。本案患者病因为进食寒凉之物而发，久则伤脾，脾失健运，脾胃虚弱，湿浊内生，郁化热毒，下注肠间，壅塞气血，损伤脂膜血络，血败肉腐，而成痢疾。治以益气健脾，解毒消痈。病人形体瘦弱，脾虚为本，故以参苓白术散加减益气健脾，渗湿止泻。方中党参、白术、茯苓益气健脾渗湿为主；辅以山药健脾益气，兼能止泻；并用扁豆、薏苡仁助白术、茯苓以健脾渗湿，均为臣药；更用砂仁芳化湿浊，行气化滞；木香芳香化湿，偏行肠胃的滞气；鸡内金健脾消食，恢复胃气；连翘清热解毒、消痈散结；生地黄清热生津；海螵蛸通络止痛；土茯苓、泽泻解毒除湿；地榆炭、棕榈炭止血止泻，炒炭能增强药物的止血作用，且减其寒凉之性；痛泻之证，系由土虚木乘，肝脾不和，脾受肝制，运化失常所致，依据吴鹤皋"泻责之脾，痛责之肝；肝责之实，脾责之虚，脾虚肝实，故令痛泻"之致病机理，予白术苦甘而温，补脾燥湿以治土虚；陈皮理气燥湿，醒脾和胃；防风祛风胜湿，与健脾药同用以祛湿止泻；鉴于"脾肾先后天互相滋生"，脾病及肾，加用吴茱萸、补骨脂、槲寄生温补脾肾、除湿止泻；甘草调和诸药。此组方补中气、渗湿浊、行气滞，使脾气健运，湿邪得去，则诸症自除。全方补中气、渗湿浊、行气滞，使脾气健运，湿邪得去，则诸症自除。二诊时病人诉遇冷时腹痛明显，伴肠鸣，故一诊方去除苦寒之连翘，加用炮姜。炮姜性温，善暖脾胃，能温中止痛止泻，适用于虚寒性腹痛、腹泻，如《备急千金要方》以本品研末饮服，治中寒水泻。《得配本草》曰："炮姜守而不走，燥脾胃之寒湿，除脐腹之寒癖，暖心气，温肝经……"三诊时病人诸症好转，以脾虚为主，此时注重扶正，强调健脾扶正以固本扶正，佐以止泻之法。故方中党参、白术、茯苓益气健脾渗湿；扁豆、薏苡仁、山药健脾止泻；地榆炭、棕榈炭止血止泻；陈皮、防风理气祛湿止泻；黄芪甘温，善入脾胃，为补中益气要药；配合沙参既可增加补益脾气之功，又可防止过量补气药物味甘壅中，碍气助湿。

### 三、直肠前凸综合征

王某，女，67岁。2018年5月5日初诊。

主诉：排便黏腻不畅3年余，加重1周。

病史：3年前无明显诱因出现排便黏腻不畅，就诊于当地医院，查排粪造影提示：直肠前凸综合征。予改善饮食，多食蔬菜、水果后好转。近2年大便不甚干结，欲便不得出，排出不净，大便5～8日一行，仅便少量不成形便。近1周劳累后上述症状逐渐加重就诊。刻下：排便黏腻不畅，口苦，口黏，反酸，纳差，脘腹胀满，肢体困倦，肛门坠胀，伴胸闷、心烦。舌苔白腻，脉濡。2017年12月5日于大连医科大学附属第一医院查胃镜提示：慢性萎缩性胃炎；结肠镜提示：中度节段性结肠溃疡。

中医诊断：便秘（湿阻胃肠）。

西医诊断：①直肠前凸综合征；②慢性萎缩性胃炎；③溃疡性结肠炎。

治法：降逆除湿，消痞通便。

方宗：半夏厚朴汤合甘草泻心汤。

处方：姜半夏10g，厚朴10g，茯苓30g，紫苏梗15g（后下），炙甘草10g，黄芩10g，黄连5g，吴茱萸5g，北沙参15g，蒲公英25g，连翘15g，柴胡5g，升麻5g，炙鸡内金15g，柏子仁15g，杏仁10g，青皮15g，陈皮15g，珍珠母30g（先煎），夜交藤15g，远志10g。14剂，水煎服。

二诊：2018年5月19日。服药后仍排黏腻不成形便，量少，排便不畅，排便不规律，时有便意，便或2～3日一行，或日3～4次不定，胃脘痞胀，矢气多，得矢气则舒，体倦乏力，肛门坠胀，两胁微胀，寐可。舌淡苔白腻，脉濡缓。上方去夜交藤、远志，加香附15g，乌药10g，土茯苓35g，白术10g。14剂，水煎服。

三诊：2018年6月6日。服药后排便量多，便黏腻不成形，排便顺畅，便日2～4次不定，仍感胃脘痞张，食后尤甚，矢气频作，得矢气则舒，体倦乏力，肛门坠胀,舌苔白略燥,脉缓。上方加生地黄15g,熟地黄15g。14剂,水煎服。

【按语】 患者以排便黏腻不畅3年余为主症,中医诊断"便秘"。大便秘结3年,排便黏腻不畅,口苦,口黏,反酸,纳差,脘腹胀满,肢体困倦,肛门坠胀,伴胸闷、心烦,舌苔白腻,脉濡。中医辨证为"湿阻胃肠"证。治以降逆除湿,消痞通便,以半夏厚朴汤合甘草泻心汤加减。方中姜半夏化痰散结,降逆和胃;厚朴下气除满,助半夏散结降逆;茯苓渗湿健脾;紫苏梗芳香行气,助厚朴行气宽胸,宣通郁结之气;炙甘草温中补脾;黄芩、黄连清胃中邪热;吴茱萸、北沙参、炙甘草同用,温脾散寒而益气;该患素有胃肠之疾,用蒲公英、连翘清热解毒;柴胡、升麻升提中气;鸡内金消食化积;柏子仁养心安神,配杏仁提壶揭盖而通便;青皮、陈皮疏肝理气,健脾化痰;珍珠母、夜交藤、远志养心安神除烦,诸药合用能行气化湿,使湿气得以祛除,若气机升降自如,则大便通畅无阻。二诊患者服药后仍排不成形便,量少,不易排出,时有便意,排便不规律,便或2~3日一行,或日3~4次不定,胃脘痞胀,两胁微胀,矢气多,得矢气则舒,体倦乏力,肛门坠胀,寐可,舌苔白腻,脉濡缓。守上方去夜交藤、远志,加香附、乌药行气止痛;土茯苓除湿;生白术加量运脾通便。三诊患者服药后排便量多,便黏腻不成形,排便顺畅,便2~4次不定,仍感胃脘痞胀,食后尤甚,矢气频作,得矢气则舒,体倦乏力,肛门坠胀,舌苔白,脉缓。考虑脾虚未复,湿邪尤存,恐病久伤津,故予以健脾化湿,养血通便之法以资巩固,守上方加生地黄、熟地黄滋阴清热养血,因肾主司二便,故熟地黄又有补肾之用。

现代人生活节奏增快,工作压力增大,饮食失节,起居失常,尽管所食食物种类多样,营养丰富,但由于往往易导致脾胃功能下降,如进食生冷无度,则中寒内生,酿生湿邪,湿邪阻滞,又令脾虚失运加重,致糟粕停滞肠道,既可以表现为"过"的一面——腹泻便溏,也可以表现为"不及"的一面——便秘,而后者即中医所谓的"湿秘"。不可一见便秘就滥用泻药,而导致脾胃损伤。这种便秘既非热结所发,亦非津枯所致,如妄投芒硝、番泻叶、大黄泻下,恐复伤脾胃;如蜂蜜、黑芝麻等润下之品,恐滋生湿邪,加重滞胀,甚至加重便秘。所以治疗寒湿阻滞胃肠的便秘的关键,首先要健脾复运,除湿通便,可选用平胃散之辈等加减治之。临床治疗中常用半夏厚朴汤合甘草泻心汤加减,此法虽重在降逆除湿,消痞通便,同时也蕴含辛开苦降之意,临证中还可根据病情适当加减,如食积不化加生麦芽、炒麦芽或保和丸等消导药改善消化功能;中气下陷加柴胡、升麻等药升提中气;湿邪较著者重用土茯苓、茯苓配白术除湿;脾虚及肾者,可用生地黄、熟地黄滋阴补肾等。总之,对于湿阻肠胃便秘的治疗是一个较长期的过程,健脾除湿不同于使用泻下药之立见成效,治疗时不可急于求成,以防变生他病,应循序渐进,意在缓图。同时病患自身要做好长期调治的准备,做到合理饮食,调摄起居,避免不合理生活习惯等,这些对便秘的纠正都有一定的帮助。

# 第四节 术后胃肠功能障碍

## 一、甲状腺癌术后

姚某，女，66岁。初诊日期：2018年6月16日。

主诉：大便干结，排便困难2个月余。

病史：2个月余前因甲状腺癌术后出现大便干结，排便困难，大便3~5日一行，伴口干，口苦，时恶心，心烦胸闷，乏力，纳少，易汗出，寐欠安。舌淡红，苔白，脉弦细。平素容易烦躁生气，心情抑郁。1个月前行胃肠镜检查未见明显异常。

中医诊断：便秘（肝胆郁热）。

西医诊断：功能性便秘。

治法：疏肝利胆，健脾和胃。

处方：柴胡10g，姜半夏10g，黄芩10g，沙参15g，茯神15g，生白术20g，炙甘草10g，炙鸡内金20g，生麦芽15g，炒麦芽15g，神曲10g，海螵蛸20g，生地黄15g，山萸肉5g，夜交藤15g，紫苏梗15g（后下），连翘15g，炒酸枣仁15g，王不留行10g，橘核10g，生姜5g，大枣5g。14剂，水煎服。

二诊：2018年7月15日。便秘好转，大便1~2日一行，口干、口苦缓解，无恶心，寐尚安，汗出缓，仍乏力，补诉时感手指麻木。舌淡红，苔白，脉弦细。原方加生黄芪35g，麦冬15g，五味子5g。14剂，水煎服。

后随诊便秘完全好转。

【按语】 患者以大便干结，排便困难2个月余为主症，中医诊断"便秘"。大便干结，排便困难，大便3~5日一行，便干，伴口干，口苦，时恶心，心烦胸闷，乏力，纳少，寐欠安，舌淡红，苔白，脉弦细，中医辨证为"肝胆郁热"。患者甲状腺癌术后，平素容易烦躁生气，肝郁气滞体质。患者在手术期间及其后心情压抑不畅加重，肝胆气郁，故致三焦不通，津液不得下则便秘；邪郁少阳则口干、口苦、心烦胸闷；胃气不降则恶心；热扰心神则寐欠安；肝气乘脾则乏力、纳少、脉弦细。治以疏肝利胆，健脾和胃，以小柴胡汤化裁。方中柴胡、黄芩解热除烦，疏肝利胆；半夏和胃降逆通阴阳；生白术运脾通便，合茯神、沙参、炙甘草、大枣、生姜益气健脾和胃，以增强少阳抗邪之力，同时当应"见肝之病，知肝传脾，当先实脾"；鸡内金、海螵蛸、生麦芽、炒麦芽、神曲消食和胃制酸；紫苏梗、连翘疏肝下气清热；生地黄、山萸肉补肝肾、凉血止汗；酸枣仁安神除烦；王不留行、橘核活血行气散结。二诊少阳郁热缓解，大便通，口干、口苦改善，但仍乏力，考虑其年老体弱、且术后耗气，手指麻亦提示气虚，故加黄芪增强补气力度，予麦冬、五味子合沙参益气养阴。

小柴胡汤是张仲景《伤寒论》中使用非常广泛的方剂，可以治疗多种内科杂病。《伤寒论》阳明篇曰："阳明病，胁下硬满，不大便而呕，舌上白苔者，可与小柴胡汤。上焦得通，津液得下，胃气因和，身濈然汗出而解也"。小柴胡汤和解少阳，而胆与三焦都属少阳。足少阳胆经从横向主半表半里，为气机表里出入之枢，手少阳三焦经纵向贯通上、中、下三焦，为气机上下升降之枢。清代何秀山在《通俗伤寒论》中说："足少阳胆与手少阳三焦合为一经。其气化，一寄于胆中以化水谷，一发于三焦以行腠理。若受湿遏热郁，则三焦之气机不畅，胆中相火乃炽。"也就是说手、足两少阳经相辅相成，密切相关。肝胆不疏，则三焦不通，反之亦然。故小柴胡汤既能疏理肝胆，又能疏通三焦。"三焦者，水谷之通路，气之终始也"，三焦能通达气和水，三焦不通，则可引发便秘。小柴胡汤能疏通三焦，上焦得通，气达郁解，津液得下，大便通利，胃气因和。

## 二、胃息肉术后

韩某，男，58岁。初诊日期：2018年9月8日。

主诉：上腹胀满时作近1年，加重伴烧心1个月余。

病史：1年前渐出现上腹胀满时作，就诊于当地医院，查胃镜提示：慢性萎缩性胃炎病，胃息肉，予息肉切除，病理提示"腺瘤样"。术后上腹胀满略好转。后因生气或受凉后时有反复。1个月余前因生意赔损生气腹胀加重，予吗丁啉（多潘立酮片）等口服效果不显，为进一步诊治来诊。刻下：上腹胀满，烧心，寐差，心烦，时乏力，腰酸痛，夜尿频，纳可，二便调。舌胖大，黯红，舌尖红，苔白腻，脉弦滑。平素性格急躁、易上火。2型糖尿病史5年。

中医诊断：痞满（肝郁脾虚）。

西医诊断：①胃息肉术后；②慢性萎缩性胃炎；③2型糖尿病。

治法：疏肝健脾，和胃消痞。

方宗：半夏厚朴汤合四君子汤。

处方：姜半夏10g，厚朴15g，紫苏梗15g（后下），连翘15g，木香10g，土茯苓30g，沙参15g，炒白术10g，茯苓15g，生麦芽15g，炒麦芽15g，青皮15g，陈皮15g，炙甘草10g，炙鸡内金15g，海螵蛸20g，煅瓦楞子25g（先煎），白花蛇舌草20g，珍珠母30g（先煎），夜交藤15g，生地黄15g，泽泻10g，蒲公英25g，女贞子10g，旱莲草15g。14剂，水煎服。

二诊：2018年9月22日。上腹胀满减轻，时烧心，偶反酸，乏力、腰酸痛明显，夜间尿频，寐差、心烦缓。舌胖大，偏黯红，苔白微腻，脉弦略滑。上方去泽泻，加香橼10g，佛手15g，黄连5g，吴茱萸5g，独活20g，寄生10g，白花蛇舌草加量为25g。14剂，水煎服。

三诊：2018年10月6日。无腹胀，烧心减轻，偶嗳气，稍口苦，乏力、腰酸痛减轻，夜尿频，寐尚安，纳可，二便调，舌胖大，淡红，苔薄白，脉弦。上方去青皮，加黄芩15g，郁金15g，合欢皮15g，山萸肉5g，菟丝子10g。14剂，水煎服。

四诊：2018年10月21日。诸症缓解，上方去瓦楞子，减量厚朴为10g，木香为5g。14剂，水煎服。

【按语】　患者以上腹胀满时作近1年，加重伴烧心1个月余为主症，中医诊断"痞满"。上腹胀满，烧心，寐差，心烦，时乏力，夜尿频，舌胖大，黯红，舌尖红，苔白腻，脉弦滑。中医辨证"肝郁脾虚"。患者平素性格急躁，肝郁乘脾，事业不顺后加重病发，致肝郁脾虚。脾失运化，则腹胀；肝郁化火扰胃则烧心；脾虚则乏力、舌胖大，苔白腻；肝郁则心烦；火扰心神则寐差；"腰为肾之府"，肝病及肾，子耗母气则腰酸痛、夜尿频；舌黯红，舌尖红，脉弦滑为肝郁化火之象。方中半夏、厚朴、紫苏梗、青皮、陈皮、木香行气疏肝消痞；沙参、白术、茯苓、甘草益气健脾；鸡内金、生麦芽、炒麦芽、海螵蛸、瓦楞子和胃制酸；白花蛇舌草、连翘、蒲公英清热解毒。白花蛇舌草现代研究有防癌、抗炎、保护胃黏膜作用。《本草衍义补遗》中则言蒲公英有"化热毒，消恶肿结核"之效。珍珠母、夜交藤镇静安神；生地黄、泽泻、女贞子、旱莲草补肾凉血泄热，其中女贞子、旱莲草合为二至丸，有滋水涵木之功。明代王三才言："二至丸，清上补下第一方，价廉而功极大，常服屡有奇效……初服便能使老者无夜起（夜间小便多）之累，不旬日使臂力加倍，又能变白须发为黑，强腰膝，壮筋骨，强阴不走。酒色痰火人服，尤更效。"二诊加对药香橼、佛手增强行气除胀之力；加黄连、吴茱萸泻火清肝制酸；腰仍酸痛，加独活、寄生补肝肾、强筋骨；夜尿频去泽泻。三诊无腹胀，去青皮防燥；烧心没有完全缓解，且稍口苦，加黄芩、郁金清火，同时黄芩合半夏辛开苦降；加合欢皮解郁安神；加山萸肉、菟丝子阴阳同补，同时两者有固精缩尿之功。四诊诸症缓解，去瓦楞子，减量厚朴、木香，防行气药伤津耗气。

胃腺瘤样息肉易癌变，术后亦应重视。中医防治肿瘤总的原则为扶正祛邪。方中健脾、和胃、补肾即为扶正、增强免疫；白花蛇舌草、蒲公英、连翘、土茯苓等药的使用即为祛邪。

## 三、胃癌术后

张某，男，66岁。初诊日期：2018年5月5日。

主诉：胃内嘈杂伴反酸5年余，加重1周。

病史：8年前无明显诱因出现胃脘部疼痛，于当地医院查胃镜提示胃癌，行胃癌根治术。术后胃脘部疼痛好转。5年余前无明显诱因渐出现胃内嘈杂，伴反酸，胃镜提示：吻合口炎，予泮托拉唑胶囊口服后好转。之后常因劳累、生气后上述症状反复，长期口服泮托拉唑胶囊控制。1周前生气后出现胃内嘈杂，伴反酸，口服泮托拉唑钠未见明显好转。为进一步诊治就诊。刻下：胃内嘈杂，伴反酸，时嗳气，空腹时上述症状加重，纳少，时上腹堵胀，寐欠安，易着急生气。舌淡红，苔薄白，脉弦细。

中医诊断：嘈杂（脾胃亏虚，肝郁气滞）。

西医诊断：①胃癌术后；②吻合口炎。

治法：益气健脾，和胃疏肝。

方宗：四君子汤合左金丸化裁。

处方：党参 10g，沙参 20g，炒白术 15g，茯苓 15g，炙甘草 10g，黄连 3g，吴茱萸 5g，炙鸡内金 15g，生麦芽 20g，炒麦芽 20g，神曲 10g，海螵蛸 20g，煅瓦楞子 25g（先煎），姜半夏 10g，陈皮 15g，蒲公英 25g，紫苏梗 15g（后下），连翘 15g，百合 30g，夜交藤 15g，郁金 20g，元胡 10g，厚朴 15g，远志 10g。14 剂，水煎服。

二诊：2018 年 5 月 19 日。嘈杂、反酸略缓解，自诉不需要每天口服泮托拉唑，仍时嗳气，纳少改善，寐欠安。舌淡红，苔薄白，脉弦细。上方加青皮 20g，合欢皮 15g，陈皮加量为 20g。14 剂，水煎服。

三诊：2018 年 6 月 16 日。嘈杂、反酸减轻，已经停止口服泮托拉唑。仍时嗳气，上腹堵胀，偶口苦，纳可，寐欠安。舌淡红，苔薄白，脉弦细。上方减夜交藤，加黄芩 15g，竹茹 10g，枳实 10g。

四诊：2018 年 6 月 30 日。嘈杂、反酸明显缓解，偶嗳气，偶上腹堵胀，无口苦，纳可，寐尚安。舌淡红，苔薄白，脉弦细。原方减神曲、远志，加土茯苓 25g，珍珠母 30g。14 剂，水煎服。

**【按语】** 患者以胃内嘈杂伴反酸 5 年余，加重 1 周为主症，中医诊断"嘈杂"。胃内嘈杂，伴反酸，时嗳气，空腹重，纳少，时上腹堵胀，寐欠安，易着急生气，舌淡红，苔薄白，脉弦细。中医辨证为"脾胃亏虚，肝郁气滞"。患者素体虚弱，术后又伤胃耗气，故脾胃亏虚，升清、降浊不能。性格易着急生气，肝失疏泄，故兼有肝郁。胃失降浊，加之肝郁有热犯胃，胃气上逆则胃内嘈杂、反酸，时嗳气；脾胃升降失司，中焦气滞，则上腹堵胀、纳少；"胃不和则卧不安"，故寐欠安；脉弦细为有虚、有郁之象。方中党参、沙参、白术、茯苓、甘草益气健脾，沙参合党参既补气，同时又清胃热；黄连、吴茱萸疏肝下气、和胃制酸；鸡内金、生麦芽、炒麦芽、神曲、海螵蛸、瓦楞子健胃消食制酸；姜半夏和胃降逆；厚朴、陈皮、紫苏梗理气疏肝健脾；蒲公英、连翘清火；百合、夜交藤、远志清热除烦安神；元胡合郁金行气活血解郁，同时兼顾了"久病入络"之意。现代药理研究元胡有显著镇静、催眠作用，能显著抑制胃液分泌。二诊加青皮增强疏肝、下气作用，加合欢皮安神解郁。三诊嗳气不缓，偶口苦，伴腹堵胀，考虑单纯疏肝下气之品效果不显，遂加黄芩合半夏辛开苦降，另予竹茹、枳实，取温胆汤之意理气化痰、和胃利胆。四诊诸症缓解，遂减神曲、远志，加珍珠母镇静清火，脾胃亏虚日久，终有湿浊不化，加土茯苓利湿解毒。

## 四、胰腺癌术后

张某，女性，51 岁。初诊日期：2018 年 5 月 4 日。

主诉：间断腹泻 1 年，再发伴恶心、呕吐 1 天。

病史：1 年多前无明显诱因出现腹痛、腹泻，厌食，体重下降，于外院确诊"胰腺癌"，并行手术治疗（具体术式和病理类型不详）。术后常因饮食不慎诱发间断腹泻，间断口服黄连素、蒙脱石散等药，时有好转。1 天前因饮食不慎再次诱发腹泻，排稀水样便 6～7 次，时有腹痛，伴有恶心、呕吐，伴乏力，腹痛排便后可缓解。舌质淡，苔白腻，脉细弱。

中医诊断：泄泻（脾虚湿盛）。

西医诊断：胰腺癌术后。

治法：健脾除湿止泻。

方剂：参苓白术散合四神丸。

处方：党参 10g，炒白术 10g，茯苓 15g，沙参 15g，炙甘草 5g，陈皮 15g，神曲 10g，生麦芽 15g，炒麦芽 15g，炒扁豆 15g，炒山药 20g，防风 10g，生地黄 15g，补骨脂 10g，山茱萸 5g，玉竹 15g，炙鸡内金 15g，干姜 5g，五味子 5g，海螵蛸 15g。7 剂，水煎服。

二诊：2018 年 5 月 11 日。服上药后腹泻、疲乏、倦怠症状减轻，大便较前好转，2～3 次 /d，纳增，腹胀。舌质淡，苔白略腻，脉细。原方去山茱萸、生地黄、玉竹，加厚朴 15g，连翘 15g。10 剂，水煎服。

三诊：2018 年 5 月 21 日。服上药后，诸症基本缓解。每日排便 1～2 次，大便基本成形，纳可，寐安，略感乏力。舌质淡红，苔白，脉细。前方党参增至 20g，补骨脂增至 15g，干姜增至 10g，加黄芪 30g。

【按语】　患者以间断腹泻 1 年，再发伴恶心、呕吐 1 天为主症，中医诊断"泄泻"。"胰腺癌"术后因饮食不慎诱发间断腹泻，排稀水样便 6～7 次，时有腹痛，伴有恶心、呕吐，伴乏力，腹痛排便后可缓解，舌质淡，苔白腻，脉细弱。中医辨证"脾虚湿盛"。脾虚泄泻，正如《脾胃论》所云："病脾则怠惰嗜卧，四肢不收，大便泄泻"。呕吐、反酸、烧心，为脾虚不运，胃失和降所致。脾虚湿盛，治以健脾除湿止泻。一诊除参苓白术散和四神丸健脾除湿外，加生地黄、玉竹、山茱萸养阴生津，加生麦芽、炒麦芽、神曲健胃消食、疏肝和胃，炙鸡内金、海螵蛸抑酸护胃。二诊病人腹疼缓解，仍有腹胀，大便次数减少，脉象由细弱转为脉细，为津液匮乏好转之象，故前方去山茱萸、生地黄、玉竹，加厚朴、连翘消除腹胀。三诊效不更方，病人仍感乏力，为气虚未复，增加黄芪补气，加大党参、补骨脂剂量以增强健运脾阳之力。

该患者胰腺癌术后长期腹泻，正如《医方集解》所云："久泄皆由肾命火衰，不能专责脾胃"。脾失健运，故不思饮食、食入不化；脾肾阳虚，阴寒凝聚，则腹痛。《素问•生气通天论》曰"阳气者，精则养神"，脾肾阳虚，阳气不能化精微以养神，以致神疲少寐，故未加安神之品，而是加大补气温阳力度。

## 五、结肠息肉术后

卢某，男，45岁。初诊日期：2018年7月28日。

主诉：大便稀溏近2年。

病史：2年前因小腹不适，时有疼痛，就诊于当地医院，行肠镜提示：结肠息肉（多发），即行结肠息肉切除。3个月后，再次行结肠息肉切除（2次手术间隔3个月）。术后渐出现大便稀溏，3次/d，受凉及工作紧张时加重，易烦躁，口干，口异味，易汗出，寐欠安，纳可。舌质淡红，胖大，舌苔白微腻，脉沉。平素喜食生冷及肥甘厚味。近期肠镜检查未见异常。

中医诊断：泄泻（脾虚湿盛）。

西医诊断：结肠息肉术后。

治法：利湿健脾止泻。

方宗：自拟方。

处方：姜半夏10g，紫苏梗15g（后下），连翘15g，沙参15g，生地黄15g，泽泻10g，珍珠母30g（先煎），荷叶15g，土茯苓30g，炒薏苡仁30g，补骨脂10g，防风15g，浮小麦35g。7剂，水煎服。

二诊：2018年8月25日。大便2次/d，较前成形，吃凉易腹泻，烦躁及寐欠安，口干、口异味略改善。舌偏胖，舌苔薄白，脉沉。上方加吴茱萸5g，藿香5g。10剂，水煎服。

三诊：2018年9月8日。大便1~2次/d，基本成形，寐尚安，口异味减轻，口干加重，舌偏胖，舌苔薄白，脉沉。原方减紫苏梗、防风，加佩兰5g，玉竹10g。10剂，水煎服。

四诊：2018年9月22日。大便1次/d，成形，吃凉及工作紧张时未见明显加重，烦躁及口异味、口干明显减轻，汗出减少，寐尚安。舌质淡红，略胖大，舌苔薄白，脉稍沉。原方减玉竹，继服14剂，水煎服。

【按语】 患者以大便稀溏2年余为主症，故中医诊断为"泄泻"。大便稀溏，3~4次/d，吃凉及工作紧张时加重，易烦躁，口干，口异味，易汗出，寐欠安，舌质淡红，胖大，舌苔白微腻，脉沉。中医辨证为"脾虚湿盛"。追诉病史，该患既往长期喜食生冷肥甘之品，日久脾阳受损，加之两次术后耗气忧思，遂病重而发。脾虚不运，湿盛则濡泄，故见大便稀溏，3次/d；湿性黏滞，郁久化热，则口干、口异味、时烦躁；湿热熏蒸加之卫气不固，则多汗；舌胖大、舌苔白微腻，脉沉为脾虚有湿之象。该患脾阳不足为本，湿盛郁热为标。首方重在利湿健脾止泻，兼以清热。方中姜半夏燥湿和胃，土茯苓、炒薏苡仁健脾利湿；生地黄、泽泻补肾利水，使湿热从下焦走；荷叶升清利湿；风能胜湿，加防风辛散，祛风利湿；紫苏梗、连翘疏肝行气清热；沙参补气清胃热；珍珠母镇心安神清火；补骨脂温肾止泻；浮小麦益气除热止汗。二诊，郁热改善，仍吃凉易腹泻，故加强温脾散寒之功，重在治本，予吴茱萸温中止泻；藿香辛温，芳香化湿。三诊口干加重，考虑主要与辛燥药伤津有关，与首诊郁热致口干不同，师遂减去紫苏梗、防风，加玉竹生津止渴，加佩兰合藿香芳香化湿，同时除口异味。

祛湿法的组方遣药遵循"分消走泄"的原则。叶天士云："再论气病有不传血分，而邪留三焦，亦如伤寒中少阳病也。彼则和解表里之半，此则分消上下之势，随证变法，如近时杏、朴、苓等类，或如温胆汤之走泄"。"分消"则指祛湿并非一条途径，而是要因势利导，从不同部位给湿邪以出路。该方中藿香开上，姜半夏畅中，泽泻、炒薏苡仁渗下；"走泄"的"走"即指加用理气行滞之品，如本方中的紫苏梗、防风。

## 六、直肠癌术后

程某，男，60岁。初诊日期：2016年4月28日。

主诉：腹胀、便秘反复发作3年，加重1个月。

病史：3年前因小腹不适就诊于当地医院，查肠镜提示直肠癌，予直肠癌根治术。术后腹胀、便秘反复发作，曾于外院住院诊断为粘连性肠梗阻，间断口服乳果糖等，时有好转。1个月前，腹胀、便秘加重，口服乳果糖无效。为进一步诊治，就诊于我门诊。刻下：腹胀，双侧胁肋胀满，排气后缓解，排便困难，大便干结，2～3日一次，纳可，口腔溃疡，睡眠易醒，胃怕凉。舌质淡红，边有齿痕，苔薄白略腻，脉沉细。

中医诊断：便秘（脾虚气滞）。

西医诊断：直肠癌术后。

治法：益气润肠，行气通腑。

方宗：调胃承气汤合麻仁丸合青囊丸。

处方：枳实15g，厚朴10g，炒白芍25g，炙甘草10g，沙参15g，党参15g，火麻仁20g，郁李仁15g，炒决明子25g，香附15g，乌药10g，生白术15g，夜交藤15g，白花蛇舌草25g，半枝莲15g。10剂，水煎服。

二诊：2016年5月6日。服药后排气增多，腹胀较前明显减轻，大便日1次，成形软边，咽部不适，食纳欠佳，口腔容易溃疡。舌质淡红，边有齿痕，苔薄白略干，脉沉细。

处方：沙参15g，麦冬15g，五味子5g，枳实15g，郁金15g，木香10g，茯苓25g，生麦芽15g，炒麦芽15g，紫苏梗15g（后下），连翘15g，神曲10g，青皮15g，陈皮15g，香附15g，乌药10g，川厚朴10g，炙鸡内金15g，蒲公英25g，生甘草10g。8剂，水煎服。

三诊，2016年5月14日。服药后，排便通畅，口干减轻，口腔溃疡愈合，睡眠可，食纳可，自觉偶有胸闷、乏力。舌质淡红，边有齿痕，苔薄白，脉沉细。

处方：生黄芪35g，丹参15g，麦冬10g，五味子5g，茯苓25g，白术10g，川厚朴10g，青皮15g，陈皮15g，生地黄15g，泽泻10g，浮小麦35g，香附10g，乌药10g，郁金15g，炙甘草10g，党参15g。8剂，水煎服。

四诊：2016年5月22日。服药后诸症缓解，未诉明显不适，守方继续巩固疗效。

【按语】 患者以腹胀、便秘反复发作半年为主症，中医诊断"便秘"。患者术后腹胀、便秘反复发作，曾于外院住院诊断为粘连性肠梗阻。现在腹胀，双侧胁肋胀满，排气后缓解，排便困难，大便干结，2~3日一次，口腔溃疡，睡眠易醒，纳可，怕凉。舌质淡红，边有齿痕，苔薄白略腻，脉沉细。中医辨证"脾虚气滞"。本案患者术后，长期卧床，"久卧伤气"，加上手术本身就有气血的丢失，更加气虚脾虚；术中术后患者往往出现焦虑心理，中医所谓肝郁气滞。所以该患者是脾虚气滞并存的便秘。治以益气润肠，行气通腑，方以调胃承气汤、麻仁丸合青囊丸加减。方中火麻仁、枳实、厚朴、白芍、决明子、生白术、郁李仁为麻子仁丸以润肠降气通腑；香附、乌药、芍药、甘草为四合汤之意，行气消胀，缓急通便；病人肠癌术后，给予白花蛇舌草、半枝莲抗癌除湿解毒；沙参、党参健脾益气合厚朴、枳实为厚朴生姜半夏甘草人参汤之意，益气健脾除满；夜交藤安神助眠。二诊用生脉饮、颠倒木金散合青囊丸行气解郁；加蒲公英、紫苏梗、连翘等清热解毒，散结消痛治疗溃疡。三诊患者诉胸闷气短，考虑为大病术后元气亏虚所致，给予黄芪生脉饮合丹参益气活血；继续颠倒木金散合青囊丸，降气通便。《医宗金鉴》之颠倒木金散（木香、郁金）能行气活血，散结开郁，临床将其广泛用于胸部闷胀不适的疾患，其西医脏器可不限心肺、胸膈、食管之分，用之皆有良效。

## 七、卵巢囊肿术后

刘某，女，54岁。初诊日期：2018年3月2日。

主诉：卵巢囊肿术后腹痛反复发作20余年，加重伴反酸、烧心1周。

病史：20年前体检妇科超声发现卵巢囊肿，行囊肿切除术。术后腹痛反复发作，检查未见明显异常，平素口服莫沙比利治疗。近3年每年6~7月无明显诱因腹痛加重，并出现反酸、烧心，口服法莫替丁略有好转。1年前行胃镜提示：慢性萎缩性胃炎伴胆汁反流。彩超提示：胆囊略大。肠镜未见异常。1周前，生气后上述症状加重，口服法莫替丁、莫沙必利未见明显好转，为进一步诊治，就诊于我门诊。刻下：腹痛，右下腹痛甚，两胁窜痛，胃痛，饮食不慎易反酸，偶有恶心，口苦，易乏力，寐欠安，便秘，4～5天一行。舌淡略黯，舌体略胖大，舌下少量瘀点，边有齿痕，苔白腻。既往：肺癌微创术后4年。

中医诊断：腹痛（脾虚气滞，瘀血阻络）。

西医诊断：①卵巢囊肿术后；②慢性萎缩性胃炎。

方宗：桃仁承气汤。

处方：桃仁15g，红花10g，枳实15g，炒白芍20g，桂枝10g，炙甘草10g，生白术30g，元胡15g，郁金20g，沙参15g，火麻仁20g，柏子仁15g，炙鸡内金15g，海螵蛸20g，紫苏梗15g（后下），连翘15g，生姜5g，大枣5g。7剂，水煎服。

二诊：2018年3月9日。右下腹疼痛缓解，便可，日1次。胃、脐周窜痛，右胁绞痛，恶心，无反酸，晨起口苦，仍偶有咳嗽、咳痰，寐尚可。舌淡，胖大，齿痕，苔白腻。上方加煅瓦楞子25g，乌药10g。10剂，水煎服。

三诊：2018年3月23日。右下腹疼痛，打嗝，胃偶有嘈杂不适，晨起无食欲，恶心改善，近3日便时干时稀。舌淡红，齿痕，苔白，有裂纹。上方将炒白芍减至15g，火麻仁减至15g，加生麦芽15g，炒麦芽15g，香附15g。10剂，水煎服。

【按语】　患者以卵巢囊肿术后腹痛反复发作20余年，加重伴反酸、烧心1周为主症，中医诊断"腹痛"。患者术后腹痛，右下腹痛甚，两胁窜痛，胃痛，饮食不慎易反酸，偶有恶心，口苦，易乏力，寐欠安，便秘，4～5天一行。舌淡略黯，舌体略胖大，舌下少量瘀点，边有齿痕，苔白腻。中医辨证"脾虚气滞，瘀血阻络"。腹痛多因外感时邪、饮食不节、情志失调、阳气素虚、腹部术后而致血络受损等因素相关。该患腹痛反复发作，右下腹痛甚，两胁窜痛，舌黯，舌下瘀点，为气滞血瘀之象，考虑与卵巢囊肿术后导致肠粘连而致血络受损相关，加之肺癌术后，久病耗气，故易乏力，气虚大肠传送无力而致便秘，舌体胖大，边有齿痕，均为脾虚之象。病久体虚累及脾胃功能受损，故恶心，口苦，反酸。故当治以活血通络，健脾益气。以桃仁承气汤为底方加减。故用桃仁、红花活血通络，桂枝通行血脉，如《医方考》中言："桃仁，润物也，能泽肠而滑血……桂枝，辛物也，能利血而行滞"。郁金有行气、破血之效。元胡辛散，既入血分，又可入气分，故能通行血气，加强止痛之效。患者病久体虚，故与小建中汤，芍药倍桂枝以和营卫而调阴阳。临床以生麦芽、炒麦芽代饴糖，以增强补虚之效。然泄泻者，慎用芍药，故芍药用量应结合患者症状。枳实行气通滞，白术健脾益气，且生白术用量较大，可加强通便之功效，火麻仁、柏子仁润肠通便。鸡内金、海螵蛸保护胃黏膜以改善反酸、恶心之症，反酸重者可再加煅瓦楞子、儿茶之品。紫苏梗、连翘以辛开苦降。同时嘱其留药渣敷腹部以增强止痛之效。卵巢囊肿术后多引起肠粘连而致腹痛，临床上用桃仁承气汤多有成效，其中，应理解桂枝在方中的作用。术后病久体虚者，可应用厚朴生姜半夏甘草人参汤。

# 第五节 功能性胃肠病

## 一、癔球症

丁某,女,35 岁。初诊日期:2011 年 3 月 16 日。

主诉:咽部隐痛不适反复发作 1 年余,加重 1 个月。

病史:咽部隐痛不适反复发作 1 年余,未予诊治。1 个月前因工作压力过大上述症状加重,常伴有咽痒干咳,咽部异物感,口干,痰多,纳可,便调,寐欠宁。曾于我市西医多家医院就诊,喉镜检查未见明显异常。间断口服阿莫西林、含服草珊瑚等,时轻时重。为进一步诊治,就诊于我门诊。刻下:神清,息平,咽部异物感,吞之不下,吐之不出。舌质淡红,苔薄白,脉弦细。

中医诊断:梅核气(气郁津凝)。

西医诊断:癔球症。

治法:行气解郁,健脾生津。

方宗:半夏厚朴汤。

处方:姜半夏 10g,厚朴 15g,党参 15g,茯苓 20g,白术 10g,陈皮 15g,紫苏叶 15g(后下),连翘 15g,百合 20g,郁金 15g,生甘草 10g。7 剂,水煎服。

服后诸症明显减轻,此后随症加减继服 1 个月,诸症悉除。嘱平素可用麦冬、百合、胖大海代茶饮。

【按语】 患者以咽部隐痛不适反复发作 1 年余,加重 1 个月为主症,中医诊断"梅核气"。神清,息平,咽部异物感,吞之不下,吐之不出。舌质淡红,苔薄白,脉弦细。中医辨证"气郁津凝"。此案患者因气郁日久,致肺脾气滞,不能输布津液,以致气郁津凝而见诸症。半夏厚朴汤,具有行气散结,降逆化痰之功效。《医宗金鉴》云:"咽中如有炙脔,谓咽中有痰涎,如同炙肉,咯之不出,咽之不下者,即今之梅核气病也。此病得于七情郁气,凝涎而生。故用半夏、厚朴、生姜,辛以散结,苦以降逆;茯苓佐半夏,以利饮行涎;紫苏芳香,以宣通郁气,俾气舒涎去,病自愈矣。此证男子亦有,不独妇人也。"加党参、白术以助健脾生津化痰固本,佐以百合、郁金以增疏肝解郁之效。

## 二、慢性恶心呕吐综合征

王某,女,32 岁。初诊日期:2017 年 4 月 28 日。

主诉:恶心、呕吐时作 1 年余,加重 1 周。

病史:1 年余前因生气后出现恶心、呕吐,大便 2～3 次/d,不成形。每因情志不畅时上述症状加重反复,口服多潘立酮时有好转。1 周前,生气后上述症状加重,遂就诊。刻下:恶心、呕吐,伴口苦、咽干、反酸,纳可,时心烦,寐欠安,大便 2～3 次 /d。舌淡红,苔薄白,脉弦细。近期胃镜、肠镜检查未见异常。

中医诊断:呕吐(肝气犯胃)。

西医诊断:慢性恶心呕吐综合征。

治法:疏肝理气,和胃止呕。

方宗:小柴胡汤。

处方:柴胡 10g,黄芩 15g,姜半夏 10g,北沙参 15g,生龙骨 35g(先煎),生牡蛎 35g(先煎),紫苏梗 15g(后下),连翘 15g,焦栀子 10g,茯神 15g,炒白术 10g,陈皮 15g,炙甘草 10g,薄荷 15g(后下),五味子 5g,夜交藤 15g,炙鸡内金 20g,海螵蛸 15g。7 剂,水煎服。

二诊:2017 年 5 月 8 日。恶心、呕吐、咽干、口苦、反酸均缓解,寐欠安略改善。舌淡红,苔薄白,脉弦细。上方加合欢花 15g,减量焦栀子为 5g。10 剂,水煎服。

三诊:2017 年 5 月 19 日。诸症均缓解。守原方,继服 7 剂。

【按语】 患者以恶心、呕吐时作 1 年余为主症,故中医诊断为"呕吐"。恶心、呕吐,大便 2～3 次 /d,不成形,上症每因情志不畅时加重,伴口苦,咽干,反酸,时心烦,纳可,寐欠安。舌淡红,苔薄白,脉弦细。中医辨证"肝气犯胃"。患者平素易情志不畅,致肝失条达,横逆犯胃。胃失和降、胃气上逆,则恶心、呕吐、反酸;肝胆气郁化热,则咽干、口苦;肝气乘脾,脾虚水湿不运,则大便 3～5 次 /d,不成形;热扰心神则寐欠安;脉弦细为肝气犯胃之象。方中柴胡、黄芩疏肝利胆清热;姜半夏和胃止呕降逆;沙参代党参补气清热,合白术、茯神、甘草益气健脾,扶正才能强壮少阳之气以祛邪;龙骨、牡蛎镇静安神、收敛固涩;紫苏梗、连翘疏肝下气、清热散结;鸡内金、海螵蛸和胃制酸;五味子收敛固涩,合夜交藤安神;薄荷疏肝解郁利咽;焦栀子泻火除烦、疏达三焦;陈皮行气燥湿健脾。二诊寐欠安缓解不显,加合欢花安神除烦,减量焦栀子防久用苦寒伤胃。

《伤寒论》曰:"往来寒热,胸胁苦满,默默不欲饮食,心烦喜呕……与小柴胡汤主之",另曰:"少阳之为病,口苦、咽干、目眩也"。患者有恶心、呕吐、口苦、咽干、心烦,与小柴胡汤方证对应,故予之化裁。临床诊治疾病,大体有两种方式。一是先辨证,辨证准确后再选合适的方剂化裁,二是有是证用是方(就是方证对应)。胡希恕有言:"方证是辨证的尖端",运用得当,看病更加精、准、快,这往往需要我们熟读、背诵经典,有扎实的基本功。

## 三、功能性烧心

丁某,男,35 岁。初诊日期:2018 年 5 月 5 日。

主诉:上腹胀、烧心时作 1 年余,加重 1 周。

病史:上腹胀、烧心时作 1 年余,食后及情志不畅时尤重,间断口服法莫替丁等药时有好转。1周前，生气后上述症状加重，口服法莫替丁未见明显改善，为进一步诊治，就诊于我门诊。刻下：上腹胀，烧心，伴时恶心、呕吐，胸闷，性情急躁，大便2～3次/d，不成形，遇凉及紧张时加重，时肠鸣，纳可。舌尖红，舌边齿痕，舌苔白腻，脉弦滑。2个月前心电图、胃镜、肠镜检查未见明显异常。

中医诊断：痞满（肝脾不调，寒热错杂）。

西医诊断：功能性烧心。

治法：调和肝脾，寒热平调，消痞散结。

方宗：半夏泻心汤。

处方：姜半夏10g，黄芩15g，黄连5g，干姜5g，厚朴15g，陈皮15g，青皮15g，炙鸡内金15g，海螵蛸20g，木香10g，郁金10g，煅瓦楞子25g（先煎），紫苏梗15g（后下），连翘15g，合欢花15g，土茯苓35g，蒲公英25g，炒山药15g，炙甘草10g。7剂，水煎服。

二诊：2018年5月15日。上腹胀、烧心、嗳气、恶心减轻，无呕吐，大便2～3次/d，不成形，遇凉及紧张时加重，时肠鸣。舌尖略红，舌边齿痕，舌根苔腻，脉弦滑。上方加吴茱萸5g，生地黄15g，泽泻10g，土茯苓加量至50g。7剂，水煎服。

三诊：2018年6月1日。偶食后腹胀，无嗳气、烧心，无胸闷，无恶心、呕吐，大便1～2次/d，基本成形。舌淡红，舌边齿痕，苔薄白，脉弦略滑。上方减煅瓦楞子，土茯苓减量至35g，加党参15g，茯苓15g，炒白术10g，炒扁豆15g。10剂，水煎服。

【按语】 患者以上腹胀、烧心时作1年余为主症，中医诊断"痞满"。上腹胀、烧心，伴时恶心、呕吐，胸闷，性情急躁，大便2～3次/d，不成形，遇凉及紧张时加重，时肠鸣，纳可。舌尖红，舌边齿痕，舌苔白腻，脉弦滑。中医辨证为"肝脾不调，寒热错杂"。患者平素性情急躁易上火，致肝胆郁热，加之既往喜食生冷肥甘之品，伤及脾阳，故致寒热错杂。脾胃升降失常，中焦气滞，则见腹胀；胃气上逆则见恶心、呕吐、嗳气；脾虚寒不运，湿渍大肠，则大便不成形，肠鸣；性情急躁易上火，肝胆郁热波及于胃，则见烧心、舌尖红；胸中气机不畅，则胸闷；脉弦主肝；舌边齿痕、脉滑、舌苔白腻，为脾虚有湿之象。病属寒热错杂，治宜寒热平调，消痞散结。

《伤寒论》曰："但满而不痛者，此为痞，柴胡不中与之，宜半夏泻心汤"，《金匮要略》曰："呕而肠鸣，心下痞者，半夏泻心汤主之"。结合《伤寒论》第157条、158条生姜泻心汤及甘草泻心汤证，可知心下痞、呕、肠鸣、下利为半夏泻心汤重要临床指征。而该患主症即见心下痞、呕、肠鸣、下利，故以半夏泻心汤化裁。方中姜半夏、干姜辛温止呕、散结消痞；黄芩、黄连苦寒降逆、清热燥湿；厚朴、青陈皮、木香、行气燥湿除痞；鸡内金、海螵蛸、煅瓦楞子和胃制酸；土茯苓利湿；紫苏梗疏肝下气；郁金活血凉血，合欢花解郁除烦；连翘、蒲公英清火；炙甘草、炒山药补气健脾止泻。因舌苔腻且脾虚不甚，首诊不予党参，防其滞腻呆补。二诊见大便仍不成形，遇凉尤重，故加吴茱萸温中，合黄连为左金丸，佐制了黄连的苦寒之性，同时又疏肝下气，和胃制酸；土茯苓加量增强祛湿力度；加生地黄、泽泻补肾利水，使邪热有出路。三诊舌苔腻缓解，仍舌边齿痕，减土茯苓用量，加党参、炒白术、茯苓、炒扁豆增强补气健脾力度。

## 四、功能性消化不良

徐某，女，32岁。初诊日期：2017年10月30日。

主诉：上腹胀伴嗳气时作3年，加重3个月。

病史：3年前无明显诱因出现上腹胀，嗳气时作，食后及情志不畅时尤重，间断口服吗丁啉改善不显。3个月前，因生气后加重，伴咽部异物感，嘈杂，反酸，纳少，大便2～3次/d，不成形，黏滞，紧张时易腹泻，无怕冷，寐尚安。舌淡红，苔薄黄微腻，脉弦滑。2个月余前胃镜、腹部彩超检查未见异常。

中医诊断：痞满（肝郁脾虚）。

西医诊断：功能性消化不良。

治法：疏肝行气，健脾利湿。

方宗：半夏厚朴汤。

处方：姜半夏10g，厚朴15g，陈皮15g，茯苓15g，白术10g，青皮15g，炙鸡内金15g，海螵蛸20g，木香10g，郁金15g，煅瓦楞子25g（先煎），紫苏梗15g（后下），连翘15g，合欢花15g，土茯苓35g，蒲公英25g，炙甘草10g。7剂，水煎服。

二诊：2017年11月7日。嘈杂、反酸缓解，仍腹胀，嗳气稍减，仍咽部异物感，大便2次/d，不成形，黏。舌淡红，苔薄黄微腻，脉弦滑。上方加黄芩15g，黄连5g。7剂，水煎服。

三诊：2017年11月16日。腹胀明显缓解，无嘈杂、反酸，偶嗳气及咽异物感，纳可，大便1次/d，基本成形。舌淡红，苔薄白，脉弦。原方减煅瓦楞子、青皮，厚朴由15g减为10g。10剂，水煎服。

【按语】　患者以腹胀伴嗳气时作3年，加重3个月为主症，中医诊断"痞满"。腹胀、嗳气，食后及情志不畅时尤重，伴咽部异物感，嘈杂，反酸，纳少，大便2～3次/d，不成形，黏，紧张时易腹泻，舌淡红，苔薄黄微腻，脉弦滑。中医辨证"肝郁脾虚"。追述病史，患者平素性格焦虑，易肝郁气滞；肝郁乘脾，脾虚不运则湿聚。气滞湿阻则见腹胀、咽异物感；气机升降失常，胃不降浊则嗳气；肝胆郁热，波及于胃并上逆则嘈杂、反酸；脾不升清，湿渍大肠，则大便2～3次/d，不成形，质黏；苔薄黄微腻，脉弦滑为湿热之象。证属肝郁脾虚，治宜疏肝行气、健脾利湿，以半夏厚朴汤化裁。方中姜半夏和胃降逆、燥湿散结；厚朴、青皮、陈皮行气除痞；茯苓、土茯苓健脾利湿；木香、郁金行气活血解郁；紫苏梗、连翘疏肝下气散结；白术补气健脾；鸡内金、海螵蛸、煅瓦楞子和胃制酸；合欢花解郁安神。二诊腹胀主症未见改善，加黄芩、黄连，苦寒燥湿，合半夏意在加用半夏泻心汤化裁。叶天士指出："苦寒能驱热除湿，辛通能开气宣浊"，终使气行结散。三诊诸症缓解，继以上方巩固，酌减行气药用量，防燥伤津。

此病案用药亮点在二诊，服半夏厚朴汤无法开郁散结，加用半夏泻心汤后辛开苦降，气行湿化而结散。此案让我们对半夏泻心汤有了进一步了解。依据原文及药物组成，我们理解半夏泻心汤治疗寒热错杂之痞，经过后世医家不断深研及实践，认为此方不可限于治痞，更不可限于治疗寒热错杂之痞。因为究其方病机可以说是中焦气滞湿阻，所以只要符合上述病机，那么脾胃湿热证可治，寒湿证亦可治，无寒无热证亦可治，只不过临证处方可遇热减半夏、干姜用量，遇寒减黄芩、黄连用量等。比如此患，肝郁脾虚致气滞湿阻后化热（无怕冷、苔薄黄微腻、脉有滑象等），即没有加干姜。至于加半夏，丹波元坚曾云："凡药物寒热温凉谓之性，补泻汗吐谓之用……有病但冷但热，而用药寒温并补者，一取其性，一取其用"。半夏虽辛温，但有燥湿化痰、消痞散结之功，可谓取其用，而舍其性。

### 五、上腹痛综合征

修某，女，28岁。初诊日期：2017年4月20日。

主诉：上腹胀痛时作伴便溏2年余。

病史：2年余前出现上腹胀痛时作，空腹及情志不畅时尤重，伴便溏，3～5次/d，纳少，时烧心，稍口干，偏瘦，时烦躁。舌淡，舌苔薄白，脉弦细。既往饮食不节。胃镜、肠镜检查未见异常。

中医诊断：胃痛（脾胃亏虚）。

西医诊断：上腹痛综合征。

治法：益气健脾，和胃消胀。

处方：党参15g，茯苓30g，炒白术10g，炙甘草10g，炒山药15g，炒扁豆15g，姜半夏10g，厚朴15g，炙鸡内金15g，海螵蛸20g，煅瓦楞子25g（先煎），木香10g，土茯苓25g，紫苏梗15g（后下），连翘15g，蒲公英25g。7剂，水煎服。

二诊：2017年4月28日。诉腹胀痛减轻，烧心略缓，大便不成形，2次/d，稍感口苦，口干加重。上方加生地黄15g，泽泻10g，沙参15g，生薏苡仁35g。10剂，水煎服。

三诊：2017年5月12日。偶有上腹胀痛，大便1次/d，基本成形，无烧心，纳可，烦躁缓解。舌淡红，苔薄白，脉弦细。上方去煅瓦楞子、蒲公英，厚朴减量至10g，木香减量至5g，加生姜5g，大枣5g。10剂，水煎服。

【按语】　患者以上腹胀痛时作伴便溏2年余为主症，中医诊断"痞满"。上腹胀痛时作，空腹及情志不畅时尤重，伴便溏，3～5次/d，纳少，时烧心，偏瘦，时烦躁，舌淡，舌苔薄白，脉弦细。中医辨证"脾胃亏虚"。患者既往饮食不节，日久伤脾，脾虚不运，中焦气滞湿阻，则上腹胀痛；胃失和降，郁而化虚热，则烧心、口干；脾不升清、水湿不运，则便溏；舌淡、脉弦细为脾胃亏虚之象。四诊和参，证属脾胃亏虚，治宜益气健脾、和胃消胀，四君子汤化裁。方中党参、茯苓、炒白术、甘草、炒山药、炒扁豆益气健脾止泻；姜半夏和胃降逆止呕；鸡内金、海螵蛸、煅瓦楞子和胃制酸；厚朴行气消痞；木香、土茯苓行气除胀利湿；紫苏梗、连翘、蒲公英疏肝下气、清热散结。二诊口苦、口干加重，说明胃内郁热加重，故加生地黄、泽泻补肾利水，使邪热有出路，并有利小便实大便之意；加沙参补气、清胃热；加生薏苡仁清热利湿。三诊诸症缓解，故去煅瓦楞子，去蒲公英防苦寒伤胃，减量厚朴、木香，防温燥伤津，加生姜、大枣鼓舞胃气。

## 六、肠易激综合征

邢某，男，46岁。初诊日期：2018年5月5日。

主诉：上腹部隐痛时作2年余，伴腹泻。

病史：2年余前，因工作压力大渐出现上腹部隐痛时作，与情绪有关，伴大便不成形，3～4次/d，便后腹痛减，腹部怕凉，吃凉易腹泻，寐欠安，纳可。舌淡黯，苔薄白，边齿痕，脉弦。半年前肠镜、彩超检查未见异常。

中医诊断：腹痛（脾胃虚寒）。

西医诊断：肠易激综合征。

治法：温中健脾止痛。

方宗：理中汤合小建中汤。

处方：党参20g，干姜10g，炒白术10g，炙甘草10g，桂枝10g，白芍15g，五味子5g，防风15g，陈皮15g，沙参15g，吴茱萸5g，元胡15g，桑寄生10g，茯神15g，山萸肉5g。7剂，水煎服。

二诊：2018年5月13日。腹痛缓解，大便2～3次/d，较前成形，吃凉易腹泻，寐欠安缓，时烦躁，纳可。舌淡黯，苔薄白，边齿痕，脉弦。上方加炒扁豆10g，炒山药15g，土茯苓25g，焦栀子5g。10剂，水煎服。

三诊：2018年5月23日。偶因情志不畅时腹痛，大便1～2次/d，基本成形，烦躁缓解，纳可，寐尚安，舌淡红，苔薄白，边齿痕减轻，脉稍弦。上方去焦栀子，减干姜为5g，加生姜5g，大枣5g。14剂，水煎服。

【按语】　患者以上腹部隐痛时作2年余，伴腹泻为主症，中医诊断"腹痛"。腹痛，大便不成形，怕凉，吃凉易腹泻，舌淡黯，边齿痕。中医辨证"脾胃虚寒"。该患者既往长期饮食不节，伤及脾阳，并于2年前工作压力大，体质偏弱时发病。脾胃虚寒，脉络凝滞，故腹部隐痛；脾虚寒不运，湿渍大肠，则大便3～4次/d，不成形，吃凉易腹泻；舌淡黯，边齿痕为脾胃虚寒之象。脾胃虚寒，治以温中健脾止痛，理中汤合小建中汤化裁。方中党参、干姜、白术、炙甘草温中健脾；茯神健脾安神；桂枝、白芍温阳养阴、缓急止痛；五味子安神止泻；陈皮、元胡行气止痛；防风胜湿；吴茱萸温中止痛；沙参微寒，助党参益气，两者合用不但增强了补气作用，且避免了党参大量使用后可能引发的滞腻助火作用；桑寄生、山萸肉补肝肾、祛湿止痛。二诊腹痛缓，大便仍不成形，遂予炒扁豆、炒山药加大补气健脾止泻力度，加土茯苓健脾利湿；时烦躁，考虑为本有肝郁，温药助其化火，故暂予焦栀子清虚火除烦。三诊，诸症缓解，去焦栀子，防日久苦寒伤胃，加生姜、大枣鼓舞胃气，减干姜用量，防久用伤津助火，实以四君子汤平补，益气健脾为主。

张仲景曰："理中者，理中焦"；《金匮要略》曰："虚劳里急，悸，衄，腹中痛……小建中汤主之"。李东垣《内外伤辨惑论》有言："如腹中痛，恶寒而脉弦者，是木来克土也，小建中汤主之。盖芍药味酸，于土中泻木为君。如脉沉细，腹中痛，是水来侮土，以理中汤主之。干姜辛热，于土中泻水，以为主也。"理中汤与小建中汤都有温中补虚、治疗中焦虚寒的作用。不同点在理中汤以治虚寒性下利、呕吐为主，病位在脾胃；小建中汤则侧重于虚寒性腹痛，还可治疗心悸而烦，病位在肝脾。为什么合方？第一，增强温中健脾力量。第二，患者因压力大发病，每因情绪有关，脉弦，有肝郁之象，故以小建中汤调和肝脾，缓肝之急，补脾之虚。而理中汤则可治其下利。该患用药，师首以温中为主，继加大补气健脾力度，终以补中益气善后。

## 第六节　脾胃相关杂病

### 一、消渴

张某，女性，52岁。初诊日期：2013年5月5日。

主诉：口干，乏力反复发作2年，加重1个月。

病史：糖尿病史2年，平素口服降糖药物拜糖苹、诺和龙，血糖控制尚可，偶测空腹血糖7.8mmol/L，餐后2小时血糖9～10mmol/L。近1个月自觉乏力症状加重，伴食欲不振而来诊。刻下疲乏，倦怠，口干不欲饮，活动后汗出明显，腿膝乏力，大便不成形，2～3次/d，无腹痛，口中发黏。舌质淡胖，苔薄白略腻，脉濡细。

中医诊断：消渴病（脾气亏虚）。

西医诊断：2 型糖尿病。

治法：健脾益气。

方宗：七味白术散。

处方：党参 20g，炒白术 10g，茯苓 15g，炙甘草 7.5g，木香 15g，葛根 15g，炒杜仲 10g，牛膝 10g，炒山药 20g，黄芪 30g，浮小麦 20g。7 剂，水煎服。

二诊：2013 年 5 月 12 日。自诉疲乏倦怠症状减轻，大便较前好转，1～2 次/d，略溏，吃凉食易腹泻，汗出明显缓解。舌质淡苔白略腻，脉沉细。上方加薏苡仁 20g，防风 15g。7 剂，水煎服。

先后服 30 剂，随诊大便正常，体力恢复。

**【按语】** 患者以口干，乏力反复发作 2 年，加重 1 个月为主症，中医诊断"消渴"。患者口干，乏力反复发作 2 年，近 1 个月自觉乏力症状加重，伴食欲不振，疲乏，倦怠，口干不欲饮，活动后汗出明显，腿膝乏力，大便不成形，2～3 次/d，无腹痛，口中发黏。舌质淡胖，苔薄白略腻，脉濡细。中医辨证"脾气亏虚"。赵献可《医贯》曰："盖不能食者，脾之病，脾主浇灌四旁，与胃行其津液也。脾胃既虚，则不能敷布其津液，故渴。其间纵有能食者，亦是胃虚引谷自救，若概以寒凉泻火之药，如白虎承气之类，则内热未除，中寒复生，能不未传鼓胀耶？惟七味白术散……才是治法"。脾为后天之本，气血生化之源，为阴土主运化，脾虚不能为胃行津液，不能运化，是以出现上述诸证。脾气亏虚，治以健脾益气，用七味白术散加减健脾益气。七味白术散方中含四君子汤健脾益气，木香理脾散津行气，葛根生津止渴，黄芪增强补脾益气之功，浮小麦收涩敛汗，炒杜仲、牛膝为对药，补肾益精，炒山药健脾止泻益气。二诊时疲乏倦怠症状减轻，大便较前好转，效不更方，上方加薏苡仁健脾除湿，防风取痛泻要方之义，有鼓动脾胃作用，为脾经引经药，是以脾能升清，与白术相伍，辛散芳香理脾，有燥湿以助止泻之功。

七味白术散，出自《小儿药证直诀》，原方由人参、茯苓、炒白术、甘草、藿香叶、木香、葛根组成。《小儿药证直诀》曰："钱氏七味白术散，扶脾胃而生津液，合芳香之气以振动之，最是平补中州之良剂，小儿阴阳俱弱，以此安和中气，而鼓舞其清阳，居中而驭四旁，大有六辔在手，一尘不惊之态，此仲阳方之上乘禅也"，"胃津不充，钱氏家法，当用七味白术散为佳"。七味白术散原为治小儿之方，但该方具健脾益气，和胃生津之效，可用于消渴中气亏虚证。

## 二、抑郁

张某，女，40 岁。初诊日期：2016 年 10 月 24 日。

主诉：心情抑郁，伴胸闷、心悸、烦躁反复发作 10 年，加重半个月。

病史：10 年前无明显诱因渐出现心情抑郁，伴胸闷、心悸、烦躁，在当地医院诊断为抑郁症，予"盐酸度洛西汀"口服后未见明显好转，后就诊于大连市中医院门诊口服中药后，病情明显缓解，近10年未有大的波动。半个月前，因受到异常打击后心胸烦闷、心悸加重，伴易惊恐、悲伤，寐差，口干，口苦，头晕，乏力，纳少，二便调，遂再次就诊。舌质黯红，苔白腻，脉弦细。近期心电图未见异常。平素性格内向、敏感。

中医诊断：郁证（肝郁气滞）。

西医诊断：抑郁症。

治法：疏肝解郁，镇心安神。

方宗：柴胡加龙骨牡蛎汤。

处方：柴胡10g，黄芩15g，姜半夏10g，生龙骨35g（先煎），生牡蛎35g（先煎），茯神15g，木香10g，郁金15g，珍珠母30g（先煎），牡丹皮10g，焦栀子10g，五味子5g，紫苏梗15g（后下），连翘15g，陈皮15g，炙鸡内金20g，海螵蛸20g，炒白术10g，酸枣仁15g，炙甘草10g，生姜、大枣引。7剂，水煎服。

二诊：2016年11月1日。心胸烦闷、易惊恐、悲伤情况略改善，心悸明显缓解，无口苦，稍口干，头晕、乏力减轻，纳少，寐欠安，舌质黯红，苔薄白微腻，脉弦细。原方加生麦芽15g，炒麦芽15g，党参20g。10剂，水煎服。

三诊：2016年11月15日。心胸烦闷、易惊恐、悲伤情况明显改善，无心悸，无口苦、口干，无头晕，乏力减轻，纳可，寐尚安。舌质淡红，苔薄白，脉弦细。上方减海螵蛸，焦栀子减量为5g。10剂，水煎服。

**【按语】** 患者以心情抑郁，伴胸闷、心悸、烦躁反复时作10年，加重半个月为主症，中医诊断"郁证"。心胸烦闷、心悸，伴易惊恐、悲伤，寐差，口干，口苦，头晕，乏力，纳少，舌质黯红，苔白腻，脉弦细。中医辨证"肝郁气滞"。患者平素性格内向、敏感，易肝郁气结，日久加之突发异常打击，遂发气滞。肝脉布胸胁，肝失疏泄、条达，气机不畅，故见心胸烦闷。《黄帝内经》曰："肝气虚则恐，实则怒……心气虚则悲，实则笑不休"，肝藏血、心主血，患者肝郁日久，气血暗耗，心、肝血不足，气亦不足，故见易惊恐、悲伤；心血不足，加之肝郁化火扰心，故心悸；肝胆郁而化火则口干、口苦；气滞血不足，不能畅达周身，则见头晕、乏力；肝郁扰胃则纳少；肝郁化火则舌质红；脉弦细为肝郁气滞之象；气滞则影响三焦，水湿不运则苔白腻。患者以心胸烦闷、心悸为主要表现，符合柴胡加龙骨牡蛎汤的主症"胸满烦惊"，故与之化裁。方中柴胡、黄芩和里解外，疏肝清热除烦；半夏和胃降逆，合黄芩辛开苦降；龙骨、牡蛎、珍珠母重镇安神，张锡纯言龙骨、牡蛎"收敛之中兼具开通"；茯神安神健脾利湿；木香、郁金行气活血于胸；牡丹皮、焦栀子清热除烦；五味子、酸枣仁宁心、养肝安神；紫苏梗、连翘疏肝下气清热；陈皮、白术理气健脾燥湿；鸡内金、海螵蛸、生姜和胃消食；大枣养血安神。二诊仍纳少，加生麦芽、炒麦芽消食、疏肝；加党参益气养血，在柴胡加龙骨牡蛎汤中有助少阳抗邪于外。三诊减量焦栀子防苦寒伤胃。

《伤寒论》云："伤寒八九日，下之，胸满烦惊，小便不利，谵语，一身尽重，不可转侧者，柴胡加龙骨牡蛎汤主之"。徐灵胎云："此乃正气虚耗，邪已入里，而复外扰三阳，故见症错杂，药亦随症施治，真神化无方者也"，黄煌认为这张方为"治疗抑郁症的专方"，娄绍昆以此方合三生饮治疗抑郁症则随手应效。柴胡加龙骨牡蛎汤被近代、现代很多中医大家用来治疗神经衰弱、抑郁症、癫痫等病。对于抑郁证患者，辨证施治，予柴胡加龙骨牡蛎汤，或合颠倒木金散、四逆散等化裁治疗偏于肝胆郁热引起的心悸、失眠、郁证等，亦效果非凡。

## 三、肥胖

隋某，男，25岁。初诊日期：2016年5月19日。

主诉：肥胖，伴大便稀溏10余年。

病史：10余年前渐出现体重逐渐增长，至今较10年前体重增加10余千克。伴大便稀溏，3～4次/d，不成形，黏，里急后重，肢体困重，汗多，口苦，时口流涎，偶腹胀。舌淡红，苔薄黄腻，脉细滑。平素喜食肥甘之品。既往体健。

中医诊断：①肥胖；②泄泻（脾虚湿盛）。

西医诊断：单纯性肥胖症。

治法：补气健脾，利湿止泻。

方宗：自拟方。

处方：生黄芪50g，荷叶15g，土茯苓50g，生薏苡仁50g，桑白皮15g，泽泻10g，生地黄20g，沙参15g，牛膝10g，紫苏梗15g（后下），连翘15g，牡丹皮10g。7剂，水煎服。并嘱其少食肥甘厚味，适当运动。

二诊：2016年5月27日。诉体重减近3kg。大便1次/d，稍黏，较前成形，口流涎减少，肢体困重减轻，无腹胀，无口苦，汗多，诉口有异味，舌苔薄白微腻。上方加补骨脂15g，藿香5g，寄生10g，泽兰10g。7剂，水煎服。

三诊：2016年6月10日。诸症均进一步缓解，体重又减2kg，大便1次/d，基本成形，口流涎及出汗减少，肢体困重明显减轻，口异味减轻。舌苔薄白，脉细略滑。上方加猪苓25g。10剂，水煎服。

【按语】　患者以肥胖伴大便稀溏10余年为主症，中医诊断"肥胖""泄泻"。肥胖，伴大便稀溏，3～4次/d，不成形，黏，不怕凉，肢体困重，汗多，口苦，时口流涎，偶腹胀，舌淡红，苔薄黄腻，脉细滑。中医辨证"脾虚湿盛"。患者平素喜食肥甘之品，日久伤脾，脾虚运化转输无力，水谷精微失于输布，湿聚并留滞体内则肥胖，伴大便稀溏，不成形，黏，时口流涎；脾主肌肉四肢，湿性重着，故肢体困重；气虚则自汗；脾气不升，胆、胃气不降，故见口苦、腹胀；苔薄黄腻，脉细滑为脾虚湿盛，郁而化热之象。治以益气健脾、利湿止泻为法，酌加清热之品。方中黄芪为君药，补气升阳利水，同时固表止汗，另替代党参、茯苓、白术等，虽补气但不重在健脾，不增加食欲；土茯苓、生薏苡仁清热利湿；生地黄、泽泻、牛膝补肾利水，使邪热从下焦走，同时有利小便、实大便之意；升清才能降浊，故予荷叶升清、化湿，《本草纲目》载："荷叶服之，令人瘦劣，故单服可以消阳水浮肿之气"，所以用荷叶还有减肥的作用；牡丹皮清热凉血；沙参补气清胃热；桑白皮利水；紫苏梗、连翘疏肝下气、清热透表。二诊继续巩固，所加补骨脂、寄生、泽兰、藿香均有祛湿止泻作用，但侧重点不同。补骨脂、寄生偏于补肝肾、祛湿，因肾主水，肾气不足，其气化功能失常，则易水湿内停；泽兰归肝、脾经，侧重活血利水、散郁疏肝；藿香辛、温，侧重芳香化湿醒脾。三诊守原方，加猪苓利水祛湿。《药品化义》曰："猪苓味淡……入脾以通水道，用治水泻湿泻，通淋除湿，消水肿，疗黄疸。独此为最捷"。

肥胖是一种由多种因素引起的慢性代谢性疾病。中医认为与脾、肾、肝、三焦等关系密切。脾主运化，肾主水、有气化功能，肝主疏泄，三焦为水液通道。其病理产物为水湿、痰饮居多。此患即为脾虚湿盛，治疗上重在补气利水，虽脾虚，但健脾药的使用需要权衡，过多恐增加食欲，同时选择了荷叶等减肥的特效药。

## 四、过敏性疾病

秦雨，女，26岁。初诊：2016年10月27日。

主诉：周身风团疹，瘙痒1个月。

病史：1年前开始减肥，近1个月自感体力下降，疲劳。1个月前出现周身风团疹，瘙痒，严重时出现胸闷气短，于2016年9月23日就诊于某医院，以"急性荨麻疹"收入院，予地塞米松、苯海拉明、氯雷他定等对症治疗1周，症状明显缓解，风团疹消失出院，出院后仍口服甲泼尼龙控制病情，但患者仍是有瘙痒，胸闷，睡眠不好。近1周上述症状加重来诊。刻下：周身皮肤瘙痒，胸闷气短，寐差，口干欲饮，纳可，二便调。舌质黯红少苔，脉弦细。平素性格急躁，月经量少，有血块，无痛经。

中医诊断：瘾疹（脾虚湿盛）。

西医诊断：荨麻疹。

治则：健脾除湿，祛风泄热，宣透肌肤。

方剂：四君子汤。

处方：党参20g，白术10g，云茯苓20g，甘草10g，生黄芪35g，防风15g，生地黄15g，泽泻10g，沙参15g，益母草15g，牛膝10g，地肤子10g，白蒺藜15g，蝉蜕10g，紫苏梗15g（后下），连翘15g，荷叶15g，土茯苓35g，薏苡仁30g，白鲜皮15g。7剂，每日1剂，水煎服。

二诊：2016年11月4日。诸症缓解，无胸闷，睡眠好转，寒温不适皮肤仍有瘙痒，周身汗出，偶有烦躁。舌质黯红少苔，脉弦细。上方生黄芪增至50g，土茯苓增至50g，加焦栀子10g。14剂，水煎服。

三诊：2016年11月22日。症状平稳，自诉尿频，偶有瘙痒。上方加萹蓄10g，瞿麦10g，桑叶10g。

四诊：2016年12月5日。经前头痛，烦躁，皮疹加重，周身红斑，寐欠安。上方加柴胡10g，僵蚕10g，菟丝子10g，珍珠母30g。

**【按语】**　患者以周身风团疹，瘙痒1个月为主症，中医诊断"瘾疹"。周身皮肤瘙痒，胸闷气短，寐差，口干欲饮，纳可，二便调，舌质黯红少苔，脉弦细。中医辨证"脾虚湿盛"。《医宗金鉴》曰："瘾疹者，乃心火灼于肺金，又兼外受风湿而成也。"肺主皮毛，瘾疹乃肺金受邪。脾胃虚弱，腠理肌肤不固，风邪侵袭入里，脾虚生湿，湿久不去蕴热，致湿热阻滞气机。方中四君子汤健脾除湿扶正祛邪，使"正气存内，邪不可干"。久病多虚、多瘀，黄芪、防风玉屏风散益气固表防外邪侵袭入里；土茯苓、薏苡仁除湿健脾；白蒺藜、地肤子祛风止痒；蝉蜕、僵蚕升清透疹外出；生地黄、泽泻、荷叶透邪使邪气从下焦而出；紫苏梗、连翘疏风清热，调达气机。《医宗必读》云："治风先治血，血行风自灭。"故方中加牛膝活血、引血下行而共奏健脾除湿，透邪外出之功，效如桴鼓。二诊生黄芪增量以益气升阳，固表止汗；土茯苓增量以加强除湿之力；加焦栀子清心除烦。三诊尿频，偶有瘙痒，加萹蓄、瞿麦利尿，桑叶疏散风热，使邪透达。四诊经前头痛，烦躁，湿疹加重，周身红斑，寐欠安，乃经前肝旺，加柴胡、僵蚕、菟丝子、珍珠母疏肝、止痒、镇静安神升清阳。

## 五、不孕

吕某，女，34岁。初诊日期：2017年10月12日。

主诉：结婚3年，性生活正常，未避孕未孕1年余。

病史：结婚3年，性生活正常，未避孕未孕1年余。于大连市某医院生殖中心就诊提示卵泡发育障碍，近半年余人工周期治疗，未孕，遂来中医门诊希望配合中药继续治疗。刻下：烦躁易怒，善太息，经前加重，右侧肋胁胀痛，嗳气则舒，多梦，大便干，2～3天一行。舌红边有齿印，苔薄黄，舌下脉络略瘀，脉弦。月经规律，15岁初潮，月经7/30～35天，经量偏少，色黯红，有血块，经期或经后小腹隐痛、喜按，得温不减，伴头痛、腰酸。末次月经：2017年9月17日（促排卵周期）。婚育史：结婚3年，0-0-0-0。BMI：17.6。2017年2月基础内分泌：$E_2$：111.2pg/ml，LH：4.95mIU/ml，FSH：6.86mIU/ml，T：0.49ng/ml，PRL：20.08ng/ml，P：0.85ng/ml。2017年2月27日输卵管检查：双侧输卵管通而不畅。2017年2月27日生殖道病原体DNA检查三项、血TORCH（IgM）、血糖、CA-125等正常。2017年2月27日彩超提示：前倾子宫，子宫大小：45mm×49mm×38mm，双卵巢未见明显优势卵泡，内膜 5mm。男方检查：CASA 提示精液质量无明显异常。

中医诊断：不孕（肝郁肾虚）。

西医诊断：①原发不孕；②卵泡发育障碍。

治则：疏肝理气，温补肾阳。

方宗：柴胡疏肝散。

处方：柴胡 15g，枳壳 15g，郁金 20g，当归 15g，川芎 10g，丹参 15g，炒白芍 15g，生白术 30g，杏仁 15g，熟地黄 10g，黄精 10g，菟丝子 15g，续断 10g，益母草 15g，炙甘草 5g。7 剂，水煎服。

二诊：2017 年 10 月 19 日。药后烦躁易怒较前减轻，经前未加重，右侧肋胁胀痛略减轻，现月经第 3 天，量少、较前略有增加，色黯红，有血块，小腹隐痛略减轻，腰酸略缓解，仍头痛，善太息，纳可，经来困乏，大便略软，2 日一行。舌红边有齿印，苔薄白，脉数。2017 年 10 月 18 日 B 超示基础卵泡，左卵巢见卵泡 6.5mm，2～3 个，右卵巢见卵泡 7mm，5～6 个，内膜：5mm，正接受来曲唑促排方案治疗。上方柴胡减量至 5g，菟丝子减量至 10g；当归增量至 20g，益母草增量至 20g；加青皮 10g，陈皮 10g，肉苁蓉 15g，淫羊藿 15g，小茴香 15g，乌药 10g。7 剂，水煎服。

三诊：2017 年 10 月 26 日。月经已干净，自诉本次经期小腹痛明显减轻，血块减少，量中，烦躁减轻，经期略头痛，无经后头痛，偶有右侧肋胁胀痛，大便软，日一行。2017 年 10 月 25 日 B 超示：左卵巢见卵泡 15.4mm×12.6mm，右卵巢见卵泡 6.5mm，内膜：6.6mm。上方去益母草、小茴香、乌药、杏仁，改柴胡增量至 15g，菟丝子增量至 15g，当归减量至 15g，加仙茅 15g，党参 15g，女贞子 15g，覆盆子 15g。

四诊：2017 年 11 月 2 日。右侧肋胁胀痛消失，偶有烦躁，二便常。舌淡，苔薄白，舌下脉络略瘀。脉沉。2017 年 10 月 28 日 B 超示：左卵巢见卵泡 23mm×17.4mm，内膜：8.6mm；2017 年 10 月 30 日 B 超示，左卵巢已排卵，内膜：11mm。效不更方，上方 7 剂，水煎服。

五诊：2017 年 11 月 17 日。自诉自测尿 HCG（+），已怀孕，查血示：E$_2$：552pg/ml，P：57.16ng/ml，HCG：176.5IU/ml。

【按语】　患者以结婚 3 年，性生活正常，未避孕，未孕 1 年余为主症，中医诊断"不孕"。患者经量偏少，色黯红，有血块，经期或经后小腹隐痛、喜按，得温不减，伴头痛、腰酸。烦躁易怒，善太息，经前加重，右侧肋胁胀痛，嗳气则舒，多梦，大便干，2～3 天一行。舌红边有齿印，苔薄黄，舌下脉络略瘀，脉弦。中医辨证"肝郁肾虚"。予疏肝理气，温补肾阳治疗，柴胡疏肝散化裁。首诊，考虑患者 BMI：17.6，偏瘦，素来月经量少，痛经严重，有血块，以养血活血之当归、丹参、益母草，加之血中行气之川芎，兼顾了月经将至和舌下脉络略瘀的特点；大量生白术运脾以通大便，少佐杏仁起到提壶揭盖之功；炙甘草调和诸药。

二诊：患者正值经期，伴头痛，柴胡从侧重疏肝解郁15g改为侧重升清阳缓头痛的5g，"气行则血行"，辅以青皮、陈皮疏肝破气行血，既避免烦躁易怒，又缓解经期小腹痛；痛经严重，急则治其标，以常用药对小茴香、乌药助其缓解痛经；月经量少，有血块，不荣则痛，经期暗耗经血，当归加至20g养血活血调经，又除虚烦、缓解便秘。淫羊藿、肉苁蓉合用补肾壮阳，益精润燥，滑肠滋阴以润便。

三诊：改柴胡从5g加至15g，重在疏肝行气，当归恢复至15g养血活血，避免闭门留寇，菟丝子恢复至15g。诸药合用既有助于促进气血津液的调达，同时解除情志因素而致的肝郁气滞，气血冲任失调之不孕。

《素问•上古天真论》言："女子七岁，肾气盛，齿更发长。二七而天癸至，任脉通，太冲脉盛，月事以时下，故有子。"《灵枢•经脉》言："人始生，先成精"。先天之精源于父母，藏于肾，为生命之本、繁衍之源。后天之精由生化而来，亦藏于肾。肾藏精，源于先天；脾化生气血，是后天之本。脾与肾就是"后天"与"先天"的关系，先天温养后天，后天补养先天。肾为人体生命提供物质基础，脾为人的生命从外界吸收营养，不断获取后天的能量。情志不舒，肝气郁结，疏泄失常，气血不和，冲任不能相资摄精成孕。诚如《傅青主女科•种子》所言："其郁而不能成胎者……不利，必不能通任脉而达带脉，则带脉之气亦塞矣。带脉之气既塞，则胞胎之门必闭，精既到门，亦不得其门而入矣，其奈之何哉？""少腹冷，非火不暖，交感之际，阴中绝无温热之气。"所以，对于肝郁肾虚不孕患者，临床以疏肝理气，温补肾阳，养血益精，以后天补先天为要。

## 六、痤疮

赵某，女，29岁。初诊：2018年4月2日。

主诉：面部痤疮反复发作2个月。

病史：2个月前感冒后出现面部粟粒样丘疹，时而发红，时而色淡，曾在大连皮肤病医院诊断为痤疮，予以西药药膏外搽（具体用药不详），稍有好转，因停药后症状反复，且逐渐加重，遂来诊。刻下：面部粟粒样丘疹，面颊及额头见少许脓疱，局部泛红，瘙痒时作，伴口干不苦，口渴喜饮，咽部有痰，咳之不出，大便略干燥。舌质红，苔薄白略厚，脉弦略滑。平素月经周期正常，经量可，血块稍多，经期4～5天，无痛经。

中医诊断：粉刺（肺经风热）。

西医诊断：痤疮。

治法：疏风清肺。

方宗：桑菊饮。

处方：桑叶5g，菊花5g，蒲公英20g，紫苏梗15g，连翘15g，杏仁10g，蝉蜕

10g,地肤子10g,沙参15g,生地黄15g,泽泻10g,牡丹皮10g,槲寄生10g,牛膝10g,通草10g,珍珠母30g。10剂,水煎服。

　　二诊:2018年4月12日。面部丘疹略减,口唇周围仍有新发丘疹,疹形细小,面颊及额头仍见少许脓疱,局部色红略黯,瘙痒减轻,口干欲饮,咽部仍觉有痰,大便略干燥,舌质红,苔薄白略厚,脉弦略滑。上方去蝉蜕、地肤子,加白蒺藜10g、枇杷叶15g。10剂,水煎服。

　　三诊:2018年4月22日。面部丘疹及脓疱经前加重,经后减少,局部皮肤色黯不红,无瘙痒,口干不著,咽部仍有不适,大便略干燥,舌质红,苔薄白略厚,脉弦略滑。月经来潮,周期正常,量少,有血块,经期4～5天,轻微痛经。上方去牡丹皮、通草,加丹参15g、益母草15g。10剂,水煎服。

　　四诊:2018年5月4日。面部丘疹减少,隐约可见,面颊及额头脓疱已消退,局部色素沉着,无瘙痒,口不干,纳可,餐后偶有饱胀不适,大便2～3日一行。舌淡黯,边有齿印,尖略红,苔薄白略黄,脉缓。上方加土茯苓25g,生白术30g,10剂,日1剂,水煎服。

　　**【按语】** 患者以面部痤疮反复发作2个月为主症,中医诊断"粉刺"。面部粟粒样丘疹,面颊及额头见少许脓疱,局部泛红,瘙痒时作,伴口干不苦,口渴喜饮,咽部有痰,咳之不出,大便略干燥。舌质红,苔薄白略厚。平素月经周期正常,经量可,血块稍多,经期4～5天,无痛经。中医辨证"肺经风热"。本案患者既往2个月前曾患感冒,导致肺经蕴热,熏蒸面部而发痤疮,故见面部粟粒样丘疹,面颊及额头见少许脓疱,局部泛红,局部瘙痒;肺气失于宣肃,津液失于布达,则见口干不苦,口渴喜饮;肺失宣降,痰凝气聚,故见咽部有痰,咳之不出;肺金热蕴每致肝失疏泄,故见月经色黯有块或经期痤疮加重;肺热下移大肠,故见大便时有干燥,观其舌脉共辨为肺经风热之候。治以疏风清肺之法,以桑菊饮加减治之。方中桑叶、菊花疏散风热,以宣肺气;蒲公英清热解毒,消肿散结,以增强桑叶、菊花清疏之效;紫苏梗、连翘清热解毒降逆;杏仁宣肺润肺降气;蝉蜕宣肺透疹;地肤子清热解毒,利湿止痒;沙参益气养阴,清养肺胃;生地黄清热滋阴凉血;泽泻利水渗湿,泄热抑菌;牡丹皮活血化瘀;槲寄生补益肝肾;牛膝活血化瘀,补益肝肾,引火下行;通草清利通络;珍珠母镇惊安神,诸药合用共奏疏风清肺之效。二诊患者面部丘疹略减,口唇周围仍有新发丘疹,疹形细小,面颊及额头仍见少许脓疱,局部色红略黯,瘙痒减轻,口干欲饮,咽部仍觉有痰,大便略干燥,舌质红,苔薄白略厚,脉弦略滑。考虑肺经蕴热,肝木被遏,故继拟疏风清肺之法,守上方,去蝉蜕、地肤子,加白蒺藜平肝解郁祛风,加枇杷叶清宣肺胃,佐金平木。三诊患者面部丘疹及脓疱经前加重,经后减少,局部皮肤色黯不红,无瘙痒,口干不著,咽部仍有不适,大便略干燥,舌质红,苔薄白略厚,脉弦略滑。月经来潮,周期正常,量少,有血块,经期4～5天,轻微痛经。考虑活血调经之药力弱，故继守上方，去牡丹皮、通草，加丹参，益母草清热解毒，活血化瘀调经。四诊患者面部丘疹减少，隐约可见，脓疱已消退，局部色素沉着，无瘙痒，口不干，纳可，餐后偶有饱胀不适，大便2～3日一行，舌淡黯，边有齿印，尖略红，苔薄白略黄，脉缓。此为肺热得解，脾虚渐现，故拟疏风清肺、健脾和胃之法，守上方，加土茯苓祛除湿邪，加生白术运脾通便，以培土生金。

《医宗金鉴·外科心法要诀·肺风粉刺》云："此证由肺经血热而成，每发于面鼻，起碎疙瘩，形如黍屑，色赤肿痛，破出白粉刺，日久皆成白屑，形如黍米白屑，宜内服清肺饮，外敷颠倒散。"本案粉刺病患从病因病机、皮肤特点、患者体质等多方面结合进行辨证，认为其治疗应以宣肺为主，使用辛凉轻剂，而不用过用苦寒之剂。临证用桑菊饮加减。其从"辛凉微苦"立法的原因有二：其一，该患所发之粉刺肺经蕴热，上行熏蒸头面所致，用桑菊饮意在轻清宣散，疏散风热以清头目；其二，皮肤之疾虽在表，但应以表知里，治疗常主张"治外必本诸内"的原则，故用桑菊饮虽在解表而意在苦辛宣降，理气肃肺。

## 七、慢性肝病

郝某，男，53岁。初诊日期：2018年6月16日。

主诉：右胁隐痛3年，加重10余天。

病史：3年前渐出现右胁隐痛，乏力，偶烧心，自行购买法莫替丁口服，烧心时有好转。之后上述症状时有反复，口服法莫替丁，柴胡疏肝散时有好转。10天前，劳累后上述症状加重，口服法莫替丁未见明显好转。为进一步诊治，就诊于我门诊。刻下：右胁隐痛，乏力，偶烧心，寐欠安，无腹胀，纳可，二便调。舌淡红，舌底脉络紫，苔白，边齿痕，脉弦细。平素性格内向。发现慢性乙型肝炎病史20余年，肝硬化病史5年。2018年6月1日生化肝功：AST 73U/L，ALT 78U/L，AFP 92.02ng/ml；乙肝肝炎DNA测定$7.53 \times 10^5$IU/ml；彩超：肝硬化伴结节，脾大。

中医诊断：胁痛（肝郁脾虚）。

西医诊断：①慢性乙型肝炎；②肝硬化。

治法：疏肝健脾，养阴活络。

方宗：一贯煎合四君子汤。

处方：沙参15g，生地黄15g，枸杞子10g，菊花10g，丹参15g，当归15g，茯神15g，炒白术10g，炙甘草10g，土茯苓25g，山茱萸5g，酸枣仁15g，枳壳15g，郁金15g，虎杖15g，夜交藤15g，寄生10g。14剂，水煎服。

二诊：2018年6月30日。右胁隐痛减轻，乏力，偶烧心，纳可，寐尚安，舌淡红，舌底脉络紫，苔薄白，边齿痕，脉弦细。上方加鸡内金15g，海螵蛸20g，柴胡 10g，女贞子 10g，旱莲草 15g，生姜 5g，大枣 5g。14 剂，水煎服。

三诊：2018 年 7 月 15 日。右胁隐痛减轻，无烧心，乏力减轻，寐尚安，舌淡红，舌底脉络紫，苔薄白，边齿痕，脉弦细。上方加党参 15g，白芍 15g，连翘 15g。

四诊：2018 年 7 月 28 日。右胁不适，乏力改善，大便近日不成形，2～3 次/d，舌淡红，苔白微腻，脉弦细。上方土茯苓加量至 30g，生薏苡仁 30g，陈皮 15g。14 剂，水煎服。

五诊：2018 年 8 月 11 日。无右胁隐痛及不适，无烧心，乏力改善，纳可，大便 1～2 次/d，成形，寐尚安。2018 年 8 月 10 日生化肝功：AST 53U/L，ALT 60U/L，AFP 90ng/ml；乙肝肝炎 DNA 测定 $4.48 \times 10^5$ IU/ml；彩超：肝硬化伴结节，脾大小正常。上方加炒山药 15g，炒扁豆 10g。14 剂，水煎服。

【按语】　患者以右胁隐痛 3 年，加重 10 余天为主症，中医诊断"胁痛"。右胁隐痛，乏力，偶烧心，寐欠安，纳可，二便调，舌淡红，舌底脉络紫，苔白，边齿痕，脉弦细。故中医辨证为"肝郁脾虚"。患者平素性格内向，易肝郁气滞，肝脉布胸胁，故见右胁隐痛；久病入络，故见舌底脉络紫；肝郁乘脾，久致脾虚，故见乏力、苔白，边齿痕；肝郁化热扰胃，故见烧心；脉弦细为肝郁脾虚之象。方中沙参、生地黄、枸杞子、菊花、当归滋阴养肝；菊花平肝泄热；茯神、白术、甘草益气健脾；丹参活血凉血，现代研究能促进肝细胞再生；土茯苓利湿解毒；枳壳、郁金行气活血、疏肝解郁；山茱萸、寄生滋补肝肾；虎杖清热解毒保肝。二诊仍烧心，加鸡内金、海螵蛸健胃制酸；女贞子、旱莲草补益肝肾，滋水涵木；加柴胡疏肝解郁。三诊加强调补肝脾，予党参益气健脾；加白芍养阴柔肝，合柴胡、枳壳、甘草为四逆散；稍佐连翘清热解毒。四诊大便不成形，考虑正值暑湿当令，加之脾虚生湿，故加生薏苡仁合土茯苓利湿，加陈皮理气燥湿。五诊诸症缓，继续加炒山药、炒扁豆益气健脾止泻。

该患口服中汤药 2 个月，临床症状及理化复查，效果明显。慢性肝病用药特点：第一，用药要平和，疏肝同时宜养肝、柔肝。避免使用大苦、大寒，大辛、大热之药，解毒之品亦非虫类，临床常用土茯苓、连翘。第二，仲景曰"见肝之病……当先实脾"，结合患者四诊情况，重视益气健脾。第三，滋水以涵木。此病案中一贯煎、二至丸即为代表方。肾为先天之本，五脏六腑之阴阳皆本于肾中阴阳，且肝肾同源、肾为肝之母，所以滋肾可养肝。第四，效药的使用。慢性乙肝、肝硬化患者多病久、病程迁延，而肝藏血，久病易致血瘀，故用药要考虑活血化瘀通络。"一味丹参，功同四物"。虎杖祛风利湿，散瘀定痛，止咳化痰。现代药理研究证实丹参能促进纤维蛋白溶解，促进肝细胞再生；虎杖有保肝降酶作用。

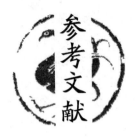

[1] 高奎亮,李吉彦,解建国. 慢性萎缩性胃炎伴肠上皮化生中医治疗进展 [J]. 山东中医药大学学报, 2018, 42(4): 363-366.

[2] 迟伟,李吉彦,胡凤林,等. 益气除痞汤治疗脾虚郁滞型反流性食管炎临床疗效观察 [J]. 辽宁中医药大学学报, 2017, 19(11): 172-174.

[3] 高奎亮,徐广鑫,许秀东,等. 从肝论治嘈杂浅析 [J]. 中国中医药现代远程教育, 2017, 15(15): 72-74.

[4] 李吉彦,陈大朋,滕娆,等. 益气除痞汤对酸性反流性食管炎模型大鼠血清胃动素以及胃泌素的影响 [J]. 中华中医药学刊, 2017, 35(7): 1907-1909.

[5] 李薇,赵慧燕,胡凤林,等. 李吉彦从痈论治溃疡性结肠炎经验介绍 [J]. 新中医, 2017, 49(7): 142-144.

[6] 李吉彦,高奎亮,解建国. 反流性食管炎的中医治疗进展 [J]. 中医临床研究, 2017, 9(17): 144-146.

[7] 李吉彦,陈大朋,滕娆,等. 益气除痞汤对酸性反流性食管炎模型大鼠 TNF-α 及 IL-6 的影响 [J]. 新中医, 2017, 49(4): 1-3.

[8] 尹冰,都群,都佳蕴,等. 中医对抑郁症的治疗 [J]. 中医临床研究, 2017, 9(1): 77-78.

[9] 史建军,曹敏,张刚利,等. 重组人粒细胞集落刺激因子诱导急性脑梗死大鼠神经血管再生的研究 [J]. 中国药物与临床, 2016, 16(9): 1263-1265.

[10] 李吉彦,滕娆. 半夏厚朴汤临证心得 [J]. 中医研究, 2015, 28(12): 45-47.

[11] 尹冰,都群,李杭,等. 异病同治——补中益气汤的临床应用举隅 [J]. 中医临床研究, 2015, 7(34): 31-32.

[12] 尹冰,李吉彦. 消渴病从脾论治 [J]. 中医临床研究, 2015, 7(32): 54-55.

[13] 尹冰,都群,莫睿,等. 午后发热的中医辨证治疗 [J]. 中国医药指南, 2015, 13(28): 184-185.

[14] 李吉彦,尹冰. 祛痹汤治疗类风湿性关节炎临床观察 [J]. 中医临床研究, 2015, 7(11): 14-15.

[15] 李吉彦,滕娆. 肝纤维化的中医临证思辨 [J]. 光明中医, 2015, 30(3): 584-585.

[16] 李吉彦,邢陆,宫晓红,等.益气软肝方治疗慢性乙型肝炎后肝纤维化的临床研究[J].中医临床研究,2015,7(4):33-34+36.

[17] 魏述永,陈怡,徐晓玉."阴阳学说"在现代生命科学研究中的应用[J].泸州医学院学报,2013,36(5):417-422.

[18] 林榕,李吉彦,武娜.李吉彦主任医师治疗阳虚盗汗验案2则[J].光明中医,2013,28(9):1921-1922.

[19] 迟伟,李吉彦,周航.李吉彦主任医师治疗脾胃病药对经验[J].光明中医,2013,28(9):1798-1800.

[20] 迟伟,李吉彦,王萍.李吉彦主任医师治疗便秘经验[J].光明中医,2013,28(8):1564-1565.

[21] 李吉彦.益气除痞汤治疗胃排空障碍性疾病的临证辨析[J].中华中医药学刊,2010,28(9):1826-1827.

[22] 段志军,李吉彦,谭晨,等.益气软肝方抗肝纤维化的实验研究[J].中国中西医结合消化杂志,2007,15(5):316-319.

[23] 白长川,李吉彦,丛振日,等.和胃汤对FD患者的胃排空疗效观察[J].中国中医基础医学杂志,2004,10(4):46-47.

[24] 白长川,马超,李吉彦.和胃汤对功能性消化不良患者胃动素和胃泌素的影响[J].中国中西医结合消化杂志,2003,11(6):373-374.

[25] 段志军,李吉彦,丛振日,等.益气软肝法对肝纤维化大鼠肝组织MMP-1/TIMP-1活性的影响[J].中国中医基础医学杂志,2002,8(9):32-34.

[26] 程明,劳绍贤,胡玲.藿朴夏苓汤对湿证内外相关因素作用的探讨[J].新中医,2010,42(9):118-119.

[27] 李军祥,陈誩,肖冰,等.消化性溃疡中西医结合诊疗共识意见(2017年)[J].中国中西医结合消化杂志,2018,26(2):112-120.

[28] 李军祥,陈誩,吕宾,等.慢性萎缩性胃炎中西医结合诊疗共识意见(2017年)[J].中国中西医结合消化杂志,2018,26(2):121-131.

[29] 李军祥,陈誩,胡玲,等.慢性非萎缩性胃炎中西医结合诊疗共识意见(2017年)[J].中国中西医结合消化杂志,2018,26(1):1-8.

[30] 张声生,沈洪,郑凯,等.溃疡性结肠炎中医诊疗专家共识意见(2017)[J].中华中医药杂志,2017,32(8):3585-3589.

[31] 张声生,唐旭东,黄穗平,等.慢性胃炎中医诊疗专家共识意见(2017)[J].中华中医药杂志,2017,32(7):3060-3064.

[32] 张声生,朱生樑,王宏伟,等.胃食管反流病中医诊疗专家共识意见(2017)[J].中国中西医结合消化杂志,2017,25(5):321-326.

[33] 周兵.灼口汤治疗灼口综合征的临床观察[D].武汉:湖北中医药大学,2012.

参考文献

[34] 王新勤，田维毅. 吴鞠通《温病条辨》中治温病顾护脾胃的学术思想初探 [J]. 浙江中医药大学学报，2012，36（2）：134-136.

[35] 邓大勇. 试述《温病条辨》对脾胃病的治疗 [J]. 四川中医，1985（12）：38-39.

[36] 赵学敏. 串雅内外编 [M]. 郑金生，纪征瀚，整理. 北京：人民卫生出版社，2017.

[37] 凌耀星. 难经校注 [M]. 北京：人民卫生出版社，2017.

[38] 吴昆. 医方考 [M]. 北京：人民卫生出版社，2007.

[39] 汪昂. 医方集解 [M]. 北京：中国中医药出版社，2009.

[40] 佚名. 灵枢经 [M]. 田代华，刘更生，整理. 北京：人民卫生出版社，2018.

[41] 佚名. 黄帝内经素问 [M]. 田代华，整理. 北京：人民卫生出版社，2005.

[42] 张仲景. 伤寒论 [M]. 钱超尘，郝万山，整理. 北京：人民卫生出版社，2005.

[43] 张仲景. 金匮要略 [M]. 何任，何若苹，整理. 北京：人民卫生出版社，2010.

[44] 李东垣. 脾胃论 [M]. 文魁，丁国华，整理. 北京：人民卫生出版社，2018.

[45] 李东垣. 内外伤辨惑论 [M]. 李一鸣，整理. 北京：人民卫生出版社，2007.

[46] 薛雪. 湿热论 [M]. 张志斌，整理. 北京：人民卫生出版社，2017.

[47] 叶桂. 温热论 [M]. 张志斌，整理. 北京：人民卫生出版社，2017.

[48] 叶桂. 临证指南医案 [M]. 苏礼，整理. 北京：人民卫生出版社，2017.

[49] 吴瑭. 温病条辨 [M]. 南京中医药大学温病学教研室，整理. 北京：人民卫生出版社，2017.

[50] 邓中甲. 方剂学 [M]. 北京：中国中医药出版社，2011.

[51] 薛博瑜，吴伟. 中医内科学 [M]. 北京：人民卫生出版社，2016.

[52] 高思华，王键. 中医基础理论 [M]. 北京：人民卫生出版社，2016.

[53] 陈家旭，邹小娟. 中医诊断学 [M]. 北京：人民卫生出版社，2016.

[54] 唐德才，吴应光. 中药学 [M]. 北京：人民卫生出版社，2016.

[55] 裘沛然，丁光迪. 中医各家学说 [M]. 北京：人民卫生出版社，2008.

[56] 李佃贵. 中医浊毒论 [M]. 北京：人民卫生出版社，2016.

[57] 马超，李翌萌. 白长川教授治疗萎缩性胃炎伴异型增生逆转经验 [J]. 实用中医内科杂志，2008，22（6）：6-7.

45